赵英杰 ××××××××××××
×××××××××××
—— ×××××××××××
著 ×××××××××××

赵英杰
神经外科
随笔

U0229109

××××××××××××
×××××××××××××
×××××××××××××
×××××××××××××

化学工业出版社
·北京·

内容简介

本书共七章，采用随笔化写作方式，介绍神经外科手术入路、颅底外科、神经外科大师系列、神经外科风云人物系列、神经外科历史研究、神经外科哲学思维及其它，以及中青年神经外科医师素养。具有思想性、科学性、专业性、指导性，旨在帮助神经外科中青年医师，提高学习的针对性，提高学习效率，提升学习效果，以解决临床工作遇到的问题。适合神经外科中青年医师阅读。

图书在版编目（CIP）数据

赵英杰神经外科随笔/赵英杰著. —北京：化学工业
出版社，2022.1
ISBN 978-7-122-40143-4

Ⅰ.①赵… Ⅱ.①赵… Ⅲ.①神经外科学-文集
Ⅳ.①R651-53

中国版本图书馆CIP数据核字（2021）第214241号

责任编辑：戴小玲　　　　　　　　　　文字编辑：翟　珂　陈小滔
责任校对：宋　夏　　　　　　　　　　装帧设计：史利平

出版发行：化学工业出版社（北京市东城区青年湖南街 13 号　邮政编码 100011）
印　　装：中煤（北京）印务有限公司
710mm×1000mm　1/16　印张 16½　字数 283 千字　　2022 年 1 月北京第 1 版第 1 次印刷

购书咨询：010-64518888　　　　　　　售后服务：010-64518899
网　　址：http://www.cip.com.cn
凡购买本书，如有缺损质量问题，本社销售中心负责调换。

定　　价：98.00元　　　　　　　　　　　　　　版权所有　违者必究

前言

先谈一谈本书的创作初衷。也即，选题理由。

自 2010 年医学博士毕业以来，笔者在从事神经外科临床之余，曾在较长的一段时间内担任科室的教学秘书。久而久之，笔者在研究生教学、中青年医师培训等方面，积累了相对丰富的教学经验。现将自己的教学经验，进行梳理与总结，以纸质文字形式出版，分享给更多同道，便于同道参考，以提高学习的针对性，提高学习效率，提升学习效果，有助于解决临床工作遇到的实际问题。对于多数中青年神经外科医师而言，学会学习，提高学习能力，这是时代发展的需要，更是医师执业竞争的需要。

硕博研究生、中青年神经外科医师，在学习提高过程中，存在诸多困惑。例如，甄选问题。很多研究生以及中青年医师，不知道哪些图书是经典图书，也不知道哪些期刊是经典期刊。文献浩瀚如海，学习者需要学会甄选出经典图书及期刊。又例如，精读与泛读的结合，有的图书及期刊需要反复阅读，需要精读；有的图书及期刊泛读就够了。如何做到精读与泛读的结合，很多学习者依然存在困惑。再例如，理论与实践结合，实践性，是医学的鲜明特点之一。参考图书及期刊的过程中，如何将这些理论与临床实践相结合，如何在临床实践中自觉贯彻这些理论，以理论为指导的同时，又不被理论所束缚，这些问题也时常让研究生及中青年神经外科医师感到困惑。笔者也是一名处于学习提高期的医师，结合自身学习与教学的经验，现身说法，指点迷津，分享有益经验。针对广大研究生以及中青年神经外科医师，这本神经外科随笔，具有一定的参考借鉴意义。

中青年神经外科医师素养——专业素养、人文素养等，都有待进一步提高。一名神经外科医师的专业素养，不仅体现在"三基"，即基础知识、基本理论、基本技能，也体现在手术操作。专业素养，其实包含很多内容，如诊断思路、治疗选择、伦理审核等等。培养一名神经外科医师的人文素养，不仅需要学一点哲学、逻辑、文学等，也需要懂一点学科历史。人文素养，其实也包含很多内容，如沟通能力、突发事件的处理能力等。在日常阅读、写作、翻译等方面，也可以看出一名神经外科医师的专业素养与人文素养。这本神经外科随笔，对于提高中青年医师素养，具有一定参考意义。

本书的主要内容：神经外科手术入路、颅底外科、神经外科大师系列、神经外科风云人物系列、神经外科历史研究、神经外科哲学思维及其它、中青年神经外科医师素养。

本书内容的总体特点：

（1）夯实神经外科"三基"，即基础理论、基础知识、基本技能。

很多内容涉及显微神经解剖学、神经外科疾病的诊断与鉴别诊断、神经影像判读、手术入路等。对于中青年神经外科医师而言，夯实"三基"，加强"三基"训练，这种要求永不过时，仍需要不断加强。

（2）特别适合研究生及中青年医师参考阅读。例如，颅底外科、神经外科手术入路等内容，特别适合尚处在学习提高期的医师参考借鉴。

（3）人文历史。例如，中国神经外科历史研究、西方现代神经外科历史研究、神经外科风云人物等，这些人文历史内容，从字数上，几乎占据本书的半壁江山。人文历史内容，亦是笔者很想表达的内容。做有思想的神经外科医师，其中一个途径便是关注学科的人文历史。

本书在撰写风格上，别具一格，采用随笔化写作方式，具有医学散文之神韵。思路清晰，阐释晓畅，娓娓道来，笔者力图达到不让同道产生阅读疲劳。

　　自2018年以来，迄今为止，笔者通过神经外科公众号如"神外资讯"等，陆续分享过本书的绝大部分内容。现将零散的网络版内容，重新梳理，分类汇总，并在原内容基础上进行反复修改、多处修订，现结集成册，希冀纸质首次出版，以便同道阅读与收藏。

　　修订后的内容，在思想性、科学性、专业性、文笔性等方面，可谓更上一层楼。值得特别一提，笔者的精彩文章《脑积水的伦理问题与社会管理》，已被国内知名专家林志雄教授以章节形式编入其主编的图书《脑积水》之中。为避免重复出版，这篇精彩文章，未被笔者纳入本书内容之中。

　　在求学的各个阶段，笔者得到众多老师的帮助与关爱。在此，笔者向各位老师致以衷心感谢！

　　在参加工作后的不同时期，笔者得到很多领导的提携，得到很多同事的帮助。在此，笔者向这些领导与同事致以衷心感谢！

　　感谢化学工业出版社的大力支持！

　　感谢我的家人！

赵英杰
2021/07/01

目录

69 | 第二章
颅底外科

141 | **第三章**
神经外科大师系列

151 | 第四章
神经外科风云人物系列

169 | 第五章
神经外科历史研究

201 | 第六章
神经外科哲学思维及其它

211 | **第七章**
中青年神经外科医师素养

第一章

神经外科手术入路

第一节
中线入路与联合入路

一、中线区肿瘤与中线手术入路

垂体、垂体柄、视交叉、灰结节、乳头体、第三脑室、中间块、松果体、第四脑室、小脑蚓部、枕骨大孔、上矢状窦、枕窦等，这些都是颅脑中线区的常见解剖结构。起源于这些结构或位于这些结构区的肿瘤，如垂体瘤、颅咽管瘤、下丘脑错构瘤、第三脑室肿瘤、松果体区肿瘤、第四脑室室管膜瘤、髓母细胞瘤、上矢状窦脑膜瘤、矢状窦旁脑膜瘤等，本文定义为颅脑中线区肿瘤。这里面既包括颅底中线区肿瘤，也包括非颅底中线区肿瘤。

中线区肿瘤切除，常常选用中线手术通道，即中线区肿瘤中线入路切除。当然，治疗要个体化，这里并非唯中线入路不可。

颅咽管瘤切除，可选用额底纵裂入路、胼胝体-透明隔-穹隆间入路。第三脑室肿瘤切除，可选用胼胝体-透明隔-穹隆间入路。松果体区肿瘤切除，可选用 Poppen 入路。以上列举，皆是利用前后纵裂，通过中线手术通道进行手术。

第四脑室肿瘤、小脑蚓部肿瘤切除，常选用枕下后正中入路。项韧带（白线）、枕外嵴、枕窦等，都是枕下后正中入路的常用中线标志。经鼻蝶入路垂体腺瘤切除、经口入路齿状突切除，也是中线手术入路。

一些前外侧入路，在深部视野具体利用时，常常也有利用中线通道的意味。例如，翼点入路经终板、额外侧入路经终板，切开终板，利用第四间隙，便是前外侧手术入路中线利用的典型例证。

如何显露好中线结构，如何保护好中线结构，如何在行进过程中不偏离中线，这些都是行中线手术入路时要考虑的问题。切口设计、开颅钻铣、牵拉放液等，要步步为营，扎实推进。非计划性偏离中线，解剖结构辨识困难，损伤出血，术野不清等都隐藏着较大风险。例如，经鼻蝶入路垂体腺瘤切除，病变有时并未侵及海绵窦、颈内动脉，本来严格中线操作即可完成手术切除，却偏偏在入路行进过程中偏离中线，误伤颈内动脉，导致大出血，危及患者生命。又如，胼胝体-透明隔-穹隆间入路或胼胝体-穹隆间入路，行第三脑室肿瘤切除，偏离中线操作，造成丘脑损伤出血，也常常危及患者生命。

夯实显微解剖，仔细阅读神经影像，结合术中电子计算机断层扫描（CT）、术中磁共振成像（MRI）等，努力做到中线入路中线进。经鼻蝶入路时，应学会识别骨性鼻中隔、蝶窦分隔。经胼胝体-穹隆间入路，学会识别两侧胼周动脉、胼胝体正中隆起等。

小儿神经外科医师，需更加熟悉这些中线手术入路。这是因为小儿颅内肿瘤多数发生在中线区。颅咽管瘤、视交叉胶质瘤、第四脑室室管膜瘤、髓母细胞瘤等等，这些都是常见的中线肿瘤。由于肿瘤位居中线区，常常造成脑脊液循环梗阻、脑积水、枕骨大孔疝、呼吸心搏骤停。使用中线入路，切除中线肿瘤，解除脑脊液梗阻，打通脑脊液循环（如切除第三脑室后部肿瘤需要看到导水管上口），这些无疑对小儿神经肿瘤患者具有积极的当前与长远意义。当前意义是降低颅内压，缓解头痛；长远意义是避免或延缓进行分流手术。

中线手术入路是学术讨论热点之一。例如，额底纵裂入路颅咽管瘤切除，有的专家主张应离断受病变侵及的垂体柄，有的专家则主张应尽量保护垂体柄；有的专家主张必要时可切断前交通动脉，有的专家则强烈反对切断前交通动脉，应重点保护前交通动脉；有的专家主张应保护额极静脉，有的专家则认为可以切断额极静脉，以方便显露病变等等。学术争鸣，此起彼伏。

如果颅咽管瘤切除应离断垂体柄达成专家共识，那么有关垂体柄保护的课题研究将戛然而止。反过来说，没有垂体柄保护的课题研究，专家们又有什么依据制订垂体柄保护专家共识呢？循环论证，悖论精彩。

人体解剖结构，处处奥妙，进化藏玄机。重要结构在中间（中线）被保护起来。例如，股动脉位于股神经和股静脉之间。又如，腹主动脉前有腹壁、腹腔脏器、腹膜后隙结缔组织保护，后有腰背肌、脊柱保护。位于第三脑室侧壁的下丘脑，不也是中线结构吗？

二、联合入路

1. 第三脑室后部肿瘤

第三脑室后部，位于颅腔中心，毗邻丘脑（特别是下丘脑）、大脑内静脉、Galen 静脉等重要结构，此区域手术切除具有较高的风险性、挑战性。风险与价值同在，当一名神经外科医师能熟练切除第三脑室后部肿瘤时，他（她）的个人价值、行业价值及社会价值，昭然可见，璀璨生辉。

在前些年，当遇见第三脑室后部、松果体区巨大肿瘤，当肿瘤长轴近似前后方向时，常常采用分期手术、联合入路。通常的做法：先行纵裂 - 胼胝体 - 透明隔 - 穹隆间入路，过段时间，再行 Poppen 入路。分期手术，手术入路的一前一后，使肿瘤腹背受敌，全切除，胜利会师于颅腔中心。

倘若先行 Poppen 手术入路，一旦大脑大静脉等深部静脉损伤，出现松果体区血肿、丘脑梗死、脑干梗死等，患者将出现意识障碍，昏迷、植物状态，甚至死亡。患者如此状态，还有施行胼胝体 - 穹隆间入路切除的必要吗？先行相对简单、风险低的手术入路，再行相对复杂、风险高的手术入路。

近些年来，随着显微外科技术的进步，特别是联合使用经颅内镜技术，面对第三脑室后部、松果体区巨大肿瘤，已经很少使用分期联合入路了。多数情况下选用 Poppen 入路或幕下小脑上入路，即可实现一期全切病变。

2.巨大的垂体无功能腺瘤

近些年来，随着经鼻内镜技术的发展，千姿百态的巨大垂体腺瘤，多可实现经鼻内镜手术一期全切除。此时，我们也发现各种专著几乎不再探讨垂体腺瘤手术的联合入路了。

谈谈既往。有关开颅切除与经蝶切除分期联合使用，笔者认为先开颅切除，过段时间再经蝶切除。基于如下考虑：

（1）相对于经蝶切口及路径而言，经颅切口及路径更清洁。先做Ⅰ类切口手术，再做Ⅱ类切口手术。

（2）从视神经充分减压、视神经保护的角度，开颅切除，有其优势。使用额下入路、额外侧入路或翼点入路，随着切除的进行，视神经都可在显微镜下实现直视。直视操作，是对视神经保护的前提。

垂体无功能巨大腺瘤患者，通过手术改善视力视野，是其主要诉求。由于肿瘤大小、生长方向、肿瘤质地等因素，医师决定分期联合入路时，先经颅手术，充分利用视神经 - 颈内动脉间隙、颈内动脉 - 动眼神经间隙等血管神经间隙，实现视神经充分减压。过段时间，再行经蝶手术，切除蝶窦及鞍内的残余肿瘤。

有的医师认为，肿瘤自下向上生长，把视神经顶压向上移位，故应先行经蝶手术，即使肿瘤部分切除，视神经亦可减压复位。从视神经下方着手切除，类似釜底抽薪。

也有医师认为，从视神经减压、视力视野改善维度，争论经颅手术与经蝶手术的先后次序，没有意义。因为没有内分泌紊乱症状，患者通常就诊较晚。当出现头痛、视力严重下降甚至失明时，则表明肿瘤体积巨大，视神经长期受压萎缩，无论先经颅，还是先经蝶，患者视力视野改善的希望都很渺茫。

各方确有道理，鼓励百家争鸣。

（3）如果经鼻蝶手术出现脑脊液鼻漏、颅内感染、癫痫等，患者可能失去开颅切除的机会。因此，假若分期联合，主张先开颅切除。

3. 椎管内颈段、胸段及腰段多发神经鞘瘤

针对多节段多发神经鞘瘤，可考虑一期全切除或分期切除。

如果一期全切除，通常切除顺序：先切除颈段肿瘤，后切除胸段肿瘤，最后再切除腰段肿瘤。倘若先切除腰段肿瘤，随着脑脊液术中流失，肿瘤切除过程，伴有诱发脑疝的风险，应注意。

如果分期切除，那就要看主诉，分析责任灶是哪个，有的放矢。

肿瘤的治疗，特别是首次治疗，争取规范彻底。认真术前评估，能一期全切除的，尽量争取。一期全切除困难的，可分期手术和（或）综合治疗。

再次经相同手术入路、分期不同手术入路、放疗化疗等，合理选择，综合运用。学会打组合拳。

再次经相同手术入路时，由于组织结构粘连破坏，解剖标志欠清晰，所以术前要认真评估，仔细阅片，术中要准确定位。术前影像学检查、术中超声、术中CT、术中导航、术中核磁等，学会综合运用这些技术，用现代神经外科技术，做现代神经外科医师。

分期不同手术入路时，围绕切除病变，保留功能，争取治疗机会等，应学会权衡先后，不同手术入路恰当运用。

断语连篇千字余。在这里，借用诗人汪国真的《旗帜》，比喻优秀神经外科医师的成长之路。

旗帜

总是在山峰上飘扬

省略了多少

走向胜利的路

艰险又漫长

第二节
鞍区

长期以来，有关鞍区手术入路的探讨，可谓百家争鸣、百花齐放。

如何对鞍区手术入路进行分类？

一、方向维度

众所周知，海绵窦区手术入路，有上方入路、下方入路、内侧入路等。借鉴海绵窦区手术入路分类理念，现对鞍区手术入路进行分类，从方向维度，可分为：

（1）上方入路　如经纵裂胼胝体入路。

（2）前方入路　如额下入路、额底纵裂入路、双额开颅纵裂入路等。

（3）前外侧入路　如额外侧入路、翼点入路、额眶颧入路等。

（4）侧方入路　如颞下入路。

（5）下方入路　如经鼻蝶入路、经鼻内镜拓展入路等。

二、经脑裂、脑池等自然通道维度

（1）经侧裂入路或使用侧裂开放技术　如翼点入路、额外侧入路。

（2）经纵裂入路　如额底纵裂经终板入路。

使用纵裂 - 胼胝体 - 穹隆间入路，进行颅咽管瘤、第三脑室肿瘤切除，因术中切开胼胝体，不属于利用自然通道，且术后常出现失连接综合征，故目前已经很少使用纵裂 - 胼胝体 - 穹隆间入路了。

Yasargil 教授倡导争取利用脑裂、脑池、脑沟等自然通道。

三、从中线区病变维度，选择手术入路

在这里，将鞍区病变视为颅脑中线区病变。

鞍区病变，虽可向两侧、前后及上下生长，其组织学起源在中线区的本质是不会改变的。因此可将鞍区手术入路划分为：

（1）中线手术入路　包括胼胝体 - 穹隆间入路、前纵裂入路、额底纵裂入路、经

鼻蝶入路等。

（2）非中线手术入路　包括额外侧入路、翼点入路、颞下入路等。

2017年11月，Samii教授应凌锋教授之邀，再次来到北京。Samii教授在讲授颅咽管瘤手术入路时，谈及两点基本思想：①从隶属中线区肿瘤着手；②从安全和简单的入路着手。就颅咽管瘤而言，Samii教授主张采用额外侧入路、额底纵裂入路。

Samii教授的以上两点基本思想，适用于整个鞍区手术入路的选择。

四、从中央颅底区病变维度

鞍区很多病变，如前床突脑膜瘤、后床突脑膜瘤等，可视为中央颅底区病变。因此，鞍区手术入路亦可划分为：

（1）鞍区颅底入路　包括额底纵裂入路、额下入路、额外侧入路、翼点入路、颞下入路、经蝶入路等。

（2）鞍区非颅底入路　包括胼胝体-穹隆间入路、经脑室入路等。

鞍区手术要点，其中最重要的是下丘脑功能保护。

想想颅咽管瘤的切除，是胼胝体-穹隆间入路有利于下丘脑保护，还是各种颅底入路有利于下丘脑的保护？

颅咽管瘤术后是否出现尿崩症、水电解质紊乱、肥胖等并发症，以及各并发症的严重程度，这些均与我们的手术入路选择息息相关。当手术入路选择存在问题时，无论多么精巧的双手，都将黯然无光。

为什么依照不同的标准对鞍区手术入路进行划分呢？

在此，笔者不想过多展开。仅以近些年来颅咽管瘤手术入路来看，学界普遍推崇使用额底纵裂入路、额外侧入路、翼点入路、经鼻内镜入路，以下几点体现着鞍区手术入路在选择上的考量：

（1）争取利用脑裂、脑池等自然通道。

（2）鞍区病变，根在中线区。使用中线手术入路，方便除根。

（3）深刻理解中央颅底区手术，这有利于鞍区病变的切除。

第三节
桥小脑角区

一、乙状窦后入路

阅读 Ricardo Ramina 主编的 *Samii's Essentials in Neurosurgery*，当笔者读到 Chapter 14 Retrosigmoid Approach to the Posterior and Middle Fossa 时，精神为之一振，因为其标题已明确表明乙状窦后入路可以抵达中颅窝。从标题析出要学习的知识点，即乙状窦后入路如何抵达中颅窝。

本章作者 Marcos Tatagiba，谈及通过乙状窦后 - 道上结节入路（Retrosigmoid intradural suprameatal approach，RISA），可以从后颅窝，经天幕扩展至中颅窝，处理岩斜区脑膜瘤、三叉神经鞘瘤等。

乙状窦后入路的拓展形式，主要有两种：乙状窦后 - 道上结节入路、乙状窦后 - 经天幕入路。Rhoton 教授团队，对乙状窦后 - 道上结节入路曾进行过详细的解剖研究。Lawton 教授团队，施行乙状窦后入路时，通过充分显露乙状窦，充分牵拉翻向乙状窦侧的硬膜，进而实现岩斜区的显露。

围绕中后颅窝沟通性病变的手术入路探索，不同地域的学术团体，呈现出不同的探索兴趣。日本颅底学术团体，如 Hakuba 教授的扩大中颅窝底入路、Kawase 教授的岩前入路，是沿着从中颅窝向后颅窝扩展的道路进行探索。欧洲颅底学术团体，如 Samii 教授倡导的乙状窦后 - 道上结节入路、乙状窦后 - 经天幕入路、乙状窦后 - 颞下经天幕联合入路，则是沿着从后颅窝向中颅窝扩展的道路进行探索。

殊途同归，感叹学术之多元！无论是运用日本学者的入路，还是运用欧洲学者的入路，均可实现合适病变的切除。承认、理解并尊重学术的多元化，有利于培养学科"兼容并包"之精神！

应用乙状窦后 - 经天幕入路，可以实现病变中颅窝部分的切除，此做法已被广大同道接受并应用。

随着显微器械改进、内镜技术使用等，既往使用远外侧入路切除的一些病变，是否可以考虑使用乙状窦后入路呢？当然可以。

乙状窦后入路的扩展应用研究，未来之研究方向不再是"上外"方向，而是"下内"方向，即运用乙状窦后入路处理枕骨大孔区的合适的病变。颅底外科发展的新动向，贯彻简约精神，选择合适的病变，应用相对简单、更加微创的手术入路。

二、经迷路入路、迷路后入路、经耳蜗入路

据 Samii 教授主编的 *Surgery of Cerebellopontine Lesions*，经迷路入路适用于不考虑听力保留的患者。20 世纪 60 年代初，美国 House 教授对经迷路入路技术的发展及推广做出巨大贡献。

恰如书中所述：The translabyrinthine approach was refined and popularized by WF House and WE Hitselberger in the early 1960s. The approach is performed usually by a team of neurotologist (translabyrinthine temporal bone dissection) and neurosurgeon (microsurgical tumor removal)。

早在 20 世纪 60 年代初期时，便已有颅底外科多学科协作的典型范例，经迷路入路，由神经耳科医师与神经外科医师协作完成，各司其职，通力合作。这样想来，半个世纪后的今天，强调颅底外科多学科协作，是重温传统，是传承传统，是发扬传统。

经迷路入路，主要包含两大手术步骤：乳突切除与迷路切除。经迷路入路，无疑需要耗时的骨质磨除。

技术发展的需要，促进大师的诞生。House 教授因使用与推广磨钻技术，闻名于世。研究磨钻的使用历史，用此器械维度看一看颅底外科发展史。

为保留听力，减少骨质磨除，降低面神经损伤风险，迷路后入路应时而生，并逐渐得到应用。但是，迷路后入路在显露桥小脑角区前部、岩斜区方面，不及经迷路入路。

先有经迷路入路，后有迷路后入路，这是符合逻辑的。经迷路入路向前内扩展，便是经耳蜗入路。经耳蜗入路，需要使用面神经后移位技术，需要切除耳蜗。颞下窝径路 B 型与径路 C 型，属于迷路前入路。

颅底外科有许多"移位"技术，如椎动脉移位、面神经移位等。学习面神经移位技术，需要复习中颅窝入路、扩大中颅窝入路、经耳蜗入路、颞下窝径路 A 型等内容。

总体来看，经迷路后入路、经迷路入路与经耳蜗入路，是岩后入路的不同表现形式，具有明显的耳鼻喉侧颅底入路特征，具有明显的神经耳科学特征。在这三个入路之中，神经外科经常使用的是乙状窦前迷路后入路。

经迷路入路与经耳蜗入路，具有明显的神经耳科学特征，适合那些听力已经丧失、不考虑听力保留的患者。细细品来，别具意味。

三、中颅窝入路

扩大中颅窝底入路与中颅窝入路，两者之间最主要的区别是颞骨岩部切除的程度。扩大中颅窝底入路，通过硬膜外磨除岩尖，可以扩大显露至上半规管的前方、两侧内听道连线之上。

上半规管的上方是什么？常为弓状隆起。

中颅窝入路的发展与推广应用，W. F. House 教授起关键作用，功不可没。Hakuba 教授，不也是站在 House 教授这位巨人的肩膀上吗？先有中颅窝入路，后有扩大中颅窝底入路，这也是符合逻辑的。

四、联合入路

经迷路 - 乙状窦后联合入路、经迷路 - 经天幕联合入路，这两个联合入路的使用，同样需要这样的前提，即不考虑听力的保护。

Samii 教授认为，经岩 - 乙状窦后入路、经乳突 - 经岩部分迷路切除入路，并没有带来更多手术优势。以上两个联合入路，应限制使用。

笔者坚持这样的观点：能用单一入路解决问题的，不推荐使用联合入路；能用简约入路的，不推荐复杂入路；能一期解决问题的，不推荐分期解决。

以上简要复习了桥小脑角区的常用手术入路。笔者认为：围绕乙状窦后入路，继续研究，继续推进，可将乙状窦后入路的潜能充分发挥。

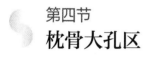

第四节
枕骨大孔区

根据 Rhoton 教授显微神经解剖学，枕骨大孔区手术入路，可分为前方入路、侧方入路以及后方入路。

一、前方入路

1. 重视经鼻入路的研究与应用（Transnasal approach）

以 Rhoton 教授为通讯作者的文章 ——Focal Transnasal Approach to the Upper,

Middle, and Lower Clivus，重点探讨经鼻内镜到上中下斜坡，其解剖图片精美，文字描述详细，这篇文章确实值得认真学习。

有关枕骨大孔区手术入路，未来研究之趋势：重视前方入路运用，运用经鼻内镜技术，探索处理枕骨大孔腹侧病变。毕竟，应用基础远外侧入路、极外侧入路，处理枕骨大孔腹侧病变，属于从背后侧方路径进行切除。经鼻内镜入路，从前方路径进行切除，其路径更短。

2. 额部扩展入路（Extended frontal approach）

张俊廷教授曾在 1996 年 11 月《中华神经外科杂志》撰文：《经双额前颅窝底扩展入路切除斜坡蝶筛窦区肿瘤》。据此文记载，1972 年，Derome 等采用经额颅底入路切除蝶窦内肿瘤。1992 年，Sekhar 等将经额颅底入路加以改良，通过切除眉弓及眶顶，进而实现切除颅底中央区合适病变。

又据 Rhoton 教授在 *Foramen Magnum* 章节使用的参考文献 "Derome PJ. *The transbasal approach to tumors invading the base of the skull*//Schmidek H H, Sweet W H. *Current Techniques in Operative Neurosurgery*. New York: Grune and Stratton, 1977: 223-245.，" 不难看出额部扩展入路，是又一传统且经典的手术入路。

当前也必须承认，额部扩展入路，正在遭受经鼻内镜技术的激烈挑战。当然，额部扩展入路，不会销声匿迹，依然适用于合适的病例，如前颅窝底巨大脑膜瘤、嗅沟脑膜瘤、前颅窝底 - 筛窦 - 蝶窦沟通肿瘤等。

施行额部扩展入路，做好前颅窝底重建，预防脑脊液漏，事关手术成败。

3. 经口入路（Transoral approach）

经口入路，具有悠久的历史。早在北美神经外科 Cushing 时代，就有唇下切开施行口鼻蝶手术的记载。

经口入路的具体表现形式：经腭入路、经颊咽入路、经口唇 - 下颌骨入路等。

从患者管理、并发症防控角度，施行经口入路，需注意如下几点内容：

① 麻醉：常需术前气管切开。

② 饮食：术后短期或长期鼻饲饮食。

③ 感染：脑脊液漏、逆行感染。

④ 呼吸：颌底部软组织肿胀、呼吸困难、窒息等。

⑤ 癫痫：气颅、感染等导致癫痫。

4. 颈前入路（Transcervical approach）

应用颈前入路技术，治疗脊髓型颈椎病，已有很多文献报告。

Rhoton 教授认为前方入路，首先应用于椎管前方病变的显露，后来才应用到脑干前方病变的显露。

枕骨大孔区前方入路的主要优点：手术路径直接、距离短。

枕骨大孔区前方入路的主要缺点：以经鼻入路为例，存在术野污染、脑脊液漏、颅内感染等风险。

二、后方入路（包含后外侧入路）

枕骨大孔区后方入路，主要有枕下正中入路、乙状窦后入路、基础远外侧入路、极外侧入路。

根据手术进行先后次序，进行后方入路的思考。步步惊心，在何处？如何应对？

施行后方入路，手术团队要始终提防：①椎动脉损伤，致命性出血；②延髓闩部损伤，术中心搏骤停、死亡；③术后无自主呼吸，呼吸机维持，无法从神经外科监护室转出。

如何避免灾难性结局？用"度"的把握，来回答此问题。

开关颅医师，要掌握其工作内容的"度"：①枕下骨窗大小；②椎动脉是否需要显露，以及需要显露的程度；③椎动脉 V3 段（水平段）是否需要移位；④枕髁是否需要磨除，以及磨除的程度等。

术者，也要掌握其工作内容的"度"：①使用不同手术器械的熟练程度；②切除病变的程度；③知晓自己的手术能力，果断收手、停止手术等。

重在预防。但是我们也要不断学习，增长才干，培养能力，积极有效应对术中各种突发情况。以椎动脉破裂出血的控制为例，如果我们熟练掌握搭桥技术，如果有介入团队的积极配合，我们还用那么恐惧椎动脉破裂吗？

三、侧方入路

侧方入路，突破颞骨岩部阻碍，抵达岩斜区、枕骨大孔，不是本篇的讨论重点。学习侧方入路，可参考 Rhoton 教授的颞骨解剖与手术入路，也可参考 Mario Sanna 教授的侧颅底手术学等。

第五节
海绵窦区

一、手术野融合

The cavernous sinus was designated as "No Man's Land." In the early 1980s, Hakuba and Dolenc revitalized Parkinson's direct operative method introducing both the intradural and extradural direct microoperative access to the cavernous sinus.

Fukushima elaborated on practical microsurgical anatomy around the cavernous sinus and established the concept of multiple triangular operative corridors to the cavernous sinus in 1986.

—Takanori Fukushima, *Practical Handbook of Neurosurgery*

早在 1986 年，Fukushima 医师就已提出多个海绵窦三角融合的理念（the concept of multiple triangular operative corridors）。笔者认为，从海绵窦直接手术入路到整个颅底外科手术入路，深部手术野融合的理念由来已久，三十余年经久不衰，至今各国的颅底外科医师仍自觉或不自觉地运用着深部手术野融合理念。

切口设计、肌皮瓣，与骨窗位置、大小，这其间孕育着浅表与骨窗的融合，笔者称为"浅表融合"。中青年神经外科医师，限于工作内容处在开关颅阶段，因而对手术的理解，也常限于浅表融合视角。相信随着工作的深入，从"浅表融合"理解，走向"深部融合"理解，这其实是医师的学习与升华。

海绵窦有 11 个解剖三角，其中有四个三角以"Fukushima"命名，滑车神经上三角、滑车神经后下三角、内听道前三角、内听道后三角（Superior triangle of Fukushima，Posteroinferior triangle of Fukushima，Premeatal and postmeatal triangles of Fukushima）。其它以日本学者名字命名的三角，如 Hakuba 三角（Medial triangle of Hakuba）、Kawase 三角（Posteromedial triangle of Kawase）等。

海绵窦三角解剖研究其实是在研究如何安全进入海绵窦，以及如何利用海绵窦直接手术的手术野。自 20 世纪 80 年代初以来，不断推进的海绵窦三角解剖研究，与近十余年来逐步开展的脑干手术安全区研究，在围绕如何进入海绵窦、脑干方面，存在着类似的学术研究思路。

　　眶颧开颅 Dolenc 三角技术，是从海绵窦顶壁向进入海绵窦；额颞开颅 Parkinson 三角技术，是从滑车神经下方、海绵窦侧后方进入；岩前入路 Kawase 三角技术，则是从后内方经 Meckel 腔进入海绵窦后部。

　　岩前入路，不仅适用于岩斜区病变切除，也适用于海绵窦后部病变的切除。在概念上，许多专著将海绵窦后部病变，也视为岩斜区病变。

　　近些年来，随着内镜技术的发展，以及显微镜与内镜技术的联合应用，海绵窦手术野融合理念得到进一步贯彻，其优势更是不断显现。海绵窦不同三角的联合使用，使得许多既往不能最大限度切除的病变，最终得以全切或极少的残留。

二、颈内动脉及其分支

　　海绵窦直接手术，我们担心什么？

　　笔者认为，不担心穿行的神经，也不担心静脉性出血，担心的是颈内动脉及分支出血。其实，那些海绵窦三角、入路，蕴含着如何保护颈内动脉及其分支的思想。

　　Fukushima 医师不但抢先命名海绵窦三角，也抢先提出颈内动脉 Fukushima 分段法、岩后入路 Fukushima 侧卧位等。

　　Fukushima 颈内动脉分段法是颈内动脉逆血流"七分法"。其 C4 段、C5 段是真正的海绵窦内穿行部分（intracavernous segment）。脑膜垂体干动脉、下外侧动脉，无疑是海绵窦手术时需要保护或处理的颈内动脉分支。C6 段是颈内动脉岩段。C7 段，即颈内动脉颈段。C6 段的提出，与经岩入路研究、海绵窦病变搭桥手术，存在关联。

　　搭桥手术也是处理海绵窦复杂病变的常用选择。学习海绵窦搭桥手术，需要重点关注两个专家的文献，其一是美国西雅图 Sekhar 教授，其经典文献有 *Bypasses for Cavernous Sinus Tumors: History, Techniques, and Current Status* 等；其二便是 Fukushima 教授，其经典文献有 *Management of Cavernous Sinus Lesions* 等。

　　Fukushima Ⅰ型搭桥，是指 C6-C3 搭桥技术；Ⅱ型搭桥，是指 EC-C6 颞下窝搭桥技术。参加显微解剖培训时，学员可在标本上练习 C6-C3 搭桥。血管搭桥技术，也是神经外科的常用技术之一。如果不学习血管搭桥技术，必然会阻碍神经外科医师的技术发展。

三、技术组合

　　海绵窦区手术入路，需要颅底外科诸技术组合应用，如硬膜外操作与硬膜内操作技术、前床突硬膜内及硬膜外磨除技术、后床突磨除技术、岩尖磨除技术、深部手术野融合、血管搭桥技术、脑血流及电生理监测技术等。

那个称为"无人区（No Man's Land）"的时代，一去不复返了。海绵窦，无疑是迷人的存在！

美国 Couldwell 医师、Gardner 医师，曾展示眶外侧入路处理海绵窦内侧病变。应用眶外侧入路可以抵达海绵窦内侧。这里需注意，眶外侧入路与眶上外侧入路不是同一个概念。

经鼻内镜技术探索海绵窦病变切除，总体属于海绵窦内侧入路范畴。如果不学习经鼻内镜颅底外科技术，必然会阻碍颅底外科医师的技术发展。

海绵窦手术入路，与鞍旁手术入路、中颅窝手术入路、岩斜区手术入路等，存在许多内容上的交叉。在海绵窦手术入路中，额颞入路、眶颧入路依然是传统且经典的手术入路。

本篇不对某一具体入路进行分析，仅是大体泛泛而谈。

第六节
松果体区

西方现代神经外科有两本经典巨著，一本是 *Youmans Neurological Surgery*，另一本是 *Schmidek & Sweet Operative Neurosurgical Techniques*，在各自的第六版，其松果体区肿瘤部分，均由来自美国纽约哥伦比亚大学医学中心 Jeffrey N. Bruce 教授编写。

Bruce 教授重点探讨了四种手术入路，即：

（1）幕下小脑上入路（Krause：Infratentorial Supracerebellar Approach）。

（2）枕部经小脑幕入路（Poppen: Occipital Transtentorial Approach）。

（3）经胼胝体压部纵裂入路（Dandy: Transcallosal Interhemispheric Approach）。

（4）经皮质造瘘侧脑室三角部入路（Wagenen: Transcortical Transventricular Approach）。

但是，这四种入路各有优缺点，Bruce 教授在文中仅是给予文字阐述，却没有列出清晰的图表显示。

日本学者 Isao Yamamoto 教授，在其文章 *Pineal Region Tumor: Surgical Anatomy* and Approach（*Journal of Neuro-Oncology*,2001,54: 263-275.）中，将这四个入路各自的优缺点用图表形式夺目展示。本篇无意围绕这些入路的具体技术细节展开，只是想大体谈谈几点认识。

一、由"Krause 入路"谈起

1. 特定的手术入路，具有特定的体位

体位，是手术入路的重要组成部分。

笔者认为，手术记录、学术撰文、会议交流，如果使用"Krause 入路"词汇，则默认为采用坐位（半坐位）手术。如果没有采用坐位（半坐位），即使应用幕下小脑上手术通道，也不能称之为"经典 Krause 入路"。国内专家多采用侧俯卧位，很少采用坐位（半坐位），这是否可称为"改良式 Krause 入路"？

那么，目前学术交流中所指的"Krause 入路"是 1926 年 Krause 医师首先撰文发表时的入路样子吗？当然不是。目前的"Krause 入路"是指 20 世纪 70 年代初手术显微镜技术临床应用以后，1971 年 Stein 教授撰文发表的入路样子。详见文献 Stein BM. The infratentorial supracerebellar approach to pineal lesions. *J Neurosurg*, 1971, 35:197。

Krause 入路也是与时俱进的。笔者认为，应这样理解"Krause 入路"：①具有特定的基本技术内核，如坐位或半坐位手术、利用幕下小脑上间隙等；②纪念 Krause 医师，鼓励首创精神，体现对 Krause 贡献的认可。

阅读文献以及该文献的参考文献，其实能发现许多新知。比如，在巨著 *Schmidek & Sweet Operative Neurosugical Techniques*（6th）第 30 章《Management of Pineal Region Tumors》，其参考文献有 Stein BM, Bruce JN. Surgical management of pineal region tumors. *Clin Neurosurg*, 1992, 39: 509-532。又比如，在巨著 *Youmans & Winn Neurological Surgery*（6th）第 125 章《Pineal Tumors》，出现上述相同参考文献时，还有 Bruce JN, Stein BM. Surgical management of pineal region tumors. *Acta Neurochir (Wien)*, 1995, 134: 130。

Bruce JN，即 Jeffrey N. Bruce。从参考文献看出，Bruce 教授曾师从 Stein 教授。也可以这样理解，自 1971 年以来，五十年的时间里，Stein 教授与 Bruce 教授这一学术组合，在松果体区这块学术阵地上，先后大放光芒！

2. 特定的手术入路，具有特定的手术步骤

学术交流时，如果使用以大师的名字而命名的手术入路，则需要遵循其基本技

术内核，如体位、切口、骨窗、手术间隙等。Krause 入路有其特定的技术要求，如使用坐位（半坐位）等。

类似地，没有磨除前床突，没有使用 Dolenc 三角，则不能称为 Dolenc 入路。没有磨除岩尖，没有岩骨斜坡区的操作，则不能称为 Kawase 入路。

笔者接诊患者时，曾遇见这样的情形：三叉神经鞘瘤切除，外院手术记录中反复出现"Kawase 入路"等字样，但其术后 CT 显示岩尖完整，丝毫没有磨除的迹象。因此，笔者认为，该手术入路不是"Kawase 入路"，而是颞下经小脑幕入路。

二、Poppen 入路及其它

1. Poppen 入路（Poppen's approach）

在西方社会，松果体曾被认为是灵魂所在。既然是灵魂所在，自然也就充满对松果体的神化、敬畏，以及对松果体病变的恐惧。限于位置深在，技术条件不发达，那时松果体区病变的处理也仅限于颞部减压、分流手术等姑息性治疗。

Poppen 医师对松果体区病变的处理，从姑息性手术转变为根治性手术无疑做出了巨大推动性贡献。

笔者认为，目前学术交流中，使用"Poppen 入路"词汇，更多的是指 1971 年澳大利亚的 Kenneth Jamieson 医师在"Poppen 1966"基础上对"Poppen 入路"的新发展。开颅靠近中线、枕叶牵向上外侧、沿直窦切开小脑幕，这些都是新发展。

恰如，美国路易斯安那州 Mayur Sharma 医师在其文章《James L. Poppen and Surgery of the "Seat of the Soul"：A Contemporary Perspective》中所述：

The occipital transtentorial approach was described by Heppner in 1959 and popularized by Poppen in 1966. In 1971, Kenneth Jamieson, an Australian neurosurgeon, modified this approach by approaching closer to the midline, mobilizing the occipital pole upward and laterally and cutting the tentorium away from the straight sinus.

无论怎样的发展变化，利用"枕部经小脑幕"是 Poppen 入路最基本的技术内核。

笔者认为，在神经外科手术入路研究中，要遵循"前有古人，后有来者"的思路，梳理历史，进行学习，做到"知前世、知今生、知未来"。前有先贤，后有新秀！

2. Poppen 缝合（Poppen's stitch）

Poppen 缝合，即硬膜中央悬吊，预防硬膜外血肿。笔者认为，行 Poppen 入路，使用 Poppen 缝合将硬膜中央悬吊在骨瓣环节，是其应有之义。此环节不容忽视，不可省略。

Poppen 缝合，是优秀传统技术，这需要继承。枕部经小脑幕入路开颅，术后出现硬膜外血肿，多是因为没有进行确实的硬膜骨窗缘悬吊，没有进行确实的硬膜中央悬吊。不行 Poppen 缝合，便不是 Poppen 入路。

3. 解剖结构特点与手术入路发展，存在密不可分的关系

从解剖学来看，枕极与矢状窦后部之间、枕极与横窦之间，没有重要的静脉引流，没有太多重要的桥静脉连接。这无疑有助于枕极的抬起，有助于 Poppen 入路的推广。

想想颞枕开颅（尤其在优势半球），开颅骨窗很大，越大越有利于充分抬起颞叶吗？未必。这要结合拉贝静脉（Labbe 静脉）的发育情况。

4. Poppen 入路与导航使用

大脑镰、小脑幕，是位置恒定的最佳解剖参考。因而，从松果体区病变的寻找角度，没有必要使用导航。如同侧裂病变的寻找，多数情况下，没必要使用导航。即使是第三脑室后部微小病变，多数情况下，也没有必要使用导航。因为进入第三脑室，无论是通过松果体上入路、松果体下入路，还是通过松果体旁入路，松果体的位置是清晰可辨的。

从寻找病变、发现病变角度，没有必要使用导航。但是，从分块切除程度的掌握，可以考虑使用导航。松果体区巨大肿瘤，使用导航指导，严格限制在瘤内分块切除，充分减容，有利于肿瘤边界的分离，有利于深部静脉的保护。

轴外病变，有时包裹动脉及其分支，却很少包裹静脉及其属支。静脉通常被病变推挤到一旁。松果体区轴外病变切除，切除过程中严格限制在瘤内操作，一般不会造成深部静脉的损伤。那些损伤大脑深部静脉的惨痛经历，通常发生在病变的显露阶段。

5. 深部静脉

与 Krause 入路比较，Poppen 入路更容易造成深部静脉的损伤。先前，多重视预防深部静脉损伤、出血性损害，近些年来越来越重视深部静脉血栓、直窦血栓的预防与处理。防控深部静脉血栓，是外科医师"反其道而行之"的学术研究思路。

由 Krause 入路、Poppen 入路，思绪铺卷，时而发散，时而收敛。1971 年，对于松果体区手术入路研究而言，具有特别的意义。显微神经外科技术时代，再加之 Stein 教授、Kenneth Jamieson 教授的智慧思考，注定为松果体区手术入路带来新内涵、新发展。

神经外科知名专家王任直教授，多年来致力于工程浩大的西方神经外科经典巨著翻译工作。其中，王任直教授主译的 *Youmans Neurological Surgery*、*Schmidek & Sweet Operative Neurosurgical Techniques*，堪称中文翻译经典，是神经外科医师的案头必备。

第七节
脑干手术入路

一、后颅窝的脑池

Rhoton 教授的系列显微神经解剖学，先后在 *Neurosurgery* 以增刊形式发表：

（1）2000 年 9 月，后颅窝部分，共 10 个章节，参见 Vol. 47, No. 3, September 2000 Supplement。

（2）2002 年 10 月，幕上部分，共 9 个章节，参见 Vol.51, No.1, October 2002 Supplement。

（3）2007 年 10 月，颞骨部分，共 12 个章节，参见 Vol. 61, No. 4, October 2007 Supplement。

在这总共 31 个章节中，仅有一个章节的标题以"脑池"的字样呈现，即后颅窝系列中的第 10 章《The Posterior Fossa Cisterns》。用意何在？笔者谈谈自己的认识：

① 后颅窝空间狭小。施行后颅窝手术入路（含脑干手术入路），要学会利用脑池，充分释放脑脊液，以便实现病变显露，获得手术操作空间，提高手术自由度。

② 前颅窝、中颅窝、后颅窝，这三窝之中，后颅窝脑池走行着众多的脑神经以及血管分支。因而，施行后颅窝手术入路，如何保护脑神经脑池段，如何保护后循环分支及穿支，至关重要。

根据 Rhoton 教授显微解剖学，后颅窝脑池分为不成对脑池和成对脑池两大类。不成对脑池包括脚间池、桥前池、延髓前池、四叠体池、枕大池。成对脑池包括桥小脑角池、小脑延髓池。

脑干手术后方入路，以枕下后正中入路为例，要学会使用枕大池、小脑延髓池充分放液，要注意小脑后下动脉及其分支的保护等。额眶颧入路切除脑桥腹前外侧病变，要学会使用桥前池、桥小脑角池充分放液，并需注意保护展神经等。

始终予锐性开放脑池，掌控释放脑脊液的速度，有耐心地逐步获得手术操作空间。脑池内存在的脑神经脑池段，无论受病变如何推挤移位，甚至包绕，其出脑干端以及孔裂端，位置始终是相对恒定的。两点确定一条直线，是几何基本常识。利用脑神经脑干端以及孔裂端位置固定原理，有利于辨识神经、分离神经、保护神经。

想想听神经瘤切除，肿瘤囊内分块切除、减容，尽早显露内听道，磨除内听道后壁，从内听道端辨识面神经，并结合电生理验证，这样可最大限度地保护面神经。

神经外科绝大多数手术入路，都涉及脑池的利用。纯粹的硬膜外入路，当属例外。后颅窝手术入路（含脑干手术入路），更是强调脑池的利用，这便是 Rhoton 教授为什么用单独的章节撰写《The Posterior Fossa Cisterns》的原因所在。

学习 Rhoton 显微解剖，读过、读懂、读透，这是三种不同的学习境界。笔者提倡既要注重具体章节、具体内容的学习，观其"小"；也要注重 31 个章节的安排、设置、标题，观其"大"。31 个章节中，仅有一个章节以疾病命名——《Aneurysms》章节，想想这是为什么？

像平民一样生活，像上帝一样思考。学习并实践 Yasargil 大师的显微外科精神：关注脑池解剖，充分利用脑池这一自然间隙进行手术。

二、脑干安全区

围绕如何进入海绵窦、脑干、海绵窦三角与脑干安全区研究，在研究思路上存有相似之处。笔者这样理解脑干安全区：

1. 经脑沟入路理念的延伸

多数同道理解经脑沟时，常常想到大脑皮质的脑沟，即认知常停留在端脑层面。其实，脑干表面的许多沟，如中脑外侧沟、延髓前外侧沟、橄榄后沟等，也属于经脑沟入路时可以使用的脑沟。这些脑沟才是脑干手术入路真正进入脑干的解剖层次。

脑干手术入路的使用，在考虑切口、骨窗、脑池的同时，更要考虑如何进入脑干安全区的问题。

2. 纤维束解剖、纤维束成像

近些年来，脑干纤维束解剖研究、弥散张量成像技术等，如火如荼。结合导航应用，根据纤维束走行特点，尽量避开纤维束损伤而设计的手术路径，这也是"脑干安全区"。7T 磁共振成像（7T MRI），将为纤维束成像研究带来新的发展。

3. 建立"脑干安全区"的相对理解

两害相权取其轻。感觉功能与运动功能，孰轻孰重？迫不得已时，牺牲感觉功能，保全运动功能。损伤内侧丘系与损伤皮质脊髓束，两害相权，选择通过内侧丘系的路径。此时，将内侧丘系视为相对意义的"脑干安全区"。

类似的，第四脑室底、延颈病变，在保护延髓闩部的情况下，其他部位如面神经丘等，皆为相对意义的"脑干安全区"。

从广义上理解"脑干安全区"。这样理解的好处是进行脑干手术时，不会犹豫，不会拖泥带水。两害相权取其轻，让无从下手，逐步变成处处得心应手。

三、经典手术入路的传承

此处仅以枕下后正中入路为例。

幕下小脑上入路，可理解为上方枕下正中入路。第四脑室病变、延颈病变所使用的枕下正中入路，可理解为下方枕下正中入路。

其中，下方枕下正中入路，又有枕下正中经脉络膜髓帆（简称"经膜帆"）入路、枕下正中经小脑延髓裂入路等。

理解经典，传承经典。围绕经典入路基本内核，探索新发展。

第八节
颈静脉孔区

毫不夸张地说，颈静脉孔区病变的处理，是全国大型神经肿瘤会议、颅底外科会议和多学科协作会议讨论的热点话题之一。本篇的颈静脉孔区病变，主要指颈静脉孔颅内外沟通性病变。

一、多学科协作

颅底外科多学科协作理念由来已久，大家并不陌生。但是，具体到颈静脉孔区的多学科协作，很多同道就不那么熟悉了。毫无疑问，颈静脉孔区病变处理，对来自不同专业的外科医师充满挑战。多学科协作，群贤至，智识出。多学科协作，有利于病变一期全切除。但也应看到，多学科协作切除，常常有切口长、创伤大等缺点。

颈静脉孔区的多学科协作，具有参与科室相对较多的特点，手术团队可由神经外科、耳鼻喉科、头颈外科、血管外科、颌面外科、整形外科等组成。这些科室在颈静脉孔区病变处理上都表现出了浓厚兴趣。但这些科室又各自存在顾虑。

神经外科的顾虑何在？不担心硬膜内的处理，而担心硬膜外的处理；不担心病变颅内部分的处理，而担心病变颅外部分的处理。原因何在？一方面，多数神经外科医师对颈内动脉颈段、岩段解剖的理解相对不足。另一方面，多数神经外科医师在临床手术时，很少使用到岩骨次全切技术，很少使用到面神经前移位技术。

总体来看，在目前众多的颅底外科培训班，有关头颈外科的解剖培训相对薄弱、重视不够。因而，很多单位在处理颈静脉孔区病变时，常常邀请头颈外科医师、血管外科医师参与手术。

神经外科医师在颈静脉孔区开展工作，必须熟悉乳突解剖、颈静脉孔区解剖、颈部血管解剖、颞下窝解剖等。以颈内动脉解剖为例，需要重点掌握颈内动脉颈段解剖、颈内动脉岩段解剖。在此，笔者推荐意大利学者 Paolo Castelnuovo 的专著 *Surgical Anatomy of the Internal Carotid Artery*。学习该专著，有利于深入理解颈内动脉显微解剖。

二、结构特点与症候学表现

根据内容物特点可将颈静脉孔分为三个部分，即乙状窦部分、岩下窦部分、脑神经部分（舌咽神经、迷走神经、副神经）。

理解颈静脉孔三个部分的划分，以及理解毗邻的舌下神经管、颈交感链等解剖结构，有助于我们理解临床症候学，建立病情进展的动态判断。

颈静脉孔临床症候学，需要知道以下 3 个综合征：

（1）Vernet 综合征　单侧舌咽神经、迷走神经、副神经损害。

（2）Collet-Sicard 综合征　单侧舌咽神经、迷走神经、副神经损害 + 舌下神经损害。

（3）Villaret 综合征　单侧舌咽神经、迷走神经、副神经损害 + 舌下神经损害 + 霍纳综合征。

从 Vernet 综合征演变为 Villaret 综合征，症候进展预示着病变的扩展。类似地，从眶上裂综合征演变为眶尖综合征，症候进展预示着病变的扩展。

颅底外科医师，不能仅依赖神经影像复查对比进行病变进展判断，实应重视临床症候学变化。实践意义在于接诊患者时，仔细诊察症候学，即使尚无影像资料，也能建立手术入路选择的初步倾向。比如患者表现为 Vernet 综合征，即单侧舌咽神经、迷走神经、副神经损害，则有望通过乙状窦后入路实现病变切除。

三、手术入路

Rhoton 教授在其 *Jugular Foramen* 章节，曾对颈静脉孔区手术入路进行非常精简的总结。

1. 耳后经颞入路

耳后 C 切口、颈部血管及神经显露、乳突切除、迷路下径路抵达颈静脉孔区等，是此入路的基本特点。

值得注意的是：Rhoton 教授提到"经颞迷路下入路"（transtemporal infralabyrinthine approach）术语概念。中青年神经外科医师，通常熟悉经迷路入路、迷路后入路、经耳蜗入路等术语概念，但对"经颞迷路下入路"却相对生疏、缺乏理解。

Rhoton 教授认为，对于病变主体不在硬膜外的案例，可以使用经颞骨迷路下入路，其优势在于无需颈部组织的分离操作。

另外，Samii 教授在其 *Jugular Foramen Tumors* 章节，亦曾谈到"经乳突迷路下入路"的术语概念。

Rhoton 教授使用经颞（transtemporal），表达宽泛。Samii 教授使用经乳突（transmastoid），则表达具体。想想颞骨分为几个部分，乳突是颞骨的一部分。

耳后经颞入路，具有明显的神经耳科学手术特征。

从追溯学科历史的角度，颈静脉孔区病变处理，特别是副神经节瘤的处理，不得不谈到苏黎世大学医院耳鼻喉科原主任 Ugo Fisch 教授。Ugo Fisch 教授，堪称世界闻名的耳鼻喉侧颅底大师。Ugo Fisch 教授发明的颞下窝 A 型径路，常被用来处理颈静脉孔区病变。

2. 乙状窦后入路

乙状窦后入路，适用于主体在硬膜内以及在颈静脉孔上半部分的病变处理。术前仔细查体、阅片，针对合适的病例选用乙状窦后入路，无疑符合颅底外科手术入路的简约精神。

3. 远外侧入路

颈静脉孔病变，向枕骨大孔、脑干腹外侧延伸生长时，可选用基础远外侧入路或极外侧入路。椎动脉水平段移位、枕髁磨除，是极外侧入路的核心步骤之一。根据手术入路的简约精神，尽量使用基础远外侧入路，慎选极外侧入路。

第九节
眶相关性入路

本节中的眶相关性手术入路是指入路命名中出现"眶"字的常用手术入路。

一、眶颧入路

1. 眶颧开颅的多种表现形式

眶颧开颅具有多种表现形式，如眶上开颅、眶翼点开颅、额眶颧开颅、额颞眶颧开颅等等。彼此间骨瓣虽有差异，但差异不大。这些不同的开颅表现形式，表达着大体相同的开颅理念，即实现额底和（或）颞底的充分显露。

当拟定施行眶颧入路时，手术团队要仔细阅读神经影像，掌握病变的位置、主体、大小等。骨瓣过大，则徒劳无益、没有必要；骨瓣过小，则显露不足、切除困难。骨瓣适宜，通俗话语"刚刚好"，则是体现着精准神经外科理念的贯彻。

2. 眶颧入路与深部手术野融合利用

在颅底外科学术交流中，经常出现"眶颧 Dolenc 入路"的话语表述。笔者非常认同这样的表述，因为"眶颧 Dolenc 入路"表达着：

（1）浅表术野与深部术野融合利用。

（2）深部手术野的具体利用，如通过 Dolenc 三角进入海绵窦。

（3）眶颧开颅＋Dolenc 三角磨除，多种颅底外科技术组合应用。

类似地表述，还可以有"眶颧 Parkinson 入路"。眶颧入路开颅，通过滑车神经下三角进入海绵窦，以利切除海绵窦病变。

眶颧入路的应用与发展，与鞍旁海绵窦解剖、中颅窝解剖的推进相辅相成，彼此促进。

从手术入路发展史来看，Hakuba 入路与 Kawase 入路，在实现从中颅窝向中上斜坡突破之前，便已有运用眶颞入路处理上斜坡病变的探索。从探索岩斜区的显露着眼，前外侧入路（如眶颞入路）与侧方入路（如 Kawase 入路）相比较，前外侧入路是先行者，其历史也更久远。

运用额颞眶颧入路处理上斜坡病变的探索，其思潮应是受到 20 世纪 70 年代 Yasargil 翼点入路广泛推广的影响。争取运用前外侧入路，开展更多的工作内容，从前颅窝底、中颅窝底方向，实现岩斜区的突破。

二、眶上外侧入路

关于 Juha 教授的眶上外侧入路，笔者浅谈几点认识：

（1）Samii 教授展示的额外侧入路，与 Juha 教授的眶上外侧入路，在本质上是一致的。话语表述时，额外侧与眶上外侧可以通用。

（2）眶上外侧入路的骨窗，应显露外侧裂。术中应适度分离侧裂，释放脑脊液，以便抬起额叶底部外侧，最大限度减少牵拉。

（3）眶上外侧入路利用的深部术野，依然是翼点入路的 4 个手术间隙。Juha 教授的眶上外侧入路，继承了 Yasargil 教授翼点入路的精华。因此，笔者在致敬 Juha 的同时，也呼吁国内同道建立对眶上外侧入路的理性评价，切勿盲目追捧。

三、眶上眉弓入路

近些年来，内镜锁孔颅底外科技术，可谓日新月异、喷薄发展，不断挑战着往日之不可能，又不断展示着今日之现实突破。眶上眉弓入路是锁孔颅底外科的代表性入路之一。

谈几点认识：

（1）眉弓入路切口的内侧端应在眶上神经的外侧，切口有严格的限定。初学者要注意切口的设计，以利保护眶上神经。

（2）注意眶顶突起骨质的硬膜外磨除，争取使眶顶平坦。通过锁孔骨窗，争取释放更多的手术空间。人尽其才，物尽其用。将锁孔可以利用的空间发挥到极致，用锁孔管窥多彩的手术世界。

（3）入路评价，需要结合自身使用的技术手段因素，进而建立理性评价。显微镜下眉弓入路切除病变与内镜下眉弓入路切除病变，两者之间实有差别。此时，无疑，使用内镜更具优势。因而，经常使用内镜的同道，对眉弓入路的评价，也更正面，更鼓舞人心。

四、额-鼻-筛-眶入路

意大利 Cantore 教授的文章 Choice of neurosurgical approach in the treatment of cranial base lesions，值得反复阅读。这篇文章，其实是对 20 世纪 70 ～ 80 年代颅底外科入路选择的基本总结。文中谈到额-鼻-筛-眶入路，其实也就是我们通常所说的双额前颅窝底扩展入路。此处，笔者想表达以下几点认识：

（1）双额前颅窝底扩展入路，依然适用于合适的病例，依然大有用武之地。

近些年来，部分同道对冠状切口、双额开颅、额底扩展等颇有批评之声，认为存在创伤大、出血多、重建困难、脑脊液漏、颅内感染等诸多弊病，进而建议尽量避免使用该入路。

对手术入路的评价，应结合自己的工作平台、工作内容以及临床经验，进而建立理性评价。以远外侧入路为例，诚然，远外侧入路，存在开颅复杂、创伤较大，且存在椎动脉损伤、颅颈不稳定等风险。但是，在国内一些大型神经外科诊疗中心，因经常施行远外侧入路，进而积累了丰富的经验，手术安全性也大大提高。

手术入路的选择，与自身经验、平台、环境因素密切相关。选择合适的病例，毫不犹豫地使用双额前颅窝底扩展入路。

（2）双额前颅窝底扩展入路，依然是颅底外科手术入路培训的基础内容、经典内容。

近些年来，国内颅底外科培训，追潮、追时髦，势头强劲。Kawase 入路是潮词，也是必备的讲授内容。相应地，国内颅底外科培训，却弱化了一些传统经典入路的培训，如基底入路等。有关前颅窝底手术入路的学习，神经外科同道能避开双额前颅窝底扩展入路吗？

（3）双额前颅窝底扩展入路，为颅底重建技术的发展与完善，做出巨大贡献。前颅窝底重建，关乎双额前颅窝底扩展入路的成败。

五、眶外侧入路

眶外侧入路，经常被眼科眼眶学组所应用。此处不再展开讨论。

第十节
经岩入路

一、岩后入路

自 1985 年至今，岩前入路依旧活跃在世界颅底外科学术交流的舞台。Kawase 入路，Kawase 大师，演讲标题"岩前入路"，已成为标志颅底外科医师水平的特定关系词汇。

那么，有没有"岩后入路"呢？当然有。岩前，是相对于岩后而言。岩前，可对应理解为岩尖，有前有后，符合学理的一般规律。这就像解剖学名词的命名，有脑膜中动脉，必然有脑膜前动脉、脑膜后动脉。

国内的颅底外科专家，其演讲标题很少使用"岩后入路"，却经常使用"乙状窦前 - 迷路后入路、乙状窦前 - 经部分迷路入路"。

使用词组 Posterior petrosal approach 进行文章检索，可以检索到众多有关岩后入路的文章。Al-Mefty 团队的文章 Evolution of the posterior petrosal approach, *Neurosurg Focus*, 2012, 33(2): E7。系统回顾了岩后入路的前世今生。这篇文章堪称经典，值得反复学习。

美国医师 Al-Mefty，声名早著，著作等身，是探索岩后入路的先驱。日本医师 Hakuba（白马明），在扩大中颅窝底入路研究方面，硕果累累，这已被国内同道所熟知。其实，Hakuba 也是研究岩后入路的先驱。基于经迷路入路技术，岩后入路不断得以发展。从历史上看，岩前入路以及岩后入路，都是建立在神经耳科侧颅底研究基础之上。

Hakuba 医师的岩后入路，通过部分迷路磨除，开放上半规管、后半规管，实现脑干腹侧充分显露的同时，存在听力丧失的风险高达 42%。因此，Al-Mefty 教授主张保留迷路结构的完整性，施行迷路后入路。

Hakuba 医师，其扩大中颅窝底入路菱形区磨除，以及岩后经部分迷路入路，处处显示着 Hakuba 医师的思想主张：

（1）实现脑干腹侧充分显露，幕上幕下深部术野融合。

（2）磨除菱形区与磨除 Kawase 三角比较，以及部分迷路磨除与迷路后磨除比较，Hakuba 医师在骨质磨除方面，要比 Kawase 医师、Al-Mefty 医师更加激进。

（3）Hakuba 医师，为实现充分显露、全切病变，似乎不太关注听力的保留。因而，有些专家认为，Hakuba 医师的乙状窦前经部分迷路入路，不是功能性岩后入路。

二、岩前 - 岩后联合入路

岩前 - 岩后联合入路（岩前后联合入路），是近些年学术交流中经常宣讲的内容。在 2018 年天津环湖医院主办的 Rhoton Society 颅底外科会议，曾有日本学者再次展示岩前后联合入路。该学者展示的是运用此入路切除表皮样囊肿。

Kawase 三角磨除、迷路后磨除，保护耳蜗，保护半规管，是岩前后联合入路的基本特点。与岩前入路相比较，岩前后联合入路具有：

（1）岩前手术轴向、岩后手术轴向，手术轴向增多。

（2）脑干腹侧、腹外侧充分显露，幕上下充分融合，全斜坡显露。

（3）展神经脑池段充分显露，因而有利于保护展神经。

（4）岩前入路，通常是在三叉神经下方至面听神经上方进行操作；而岩前后联合入路，可以向下拓展至后组脑神经。

有关岩前后联合入路，笔者推荐精彩手术视频是在 2014 年 AANS，来自日本北海道 Katsuyuki Asaoka 博士的 Combined Petrosal Approach for Resection of Petroclival Meningioma。

三、颞骨岩部全切除（岩骨全切除）

从岩后入路，到岩前 - 岩后联合入路，再到岩骨全切除，岩骨这座阻隔中后颅窝底的大山，就这样一步一步地被搬走了。这确实耗费了一代又一代众多颅底精英的心血。日本颅底外科医师团体在经岩入路研究与应用方面，做出很大贡献。

有关岩后入路的学术交流，围绕迷路是否需要保留，以及如何保留，至今仍存在不同声音，时有争鸣。

颞骨岩部全切除（岩骨全切除），骨质切除范围相当于乳突切除＋迷路切除＋岩尖切除。岩骨全切除，不考虑听力保护，那么需考虑什么呢？面神经保护。

面神经内听道段、迷路段、鼓室段、乳突段，这些与颞骨岩部紧密相关。可以大体理解为面神经的分段是以颞骨岩部为参照进行命名的。进行岩骨磨除，除了需关注颈内动脉岩骨段、迷路外，还需关注面神经各段的保护。

第十一节
经海绵窦入路

经海绵窦入路（transcavernous approach），是近些年颅底外科培训的常见内容。那么，如何理解经海绵窦入路呢？

结合 Rhoton 学派的经典文献 ——Microsurgical anatomy and approaches to the cavernous sinus, *Neurosurgery* 56[ONS Suppl 1]: ONS-4–ONS-27, 2005. 笔者谈谈自己的认识。

一、从海绵窦各壁之角度，理解经海绵窦入路

按照 Rhoton 教授显微神经解剖学观点，海绵窦分为以下几个壁：①海绵窦上壁或顶壁；②海绵窦外侧壁；③海绵窦内侧壁；④海绵窦后壁。

海绵窦上壁前部由床突三角构成；海绵窦上壁后部由动眼神经三角构成。笔者在此无意叙述各壁的解剖组成，仅想表达这样的观点：处理病变时，需要突破各壁，进入海绵窦内操作，即可视为经海绵窦入路。这其实是从广义上理解经海绵窦入路。

从广义理解，使用岩前入路（Kawase 入路）处理部分蝶 - 岩 - 斜病变时，术中开放 Meckel 腔，进入海绵窦后部切除病变，其整个手术过程，其实亦有几分经海绵窦入路的意味。

临床实践中，常有术前诊断为海绵窦病变，但术中证实海绵窦仅是被推挤、挤压，实为海绵窦外病变，此时采用的手术入路不应理解为经海绵窦入路。

二、从海绵窦解剖三角的角度，理解经海绵窦入路

Rhoton 学派，将海绵窦解剖划分为 10 个解剖三角，分别为床突三角（Dolenc 三角）、动眼神经三角、滑车神经上三角、滑车神经下三角（Parkinson 三角）、前内侧三角、前外侧三角、后外侧三角、后内侧三角（Kawase 三角）、斜坡旁下外侧三角、斜坡旁下内侧三角。

从进入海绵窦的视角，通过磨除前床突，利用床突三角，打开海绵窦上壁，进入海绵窦；通过利用滑车神经下三角，打开海绵窦外侧壁，进入海绵窦；通过磨除岩尖，利用后内侧三角以及 Meckel 腔，进入海绵窦后部。

从手术入路开颅视角，眶颧开颅与前床突磨除是一种常见的技术组合；颞下开颅与岩尖磨除也是一种常见的技术组合。

三、从神经外科专业组角度，理解经海绵窦入路

神经血管组，此处特指开颅医师，而非神经介入医师。其理解的经海绵窦入路，常为床突三角＋动眼神经三角＋后床突、上斜坡磨除，三区域深部视野融合，直达基底动脉尖动脉瘤的手术处理。

开放海绵窦上壁，穿经海绵窦，磨除后床突，有利于基底动脉显露以及临时阻断。

念及，Drake 教授之颞下入路，毕竟是侧方入路，而三区域深部视野融合的经海绵窦入路，则是前方入路，这无疑有利于更多丘脑穿支的保护，以及后交通动脉的保护。

神经肿瘤组，其理解的经海绵窦入路，常是利用开放海绵窦上壁、外侧壁，融合利用海绵窦解剖三角，切除垂体腺瘤、三叉神经鞘瘤等。

内镜颅底组，其理解的经海绵窦入路，常为海绵窦内侧壁的开放利用。推荐阅读 Rhoton 学派的经典文献：The medial wall of the cavernous sinus: microsurgical anatomy, *Neurosurgery*, 2004, 55: 179-190。

举办颅底外科培训班，应了解学员的专业背景，以便在讲授经海绵窦入路时有所侧重，做到个体化培养。

四、基本概念

1. 海绵窦、海绵窦内侧壁

恰如 Manfred Tschabitscher 教授的评论，The never-ending story: what is the structure of the medial cavernous sinus wall? Of what is it composed?

Dolenc 教授与 Rhoton 教授，在海绵窦内侧壁的认识上也存在些许不同。在解剖认识上，海绵窦以及海绵窦内侧壁的概念尚存争议，尚未意见统一。那么，能弄清"经海绵窦入路"吗？悖论精彩。

2. 经海绵窦入路

通常认为，额下入路、翼点入路、颞下入路等，这些入路存在相对恒定的切口、骨窗、脑池使用。因而，这些入路的命名，具有特定的内涵及外延。

经海绵窦入路，则存在不同。经海绵窦入路是一种泛指，并非特指某一具体入路。采用眶颧入路、基底入路或经蝶入路，先到达鞍旁海绵窦。之后，再利用海绵窦三角，进入鞍旁海绵窦。

额眶颧入路、中颅窝底入路等，是为施行经海绵窦入路铺平道路。

第十二节
Kawase 入路

简要复习相关手术入路，以便在横向比较中加深对 Kawase 入路的理解。

一、从扩大中颅窝底入路的维度

Felix Umansky 教授，是国际知名的神经外科专家，其在海绵窦解剖、中颅窝入路等方面卓有成绩。Felix Umansky 教授撰文时常使用词汇 "Transpetro-apical approach (extended middle fossa approach)"，即经岩尖入路（扩大中颅窝底入路）。

Felix Umansky 教授认为，扩大中颅窝底入路的核心技术便是岩尖磨除。安全进行岩尖磨除也是 Kawase 入路的核心技术。

二、从经岩入路的维度

Kawase 教授撰写经岩入路时，通常分为两部分：岩前入路与岩后入路。在这里，岩前入路与 Kawase 入路，是同一所指。Kawase 教授也承认，Kawase 入路是基于扩大中颅窝底入路的进一步发展。

回顾 Kawase 入路的历史，通常从复习 1970 年 King TT 的经迷路入路开始，从复习中颅窝入路、扩大中颅窝底入路开始。2017 年 12 月，在天津海河颅底论坛，Kawase 教授的演讲题目为：Light up the No-man's Land on the Brain Stem——A History How to Find My Approach。Kawase 教授谈经岩入路历史，也是自 1970 年 King TT 的经迷路入路谈起。

1985 年，Kawase 撰文首次系统阐释 Kawase 入路。详见文章——Kawase T, Toya S, Shiobara R, Mine S. Transpetrosal approach for aneurysms of the lower basilar artery, *J Neurosurg*,

63: 857-867。那么，在 1985 年以前的经岩入路探索，可以视为 Kawase 入路的研究背景。研究 Kawase 入路的历史，留意 Kawase 教授的演讲，并对其展示的相关文献进行复习，这些必将有助于全面理解 Kawase 入路。

从解剖来看，岩尖可分为：有功能部分与无功能部分。Kawase 入路，仅是磨除部分岩尖，并非进行岩尖全磨除，即选择性磨除。磨除岩尖的无功能部分，保护耳蜗、保护半规管，进而保护听力。

三、从经海绵窦入路的维度

使用 Kawase 入路，磨除岩尖、开放 Meckel 腔，进入海绵窦后部，进而处理蝶 - 岩 - 斜病变等，这样看来，Kawase 入路也具有经海绵窦入路的某些特征。

四、从幕上下联合入路的维度

Kawase 入路，术中需切开小脑幕，幕上幕下手术野融合，不但使用三叉神经与面听神经之间的区域，也使用三叉神经上方的区域、幕上区域，这些自然具有幕上下联合入路的某些特征。

围绕 Kawase 入路，进行横向比较，有助于全面理解 Kawase 入路。

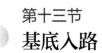

第十三节
基底入路

一、基底入路与 Derome 入路

在杂志 *J Neurosurg*, Volume 123: September 2015，来自意大利罗马 Alfredo Pompili 博士的文章 The transbasal approach: historical observation，值得学习、关注、思考。因为，此文有关基底入路的历史。

Alfredo Pompili 博士认为：Derome 教授与 Guiot 教授是基底入路研究的鼻祖。首创者。笔者认为两位教授中的 Derome 教授对此入路的贡献更大。因此，Derome 入路，大体可理解为基底入路的代名词。

综合相关文献，笔者认为 Dandy 教授于 1941 年首次报告基底入路。在 20 世纪 70 年代后期（约 1977 年前后），法国医师 Derome 教授、Guiot 教授，仅仅是发展并推动了基底入路的应用，进而形成当前的基底入路。那么，Dandy 教授应是基底入路的首创者。

通读各种有关手术入路历史的文献，经常见到英文单词 popularize 的使用。如额颞入路，popularized by Yasargil，进而发展为翼点入路。扩大中颅窝底入路，popularized by Hakuba，实现处理岩骨斜坡病变。如此等等。

单词 Popularize 的使用，至少有两层含义：

（1）某手术入路的主要推动者，并不是该手术入路的首创实践者。

（2）某手术入路的早期雏形，需经过后起之秀的"Popularize"以后，才发展为我们现在能看到的样子。

从学术的严谨性出发，基底入路与 Derome 入路是有区别的，不完全是一回事。但是，从目前的国内学术交流中，可以将 Derome 入路大体理解为基底入路的代名词。

Derome 入路，是基底入路，更是当代基底入路。

二、双侧额底扩展入路（extended frontal approach）

Sekhar 教授在 *J Neurosurg*, 1992, 76: 198-206，曾发表文章 The extended frontal approach to tumors of the anterior, middle, and posterior skull base，此文堪称经典文献，值得深度学习。

1992 年，彼时的 Sekhar 博士在宾夕法尼亚州匹兹堡大学，可谓锋芒初显、声名渐著。现在的 Sekhar 教授在西雅图华盛顿大学，已经是享誉世界的颅底外科专家、脑血管病专家。成名与成功，来自不懈的努力。

笔者就双侧额底扩展入路谈几点认识：

1. 扩大、拓展（Extended）

颅底外科手术入路的学习，应认真理解单词 extended。

扩大中颅窝底入路（Extended middle fossa approach），是从中颅窝底突破岩骨的阻碍，直抵岩斜、后颅窝底。

额底扩展入路（Extended frontal approach），是通过额眶、筛窦的切除，从前颅窝底直达中后颅窝底的中线区。

单词 Extended，含有从上向下俯视，牺牲更多颅窝底骨质的意味。

那有没有"Extended retrosigmoid approach"呢？请见文章 The extended retrosigmoid approach: an alternative to radical cranial base approaches for posterior fossa lesions，在该文中，单词 Extended 含有从内向外推进，牺牲更多乳突骨质的意味。

2. 盲区（Blind spot）

额底扩展入路，其镜下视野盲区是鞍背及后床突。又念及翼点入路，其术侧视神经内侧则是观察不佳，近乎镜下盲区。

掌握手术入路显露范围的最大极限，术前认真复习神经影像特点，熟悉病变侵及的范围，为实现病变全切做好充分准备。例如，有些岩斜脑膜瘤顺着岩骨后壁硬膜生长至面听神经之下，此时选用 Kawase 入路还合适吗？回答合适者，便是没有掌握该入路可以显露的最大极限。

任何手术入路，都存在自己的显露盲区或相对盲区。这值得我们注意。

3. 两个瓣、三个瓣（two pieces or three pieces）

众所周知，眶颧入路，具有多种开颅方式，表现为一个骨瓣、两个骨瓣或三个骨瓣。额底扩展入路，其开颅方式，常表现为两个骨瓣或三个骨瓣。

基底入路研究，围绕骨瓣数目的多少，产生了很多文章。

Sekhar 教授的这篇文章，其摘要的开篇：The extended frontal approach is a modification of the transbasal approach of Derome，此句值得镌刻脑海。Sekhar 教授认为：Derome 教授为基底入路的发展应用做出巨大贡献；额底扩展入路，是基底入路的一种表现形式，是新发展。

广读文献，还可以见到 Anterior transpetrosal approach of Kawase 等类似表达方式。

三、颅底中线区手术入路

如果采用一个切口、一个入路，实现前中后颅窝底中线区同时显露，有几种入路选择？至少有两种途径：

（1）内镜经鼻入路　这是从下向上看，从耳鼻喉科维度，从"skull base"之理解，给出的答案。

（2）基底入路　这是从上向下看，从神经外科维度，从"cranial base"之理解，给出的答案。

求真贵确。请注意"skull base"与"cranial base"的细微差别。未来，或将统一使用"skull base"。这是因为：①词组 skull base 的使用，已经被越来越多的同道接受了，skull base 即颅底。②内镜颅底外科，如火如荼，风光无限，前程似锦。

四、脑脊液漏、颅底重建及其它

从事脑脊液漏、颅底重建的研究，不可避免地要复习基底入路。基底入路，其额部骨膜翻转缝合是颅底重建、预防脑脊液漏的关键步骤。幕上关颅、幕下关颅，需牢记不透水缝合（water-tight suturing）。同理，基底入路，骨膜翻转缝合，仔细认真，争取严密，这是预防脑脊液漏的最重要的手术步骤。

另外，基底入路，要求双侧额底开颅，这是应有之义。单侧额底开颅的切口设计、骨窗设计，是错误的，是被拒绝的。

基底入路的学习拓展：学习颌面入路、经下颌骨入路等。颌面外科、头颈外科、耳鼻喉科、神经外科，彼此携手，共同发展颅底外科事业！

第十四节
额底纵裂入路

一、针对颅咽管瘤切除，纵裂入路的时代演化

在 2009 年，天坛医院马振宇教授曾有大会报告：胼胝体 - 穹隆间入路切除第三脑室前、中、后部肿瘤 700 例，其中近三分之一是颅咽管瘤。

据马振宇教授报道，国内使用胼胝体 - 穹隆间入路切除颅咽管瘤，勃兴于 1997 年前后。仅以天坛医院小儿神经外科为例，自 1997 年至 2009 年，使用胼胝体 - 穹隆间入路切除颅咽管瘤，共约 221 例。

在 2011 年 08 月，漆松涛教授团队推出：南方医院神经外科手术系列——颅底中线肿瘤显微手术荟萃。在颅咽管瘤专辑中，便有前纵裂入路鞍膈下型颅咽管瘤切除术之精彩视频。

这从侧面说明，在 2011 年前后，国内一些专家已经在致力于前纵裂入路切除颅咽管瘤的技术推广。

2004 年，北京三博脑科医院，胸怀"博医、博教、博研"，横空出世，并持续影响中国神经外科界。从 2004 年起，北京三博脑科医院的专家使用额底纵裂入路切除颅咽管瘤，已有十七年历史。笔者曾多次聆听北京三博脑科医院主办的学术会议。确实，北京三博脑科医院的专家们，正在积极推广额底纵裂入路的应用。

近几年来，国内杂志有关额底纵裂入路的文章日益增多，值得我们学习重视。

从胼胝体 - 穹隆间入路，到前纵裂入路，再到额底纵裂入路，颅咽管瘤纵裂入路之时代演化逐步贴近前颅窝底。骨窗下缘的要求越来越强调前颅窝底的显露。例如，额底纵裂入路要求显露鸡冠、大脑镰附着、蝶骨平台、鞍结节等。

二、识别中线区结构，力争在中线区步步推进

施行额底纵裂入路，在纵裂、颅底中线区步步推进，其意义如下。

1. 避免两侧的颈内动脉损伤

颅底骨性标识，位置恒定，因而显露鸡冠、大脑镰附着，进而纵裂放液、分离，并沿蝶骨平台向后，直至鞍结节，这样的手术层次推进，实际是确保中线区挺进、第一间隙的显露。操作在两侧视神经之间，有助于避免损伤外侧的颈内动脉。

为什么颅底外科解剖培训常从颅底骨性结构讲起？颅底骨性标志，位置恒定可靠。大脑镰，有时中线移位；垂体柄，有时被肿瘤推挤至侧后方，无法观察；终板上方的前交通动脉，常有变异。既往学习的那些中线解剖知识，在临床手术、病理状态下却常常派不上用场。因此，应高度重视颅底骨性标志的利用。

2. 确定终板切开的位置

自鞍结节向后，位置恒定的中线结构应是视交叉。单侧视神经可因肿瘤推挤而移位。但是，视交叉即使受压上抬仍能基本保持在颅脑中线上。

显露视交叉，切开终板，进入第三脑室。第三脑室侧壁，即下丘脑。终板切开时注意保护前交通动脉、大脑前动脉 A1 段及 A2 段。

选用额底纵裂入路，术中切开终板，利用第四间隙，此为"额底纵裂经终板入路"。利用第四间隙切除肿瘤时，需注意保护肿瘤后方的基底动脉及其分支。

深化认识：颅咽管瘤，属于颅脑中线区肿瘤。额底纵裂入路，属于中线手术入路。

三、针对纵裂分离困难的处理策略

1. 骨窗位置及大小

额底纵裂入路，十之八九需要开放额窦。有时，开颅铣开额窦后，仍需继续向下开放额窦。理论上讲，骨窗足够低，低至前颅窝底，能够轻松抬起额极，自然有利于纵裂分离。因担心额窦前壁过分咬除后会影响额部美容，常常造就处理前壁不充分、咬除后壁却很充分的局面。仅处理额窦后壁到位，仍是有积极意义的。额窦开放后，骨蜡封闭要密实。妥善处理增加操作空间与预防脑脊液漏的关系。

额底纵裂入路，其骨窗内侧缘需显露部分上矢状窦，这样有利于纵裂分离。没有必要施行过中线的骨窗。骨窗的位置及大小，需在打开硬膜前处理好。打开硬膜以后，尽量避免再去咬除颅底的骨檐。

2. 嗅神经外侧、额外侧方向放液，以及外侧裂放液

施行额底纵裂入路，开颅医师常常关注骨窗的颅底侧及中线侧。从额外侧入路方向释放脑脊液，有助于纵裂的分离。如果纵裂分离困难，可以考虑扩展骨窗外侧，显露外侧裂，以便外侧裂放液。通常情况下，额底纵裂入路无需使用外侧裂。

骨窗的位置及大小，关乎放液的渠道。

3. 额角穿刺

额角穿刺，并非简单易事。很多医师进行划线标记时，对纵裂分离可能存在的困难有时估计不足，因而并未标记出额角穿刺点、冠状缝。另外，只知其一，不知其二，仅知道一个穿刺径路，不知道其它穿刺径路，这常常使术者轻易放弃额角穿刺。

冠状缝前 2.5cm、中线旁 2.5cm，是通常使用的额角穿刺点。沿前额发际线的冠状切口，其额部骨窗并不能囊括该额角穿刺点。此时，可以考虑使用眉上 2cm、中线旁 2.5cm 穿刺点。利用前额骨窗穿刺额角摸索穿刺方向，有时成功，有时失败。当然，借助影像导航，有助于解决问题。

消毒、铺巾、铺单，显露多大的头皮范围，这其实反映着对手术入路的深度思考。

4. 切除部分额极

当各个渠道释放脑脊液的结果并不理想时，医师自然使出"杀手锏"，切除部分额极，行内减压。切除额极的范围越小越好，争取限定在嗅神经内侧范围。额极切除，目前在临床很少使用。

四、胼胝体切开、中间块切开、前交通动脉切断

从历史上看，纵裂入路常常伴随着对中线区结构的破坏。熟悉癫痫外科史的同道应知道，在 20 世纪 40 年代，胼胝体切开术逐步应用于癫痫治疗。

从胼胝体切开，进而到穹隆切开，进入第三脑室，再到中间块切开，这一步一步地深入，体现着纵裂入路工作内容的拓展。从癫痫手术，到第三脑室病变手术，拓展的同时，伴随着对中线区结构的破坏。

历史思维存在惯性。前纵裂入路、额底纵裂入路，有时切断前交通动脉，以方便显露，此做法最早由日本学者报告，并且至今仍时常使用。

宣武神外大师班，在 2017 年和 2018 年，连续两年，Samii 教授展示的双额开颅前纵裂入路切除颅咽管瘤，也曾切断前交通动脉。

有关前交通动脉是否需要切断，以及切断后有哪些表现，是近些年来国内学术会议的争论热点之一。

第十五节
中颅窝手术入路

颅底外科入路解剖培训，真可谓风起云涌，手术论剑呈现精湛技艺，讲坛论道呈现睿智思考，一浪高过一浪，一波强于一波。各具特色，有的突出培训时间，或半年，或三个月，或月余；有的突出大师授课，如世界顶级颅底外科大师亲临指导；有的突出学员进行解剖操作的机会、条件、资源；有的突出学员进行解剖、影像与临床手术的迅速转化；有的则突出其培训的综合优势等等。

万变不离其宗，则是在讲共性。中颅窝入路、扩大中颅窝入路、岩前入路、经迷路入路，这四个入路的培训，常常涉及一个共同的知识点——内听道定位。

意大利著名耳鼻喉专家 Mario Sanna 教授，在其专著 *Atlas of Microsurgery of the Lateral Skull Base* 中将中颅窝手术入路分为三种形式：中颅窝入路、扩大中颅窝入路、中颅窝经岩入路。

上位概念与下位概念，广义所指与狭义所指，词组 middle fossa approaches 与词组 middle fossa approach，单数与复数的区别，这些需要理清甄别。

本篇使用的"中颅窝手术入路"，对应词组 middle fossa approaches，表达上位概念、广义所指；使用的"中颅窝入路"，对应词组 middle fossa approach，表达下位概念、狭义所指。

一、内听道定位

内听道定位有四种常用方法：① House 定位法；② Fisch 定位法；③ Garcia-Ibanez 定位法；④ Sanna 定位法。

笔者谈几点认识：

（1）美国 House 教授、瑞士 Fisch 教授、意大利 Sanna 教授，皆是著名的耳鼻喉侧颅底医师。从学科历史来看，耳鼻喉侧颅底医师，对中颅窝手术入路、经岩入路、颞下窝手术入路的研究做出巨大贡献。针对这些入路的研究，神经外科医师的工作是建立在耳鼻喉侧颅底医师工作基础之上。

（2）四种内听道定位方法皆是具有硬膜外手术入路特征，充分利用颅底解剖标志进行定位。耳鼻喉侧颅底医师探索研究硬膜外入路也是符合情理、符合逻辑的。岩前入路，具有典型的硬膜外入路特征，延续了耳鼻喉侧颅底中颅窝手术入路的研究思想。从学术发展的承继性，岩前入路，硬膜外步步推进，硬膜外磨除岩尖，被一些学者视为"经典 Kawase 入路"。国内一些专家探索硬膜内磨除岩尖，此做法可视为"改良 Kawase 入路"。

（3）Garcia-Ibanez 内听道定位法，因为易记且实用，遂在颅底解剖培训中常常被提及并推广。弓状隆起与岩浅大神经构成夹角的平分线，即内听道走行。

请注意是弓状隆起与岩浅大神经夹角，而非上半规管与岩浅大神经夹角。因为弓状隆起下方，有将近一半的概率不是上半规管。

Sanna 定位法，是基于 Garcia-Ibanez 定位法的发展演化。Sanna 定位法，内听道上壁磨除的方向是：坚持从内向外磨除。

二、中颅窝手术入路拓展深部视野（岩斜区）的常用策略

（1）磨除岩尖，是核心技术所在。磨除岩尖，挺进岩斜区，实现扩大中颅窝底。

（2）术前腰椎置管，适时适量放液，以利硬膜外显露。

（3）问号样切口，额颞开颅，显露外侧裂，利用外侧裂充分放液。

（4）断颧弓、翻颞肌，使显微镜观察轴向充分低至颅底。前些年，其实曾经常

使用"扩大中颅窝底联合断颧弓手术入路"。

2018 年 11 月 25 日，Kawase 大师再次如约来到中国，来到上海同济神经外科论坛。演讲的主要内容依然是成就其辉煌一生的岩前入路。这次演讲的亮点之一是断颧弓岩前入路。断颧弓入路，进一步拓展岩前入路的深部术野范围。

现如今，Kawase 大师讲授的"断颧弓＋岩前入路"，其精髓与曾经的"扩大中颅窝底联合断颧弓手术入路"大体一致，是一脉相承的，是历史与逻辑的统一。

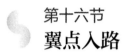

第十六节
翼点入路

一、翼点入路的历史起源

推荐阅读笔者撰写的神外风云人物志：George J. Heuer 教授。该篇曾简要提到额颞入路的历史起源。结合相关文献，笔者坚持这样的观点：手术入路的首先撰文报告者，不一定是该手术入路的实际首创实践者。George J. Heuer 是额颞入路的实际首创实践者。Walter Dandy 仅是额颞入路的首先撰文报告者。Walter Dandy 教授总结了其老师 George J. Heuer 教授开创的工作。

本篇，笔者这样理解美国犹他大学 William T. Couldwell 教授的提法 ——The Frontotemporal (Pterional) Approach，即额颞（翼点）入路。翼点入路是额颞入路框架中不断发展演化的一种主要表现形态。又因翼点入路广泛应用、经久不衰，在学术交流中，可大体将额颞入路与翼点入路视作互为代名词。诚然，从求真贵确的角度，额颞入路与翼点入路彼此存在内涵及外延的差别。

大体而言，额颞入路的历史就是翼点入路的历史。史学文献层出不穷，五彩斑斓。现仅推荐如下 4 篇文献，供感兴趣的同道查阅。这 4 篇文献，也是目前国内外讲者经常引用的文献。

（1）William B. Borden　George J. Heuer: forgotten pioneer neurosurgeon at The Johns Hopkins Hospital, *J Neurosurg*, 2002, 96: 1139-1146.

（2）William T. Couldwell　The Frontotemporal (Pterional) Approach: An Historical Perspective, *Neurosurgery*, 2012, 71: 2.

（3）D. Ryan Ormond The history of neurosurgery and it's relation to the development and refinement of the frontotemporal craniotomy, *Neurosurg Focus*, 2014, 36.

（4）V. V. Dolenc Evolution from the classical pterional to the contemporary approach to the central skull base，*Cavernous Sinus Development and Future Perspective*, Springer Wien NewYork, 2009.

二、Yasargil 教授经典翼点入路

V. V. Dolenc 教授，在文章标题中提到"the classical pterional"，即经典翼点入路。自 1969 年 Yasargil 教授提出翼点入路，半个世纪过去了，有关翼点入路的文献、著作，可谓铺天盖地、五花八门。那么，什么是经典翼点入路？

笔者这样理解：

1. Yasargil 教授本人的手术做法，以及其本人的文章描述

谁最先提出，谁能保持引领，谁的便是经典。Yasargil 教授的翼点入路，便是经典翼点入路。开创、引领、沉淀，成就经典。

2. Yasargil 教授本人的手术做法，是否一成不变

应该不是。从哲学的高度进行分析，Yasargil 教授在半个世纪的历程中，其对翼点入路的理解与主张也是存在不断丰富深化的过程。例如，1969 年 Yasargil 教授提出翼点入路。十余年后，20 世纪 80 年代初期，Yasargil 教授才进一步详细阐述"筋膜间分离技术"。实践不断积累，认识不断深化，理论体系逐步完善成熟。

3. Yasargil 教授经典翼点入路的基本内核

（1）筋膜间分离技术（interfascial dissection），面神经颞支保护。

（2）关键孔开颅技术（keyhole concept）。"Keyhole"，在这里译作"关键孔"，而在词组"Keyhole skull base surgery"则译作"锁孔颅底外科"。

当前，额颞开颅手术入路培训，学员要注意区分两个关键孔，即 Dandy point 和 MacCarty point，两者的区别可参考第七章中青年神经外科医师学习、成长、素养。

Yasargil 教授经典翼点入路，是四孔开颅，其关键孔应是"Dandy point"；"MacCarty point"则是额颞眶颧入路的关键孔。当前，国内外行翼点开颅，或两孔开颅，或单孔开颅，或全程使用磨钻开颅，无论怎样变化，关键孔开颅技术作为开颅精髓、基本内核，一直被提倡并沿用着。

（3）硬膜外充分磨除蝶骨嵴，直至眶上裂。开颅低至颅底，磨除蝶骨嵴，使颅前窝与颅中窝延续平坦，进而营造良好的手术轴向视野。

当前，为什么有的开颅医师磨除蝶骨嵴不够充分呢？笔者认为有以下几点原因。

① 与颞肌翻转方向有关。Yasargil 教授经典翼点入路，其颞肌向颞后方向翻转、牵拉。有的单位施行翼点入路时，采用肌皮瓣一并翻向前颅窝底、颞前方向，此时如果再遇到颞肌发达的患者，由于颞肌阻挡、视线阻挡，很容易造成开颅骨窗下缘不够低、咬除蝶骨嵴不充分、悬吊硬膜困难等。

② 硬膜少许开放，缓慢释放脑脊液，为硬膜外充分磨除蝶骨嵴创造条件。当前，有的单位依然存在很多不成文的所谓"规矩"，如开颅医师不允许开硬膜，即使为了开颅到位满意，也不允许开放一点点硬膜。这样的"规矩"对于开颅医师而言，无疑是在减少充分磨除蝶骨嵴的准备条件。

③ 与入路理论认知、磨钻培训等有关。越是靠近眶上裂的骨质，越是需要磨除。因为只有这样，才能在硬膜开放后营造良好的脑池放液条件，进而显露精美的深部视野。术者对开颅的评价，主要基于深部视野的显露。

鼓励开颅医师加强磨钻使用的培训与应用。开颅，妙用磨钻，是一种很高的开颅境界。妙用磨钻，减少静脉窦损伤；妙用磨钻，保证骨窗下缘足够"低"；妙用磨钻，呈现骨瓣完美几何形态。

关键孔磨一磨，蝶骨嵴磨一磨；星点磨一磨，乙状窦后缘骨质磨一磨；眶顶磨一磨，前床突磨一磨；颞部骨檐磨一磨，岩尖磨一磨……不断磨除，不断精进，不断飞跃。

（4）充分分离外侧裂、充分开放颅底各个脑池。

Yasargil 教授经典翼点入路，硬膜内操作显露病变（尤指动脉瘤）的基本内核是淋漓尽致地充分利用外侧裂池和基底池。

有关外侧裂分离，一直存在很多话题讨论，诸如：分离起始；顺行分离与逆行分离（顺分与倒分）；牵拉额颞叶的先后顺序；无牵开器技术；水分离技术；分离程度（范围长短）等等。

有关外侧裂分离，笔者在此仅想谈两点认识。

① 自始至终，锐性分离。不存在锐性分离与钝性分离相结合之说。自 1969 年至今，半个世纪以来，Yasargil 教授等诸多大师始终在强调锐性分离（Sharp dissection!）。

② 充分分离并利用外侧裂。Yasargil 教授经典翼点入路，其基本内核之一为额颞蝶开颅、额颞经侧裂入路。充分分离并利用外侧裂，是应有之义。

何谓充分分离利用？有的医师答曰：为达到显露病变，分离的侧裂长短（范围），够用即可，够用即充分。这是在哲学上高人一等的回答。无法颠覆。谁不希望刚刚好呢？

但是，笔者认为，还是激进一点更好，理由如下：充分分离外侧裂，并没有伤及脑组织，依然符合无创理念；充分分离外侧裂，有助于颅底各个脑池放液，有助于减轻脑叶牵拉，进而实现无牵开器技术；充分分离外侧裂，有助于深部病变显露、周边毗邻结构观察等等。

当前，神经外科开颅趋势为总体追求小骨窗，开放硬膜亦是越来越小，这些无疑是限制充分分离侧裂的因素。那么，怎么办？虽是小骨窗，但争取最大限度开放硬膜；充分开放颅底各个脑池，加强颅底脑池的应用。

有的医师施行翼点入路时，在颅底各个脑池开放不够的情况下，匆忙进入处理病变阶段，这其实存在很多潜在风险，容易造成病变的蛛网膜界面层次不清、穿支动脉损伤、牵拉拽动作增多等。

Yasargil 教授曾提出：充分利用自然间隙，充分利用脑池系统。感兴趣的同道，可参考第二章颅底外科。

（5）血管神经间隙综合利用。Yasargil 教授经典翼点入路，其深部血管神经间隙综合利用，深部术野融合利用，是最重要的基本内核。一切服务于血管神经间隙的利用。

众所周知 4 个间隙：左右视神经间隙、视神经 - 颈内动脉间隙、颈内动脉 - 动眼神经间隙、终板间隙。

学习，是不断细化、不断深入的过程。这些间隙，在实际应用中还有更细致的划分。比如，Kawase 教授曾作演讲"后床突脑膜瘤手术切除"，结论之一是在后交通动脉下方操作有助于穿支动脉的保护。

视神经 - 颈内动脉间隙、颈内动脉 - 动眼神经间隙，均可以后交通动脉为界，进行更细致的划分，分为后交通动脉上方间隙、后交通动脉下方间隙。

间隙可以细分，间隙可以拓展。颈内动脉分叉间隙、动眼神经 - 滑车神经间隙等，则属于鞍旁间隙拓展。围绕翼点入路间隙的解剖研究、临床应用研究，层出不穷，精彩纷呈。Yasargil 教授经典翼点入路的间隙，冠名流芳者，仅是上述提到的 4 个间隙——左右视神经间隙、视神经 - 颈内动脉间隙、颈内动脉 - 动眼神经间隙、终板间隙。

学会术前预估血管神经间隙的选择利用。前交通动脉瘤，重点利用终板间隙；颅咽管瘤鞍上型，重点利用视神经 - 颈内动脉间隙、终板间隙；颅咽管瘤之鞍内 - 鞍上型，则需要加用两侧视神经间隙等等。

解剖、影像、临床，三者有机融合。术前考虑到某一具体血管神经间隙的重点使用，那么摆放头位时就知道头部旋转的角度了。细微精致处，见深厚功力。

三、翼点入路演化

翼点入路，属于前外侧入路。基于翼点入路，开颅可向前、向后、向下延伸，向鞍旁海绵窦、向基底动脉尖延伸，进而演化出不同的手术入路形态。梗概一二，如下。

（1）Juha lateral supraorbital approach（向前方向，眶上外侧入路）。

（2）Sano temporopolar approach（向后方向，颞极入路）。

（3）FTOZ approach（向前后下方向、向鞍旁，额颞眶颧入路）。在额颞眶颧入路，又需讲到三种技术：①眶颧 Dolenc 入路；②经海绵窦入路；③岩尖磨除技术。

（4）V. V. Dolenc transcavernous-transsellar approach（向基底动脉尖，经海绵窦 - 经蝶鞍入路）。

（5）Hakuba orbitozygomatic infratemporal approach（向下方向，眶颧颞下窝入路）等等。

四、颅底外科手术入路培训——翼点入路

当前，国内各地不断推出颅底外科手术入路培训班。多数培训内容主要集中在额颞眶颧入路、岩前入路、乙状窦前入路、远外侧入路、乙状窦后入路等。相应地，翼点入路的培训相对弱化，有时甚至没有此入路的培训。

笔者在此表达两个观点。

1. 应保留并持续加强翼点入路的培训

翼点入路，广泛应用。不同诊疗平台的医师经常使用翼点入路；不同病种的处理，如动脉瘤、肿瘤等，也常常选择翼点入路。越是广泛应用的入路，越是看似大家都熟悉的入路，越是要加强培训、加强普及。这具有行业发展、社会发展意义。

加深对熟悉入路（如翼点入路）的再认识，将熟悉的入路发挥到极致，进而使用熟悉的入路增加更多的工作内容，有利于有条不紊地推进工作，保证医疗安全。因为要有工作基础，而熟悉的入路（如翼点入路）便是工作基础。

当前的手术入路培训，Kawase 入路很受追捧。Kawase 入路主要用于岩斜肿瘤、后循环部分动脉瘤。试问岩斜肿瘤在神经系统肿瘤中占有多少比例？基底动脉动脉瘤、小脑前下动脉动脉瘤，在脑动脉瘤中又占多少比例？再试问国内有能力常规开展 Kawase 入路的单位，又有几家？

物以稀为贵。从奋斗成行业精英的角度，应擅长干少数医师才能干的活，应擅长治疗少见病、罕见病，例如岩骨斜坡区病变等。从行业发展、全国培训的角度，应加强广泛应用入路的进一步培训，如加强翼点入路的培训。

2. 翼点入路的全方位、集中强化培训

讲解无止境，学习无止境。翼点入路，可划分为如下几个部分。

（1）翼点入路的历史。

（2）翼点入路的基本思想。

（3）翼点入路显微解剖与临床应用。

（4）翼点入路的演化。

（5）翼点入路的优缺点、并发症。

（6）翼点入路的双镜联合使用等。

翼点入路，可以用来培养医学人文，诸如如何正确看待翼点入路开创者之争；翼点入路，可以用来培养医学哲学，诸如翼点入路虽有众多演化形式，但万变不离其宗。掌握入路基本思想、基本内核，将哲学与医学充分融会贯通。

五、1984年版 Yasargil 教授的专著

Microsurgical Anatomy of the Basal Cisterns and Vessels of the Brain, Diagnostic Studies, General Operative Techniques and Pathological Considerations of the Intracranial Aneurysms，New York: Thieme Stratton Inc, 1984.

自1984年算起，三十七年后的今天，读此书，看看哪些内容已经更新，哪些内容依然不变。不变的，便是经典流传。

请问同道想让自己的书架藏书具有历史的厚重感吗？那就请收藏1984年版 Yasargil 教授的英文原典吧！

第十七节
经岩入路——内涵与历史

一、深入理解经岩入路的内涵

温习并梳理经岩入路的历史以及深入理解经岩入路的内涵，两者之间相辅相成、彼此促进。在此，首先就如何能够深入理解经岩入路，笔者谈几点粗浅认识。

1. 从颅底手术入路的学术潮流着眼，深入理解经岩入路的内涵

第一历史阶段：以翼点入路为代表的前外侧入路，以及以乙状窦后入路为代表的后外侧入路，是颅底手术入路学术探讨进程中的第一历史阶段。在此阶段，主要技术工具为显微镜。

第二历史阶段：以岩前入路、岩后入路、岩前后联合入路等为代表的侧方入路，是颅底手术入路学术探讨进程中的第二历史阶段。在此阶段，主要技术工具是显微镜与磨钻。

第三历史阶段：以经鼻内镜入路为代表的前方入路（腹侧入路），是颅底手术入路学术探讨进程中的第三历史阶段。在此阶段，主要技术工具是内镜，以及各种导航设备。

以上三个阶段，也可以看作先后出现的三次学术热潮。以上三个阶段的大体划分仅是局限在神经外科学术框架下进行划分。因为耳鼻喉科颅底入路学术史自 House 时代至今，没有以上三次学术热潮现象。耳鼻喉侧颅底，在不断坚持侧方入路的同时，与时俱进，正在增加着经鼻（口）内镜处理颈静脉孔区病变等新内容。

深入理解经岩入路，需要具有学科发展史的宏观视角。那么，处于第二历史阶段的经岩入路学术探讨，在当下重新提及，是否已经过时？回答类似问题，其实涉及对三个历史阶段的哲学认知。三个阶段不是彼此替代，而是各自发展、相互补充。在当下，温习并梳理经岩入路的历史，深入理解经岩入路的内涵，应用经岩入路切除合适的病变，依然具有现实性积极意义。

2. 从岩骨与颞骨的关系着眼，深入理解经岩入路的内涵

按照 Rhoton 解剖体系，颞骨分为鳞部、乳突部、岩部、鼓部、茎部，共 5 个部分。岩部即岩骨。经岩入路，可视为经岩骨入路的简称，也可视为经颞骨岩部入路的简称。

经岩入路，隶属于颞骨相关手术入路。理解经岩入路的上位概念，这必然有助于理解经岩入路的内涵。比如，岩前入路，也可称为前颞中颅窝底岩尖入路，从显露过程中的骨性结构来看，需要处理颞骨鳞部、岩部之岩尖。颞骨岩部深在颅底。那么，首先切除颞骨鳞部至中颅窝底方能充分显露岩部，就是合情合理的手术步骤要求了。再比如，岩后入路通常有 3 种具体形式：乙状窦前 - 迷路后入路、经迷路入路、经耳蜗入路。按照 Rhoton 解剖学术体系，乙状窦前 - 迷路后入路，其切除的骨质范围主要为颞骨乳突部。颞骨乳突部位于颞骨岩部的后方。按照耳鼻喉侧颅底 Ugo Fisch 学术体系，从骨质去除的范围来看，神经外科的乙状窦前 - 迷路后入路，

近似耳鼻喉侧颅底的岩骨次全切除术。细微差异在于，岩骨次全切除术存在外耳道及中耳结构的处理。耳鼻喉侧颅底专业将颞骨乳突部视为岩骨的一部分。

颞骨乳突部与岩骨后部，Rhoton 显微解剖学与 Ugo Fisch 临床应用解剖学，神经外科命名与耳鼻喉侧颅底命名，两两之间的异同，需要仔细品味。

大同而小异。小异，使人迷惑。此时，抛开称谓、命名体系，掌握解剖标志、边界，再加之理解其上位概念，就显得有些必要了。显露乙状窦及其前方、迷路及其后方、二腹肌嵴及其上方、岩上窦及其下方、部分中颅窝底、横乙交界，掌握这样的知识并能熟练应用之，那便是掌握精髓，便是领悟真谛，便是练就终极本领了。

从宏观上，带着对颞骨相关手术入路的理解，去俯视经岩入路，以大观小，必然有助于深入理解经岩入路的内涵。

3. 从两大学术流派着眼，深入理解经岩入路的内涵

温习并梳理经岩入路的历史，深入理解经岩入路的内涵，需要温习两大学术流派的学术工作，他们分别是：

（1）耳鼻喉侧颅底学派　美国洛杉矶耳科医师 William House 是耳鼻喉侧颅底学派的先驱之一。瑞士苏黎世大学耳鼻喉科 Ugo Fisch 为此学派形成理论体系，为此学派理论临床应用推广做出彪炳史册的巨大贡献。意大利皮亚琴察耳科医师 Mario Sanna 则是耳鼻喉侧颅底学派的典型专家代表。

从访学经历及从师承关系梳理：Mario Sanna 曾追随 Ugo Fisch 进行学习；Ugo Fisch 曾赴美访学，师从 William House。

从主要学术贡献来看：William House 是神经耳科的先驱，也是经岩入路的先驱。William House 为经迷路入路的勃兴以及经迷路入路切除听神经瘤的技术传播做出巨大引领性贡献。William House 时代，基于乳突磨除的岩骨次全切除术，在技术上已经非常成熟，并得到了广泛应用。

Ugo Fisch 是耳鼻喉侧颅底专业的主要奠基人。基于岩骨次全切除技术，在 House 学术工作的基础上，Ugo Fisch 将显露范围拓展至颞下窝、翼腭窝、头颈大血管等区域，专注于颈静脉孔副神经节瘤的手术切除，创建了以"颞下窝 A 型"为代表的诸多手术入路，开辟了耳鼻喉侧颅底新专业。

Mario Sanna 承继 Ugo Fisch 的学术工作，仅对 Ugo Fisch 学派的学术架构小有发展，稍有补充。Mario Sanna 提出的岩枕经乙状窦入路（POTS 入路），便是补充与发展的例证。

众所周知，经典的颞下窝 A 型入路基于两大技术：岩骨次全切除技术和永久性

面神经前移位技术。随着时代的发展，技术的进步，理念的革新，对于合适的病变，采用岩枕经乙状窦入路，可以不用面神经前移位，这将大大减少手术步骤，缩短手术时间。从入路方向上来看，颞下窝 A 型入路是侧方入路，岩枕经乙状窦入路则有充分利用后外侧方向的趋势。

（2）日本颅底外科学派　人类的头颅通常前后径长、左右径短。显露岩斜区，前外侧入路、后外侧入路，在入路距离上，均大于侧方的经岩入路。日本颅底外科医师一直致力于具有"距离短、直接、高效率"等特点的手术入路探索，涌现出了以 Hakuba、Fukushima、Kawase 等为代表的诸多擅长经岩入路的医师，并逐渐形成了日本颅底外科学派。

在此，笔者仅表达一种观点：Kawase 的岩前入路、Fukushima 的岩前后联合入路，是基于 Hakuba 的扩大中颅窝底入路进而做出的新发展。请记住 Hakuba（白马明）。

4. 从幕上下联合入路的视角，深入理解经岩入路的内涵

应用经岩入路处理岩斜病变，通常要切断岩上窦、小脑幕切开，实现幕上下联合。岩前入路、岩后入路，实际都存在幕上下空间融合利用的要义。笔者曾在神经外科手术入路微课堂 -Kawase 入路中多次谈及需要用幕上下联合入路的视角去理解 Kawase 入路。

经岩入路硬膜切开的形状设计，Y 形、T 形抑或其它形状，皆是围绕岩上窦显露、控制岩上窦出血以及小脑幕切开进而展开的设计。

5. 从保护岩骨功能结构的视角，深入理解经岩入路的内涵

耳蜗、迷路、颈内动脉岩段、面神经等，是岩骨内的功能性结构。研习颞骨（含岩骨）断层解剖、显微解剖、3D 解剖、影像引导解剖、内镜解剖等，并加以综合理解、融合利用，最终要实现一个目的：手术者要在头脑中知晓岩骨内的功能结构在什么位置，提高手术操作的预见性，以便保护岩骨内功能性结构。在此，岩骨内的功能结构也可理解为岩骨（或岩部）深面的功能结构。

笔者仰慕很多大师的提法：手术过程，不应是一个不断发现惊喜的过程，而应是一个不断印证预见的过程。

岩前入路，对岩尖进行选择性磨除，保留耳蜗结构；岩后入路，目前多推荐使用乙状窦前 - 迷路后形式，保留迷路。经岩入路，其各种具体形式，在磨除岩骨骨质时，皆需考虑颈内动脉以及面神经的保护。磨除岩骨的无功能部分，做功能性经岩入路。

从以上 5 个视角深入理解经岩入路的内涵，必然有助于我们对经岩入路的历史

进行复习。掌握了入路的内涵，遂知道寻找什么样的素材是经岩入路历史相关的内容。恰如开篇语，彼此促进，相辅相成。

二、经岩入路的历史点滴

1. Peter M. Grossi

The history of the combined supra- and infratentorial approach to the petroclival region, *Neurosurg Focus*, 2012, 33(2): E8.

现将其与经岩入路历史相关的部分内容，选译如下。

20 世纪 60 年代初期，Gazi Yaşargil 等开始应用手术显微镜进行神经外科手术。手术显微镜的使用可以更好地观察深部结构，也使得颞骨手术入路的探索得到较快发展。20 世纪 60 年代后期，气钻技术的发展对于更快、更安全地磨除颞骨结构，为减少脑牵拉需要骨质充分磨除的入路发展，发挥重要作用。手术显微镜与气钻技术联合应用，为神经外科医师和耳科医师的治疗理念带来巨大变化。从既往通过脑组织牵拉、牺牲脑血管结构实现显露，转变为通过充分切除颅底骨质实现显露。

在 20 世纪 60 年代初期，Hitselberger 医师和 House 医师在洛杉矶 House 耳科研究所逐步开展侧颅底、后颅底手术入路。1961 年，House 医师报告了运用中颅窝经岩骨前部入路切除内听道内听神经瘤的治疗经验。同时，Hitselberger 医师和 House 医师对内听道及桥小脑角区病变经常采用的传统后外侧入路进行了拓展。1965 年至 1966 年，Hitselberger 医师和 House 医师施行乳突切除经迷路入路、联合枕下开颅乙状窦结扎手术 20 例。岩骨前部切除，以及经乳突入路，这两种技术的联合应用，奠定当前岩前后联合入路的早期雏形。

1965 年至 1970 年，显微外科技术在颅底外科的应用得到迅猛发展。手术显微镜以及气钻的不断更新，促使显微颅底技术得以迅速开展。显微剥离子、显微剪刀等显微器械，适应狭小的工作通道的要求，从而进一步促进了颅底入路的研究与应用。

在 20 世纪 70 年代初期，侧颅底肿瘤手术所应用的入路多为硬膜内入路。1973 年，伦敦医师 Morrison 和 King 报告了扩大经迷路入路，主要特点为在保护乙状窦的同时，硬膜切开的范围拓展至岩上窦上方。与此同时，纽约医师 Malis 逐步开展枕下开颅迷路后入路，其主要特点为保护拉贝静脉的同时切断乙状窦，实现乙状窦后与乙状窦前的空间融合利用。在随后的十年中，Malis 使用经乙状窦迷路后入路，获得巨大成功。

在 20 世纪 70 年代后期，外科医师开始探索安全显露脑干腹侧的手术入路。幕上下联合入路受到广泛关注。幕上下联合入路的最初适应证为巨大型岩斜肿瘤的外科显露。通常认为，斜坡及枕大孔腹侧质地坚硬肿瘤的切除非常困难，因为多数传统后外侧手术入路，需要小脑和脑干的过度牵拉才能显露肿瘤的腹上部分。同时，单一的幕上入路或岩前入路则对桥小脑角尾侧区域显露不佳。

（1）Hakuba　在20世纪70年代后期，日本颅底外科医师群体开始更多地关注到硬膜外入路的探索与应用。通过岩骨前部和（或）岩骨后部广泛的骨质磨除，用较小的脑组织牵拉，便可实现脑干侧方、斜坡外侧及海绵窦外侧的充分显露。侧方经岩入路，主要在硬膜外完成，这在理论上有利于脑组织与脑神经的保护。

在20世纪70年代后期，Hakuba赴纽约访学，师从Malis教授。Hakuba初为矫形外科医师，后转而从事神经外科。访学期间，Hakuba多次观摩Malis教授施行的经乙状窦迷路后入路。经乙状窦迷路后入路，通过枕下开颅与迷路后显露联合，结扎并切断乙状窦，实现脑干腹前侧显露。此入路，可以实现脑干腹侧显露，但也确实存在静脉性梗死与出血的风险。学成返回日本，Hakuba医师在Hitselberger医师和House医师的工作基础上继续探索，采用岩尖切除实现脑干腹侧与斜坡显露。这也使得再也没有必要进行乙状窦切断。

Hakuba入路其核心是联合应用部分迷路切除技术与岩尖切除技术。Hakuba入路从硬膜外途径，实现桥小脑角侧方、脑干腹侧以及颞叶的显露。Hakuba医师采用"Y"形硬膜切开，即先在乙状窦前切开硬膜，之后切开颞底前上方的硬膜，最后切开横窦-乙状窦交界后上方的硬膜。这种切开硬膜的方式，需要结扎并切断岩上窦。

1977年，Hakuba报告了6例岩斜脑膜瘤切除术。其中3例，Hakuba使用保护乙状窦、枕下开颅联合经岩入路部分迷路切除方式。尽管这样的显露为听力保留提供了可能性，Hakuba的部分经迷路入路仍经常造成部分听力丧失。

与此同时，效仿Hitselberger医师、House医师、Hakuba医师，日本及欧洲的外科医师们，越来越多的尝试使用颅底部分骨质磨除、幕上下联合入路。Mayberg医师与Symon医师曾报告他们自1966年至1985年收治的35例岩斜脑膜瘤，其中18例，采用幕上下联合入路。Mayberg医师与Symon医师认为，幕上下联合入路能够实现良好的岩斜区显露，并能够减少小脑的牵拉。

（2）Fukushima　Fukushima对应用岩前后联合入路治疗岩斜区病变起到很大推动作用。Fukushima本人早期使用的岩前后联合入路形式，即扩大中颅窝底岩前菱形窝入路、联合迷路后乳突磨除。这种入路形式，使得乙状窦得以保留，听力也得以保留。Fukushima岩前后联合入路显露的范围：桥小脑角区、枕大孔腹外侧、斜坡、海绵窦后外侧、岩斜区等。

Fukushima 在 Hakuba 的工作基础上继续推进。尽管 Hakuba 的部分迷路 - 岩前入路能够提供安全充分显露，Fukushima 依然致力于 3 个方面的改进。

① Hakuba 的 Y 形硬膜切开，其后肢在横窦 - 乙状窦上方。这尽管能够提供充分显露，但是需要岩上窦结扎，并存在拉贝静脉损伤的风险。Fukushima 提倡岩前菱形窝充分磨除，实现后上视野的观察，进而有助于免去 Y 形后肢的硬膜切开。

② Fukushima 在前方硬膜切开的位置很低，接近小脑幕附着区域，这使得颞叶因有硬膜的覆盖而得以保护，减轻脑肿胀，并降低拉贝静脉损伤的风险。

③ Fukushima 提倡真正的迷路后入路，反对 Hakuba 部分经迷路入路。这自然有助于实现听力保留。

近三十年来，Fukushima 对岩前后联合入路进行了很多补充，以便能够更好地显露具体病变。根据岩骨后部切除的程度，迷路后入路可继续向前拓展经迷路入路、经耳蜗入路。

（3）Samii and Spetzler　1989 年，Samii 等 . 曾报告其自 1978 年至 1987 年收治的 24 例岩斜脑膜瘤，其中 6 例采用硬膜内、乳突后 - 颞下联合入路，前 4 例术中横窦结扎，后 2 例横窦得以保留。

1992 年，Spetzler 等，曾报告应用幕上下联合入路治疗 46 例岩斜病变。此病例组主要使用 2 种入路：幕上开颅岩前切除与迷路后乳突切除联合入路、经迷路入路。

2. Kawase

How to perform transpetrosal approaches, Practical Handbook of Neurosurgery，现将该章节的引言部分翻译如下。

1970 年，King 首创中颅窝经岩入路。将中颅窝开颅与经迷路入路融合利用，便是扩大中颅窝入路。扩大中颅窝入路，最初用于听神经瘤切除。Hakuba 等逐渐应用扩大中颅窝入路切除斜坡病变。

扩大中颅窝入路的突出优势是从外侧方向显露脑干腹外侧，因不用牵拉小脑，小脑牵拉伤的发生概率大大降低。扩大中颅窝入路的主要不足是存在听力损害，以及静脉相关性并发症，如拉贝静脉血栓、乙状窦血栓等。

1985 年，Kawase 首次系统阐释岩前入路。Kawase 通过磨除岩尖，实现岩斜区显露，治疗基底动脉动脉瘤、岩斜脑膜瘤等。岩前入路是抵达中上斜坡、内听道前上区域的最短路径。与扩大中颅窝入路相比较，岩前入路可以不用损害听力结构等。

为保护听力结构，Al-Mefty 较早使用乙状窦前 - 迷路后入路切除岩斜脑膜瘤。乙

状窦前 - 迷路后入路是岩后入路的一种表现形式。

3. 内镜技术经岩入路的发展

2014 年，日本东京大学 Masahiro Shin 教授曾在 *Journal of Neurosurgery* 发表文章——Anterior inferior petrosectomy: defining the role of endonasal endoscopic techniques for petrous apex approaches。2019 年 04 月，在人卫酒店举行北京内镜神经外科国际学术研讨会，Masahiro Shin 教授应邀做了题为 *Innovative endoscopic approaches for petroclival tumors* 的学术报告。

日本学者一直对经岩入路保持浓厚兴趣。Hakuba、Kawase、Fukushima 时代，利用显微镜技术，从侧方研究经岩入路。近几年来，Masahiro Shin 等利用经鼻内镜技术从前方（腹侧）研究岩尖切除。Masahiro Shin 曾对经鼻内镜岩尖切除与经颅岩尖切除进行比较研究，也曾对内镜经乳突岩后入路进行研究。

内镜经岩入路的开展，常需借助 30° 和 70° 镜的利用，需要术者非常熟悉旁中央区解剖。内镜经岩入路为经岩入路注入新内涵，是经岩入路自身的新发展。

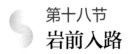

第十八节
岩前入路

一、手术适应证

（1）中上斜坡型岩斜脑膜瘤、位于内听道前上方的后颅窝脑膜瘤。

（2）三叉神经鞘瘤，特别适合中后颅窝骑跨型三叉神经鞘瘤。

（3）位于内听道前上方的后颅窝表皮样囊肿、皮样囊肿。

（4）基底动脉动脉瘤夹闭（特别适合小脑前下动脉动脉瘤）。

二、技术要点

（1）体位摆放　要兼顾中颅窝的视野显露以及颈部静脉的回流。

（2）切口设计　需要注意面神经分支的保护、颞肌显露、颞骨鳞状缝显露等。

（3）岩动脉　是脑膜中动脉在中颅窝的常见分支，参与面神经的供血。因此，电凝后切断脑膜中动脉的位置，争取在其发出岩动脉以远的位置。

（4）硬膜间显露　保留覆盖岩浅大神经的骨膜层，有助于岩浅大神经的保护。磨除岩尖时，以岩浅大神经为解剖参考，有助于颈内动脉岩段水平部的保护。

（5）弓状隆起　在位置上常与岩骨嵴垂直。弓状隆起与岩浅大神经构成夹角的平分线，常用来进行内听道定位。

（6）磨除岩尖的后界　不超过内听道。实际手术时常需要将内听道的上壁磨除。

（7）沿着岩上窦行硬膜"T"字样切开　结扎并切断岩上窦，注意岩上静脉汇入岩上窦的位置特点，保护岩上静脉。

（8）小脑幕切开　注意保护滑车神经。

（9）开放 Meckel 腔，三叉神经移位，以利于切除侵及 Meckel 腔及海绵窦后部的病变。

（10）岩斜区病变常常推移或包裹展神经。因此，手术过程中应始终注意展神经的保护。

（11）关颅时，应用腹部脂肪与颞肌筋膜双层覆盖，预防脑脊液漏。

三、手术步骤

1. 体位

常用的手术体位有两种。

① 仰卧位：垫肩，头偏向一侧，使头顶部中线尽量与地面平行，头部轻度下垂，但需注意高于心脏水平。

② 侧卧位：上半身抬高约 30°，争取使颞叶平行于地面，适度拉肩，以不影响术者操作为宜。

2. 切口

切口始于外耳道前颧弓根部，向上沿颞浅动脉额支切开，在耳郭上方约 2cm 处，转向颞后方向切开约 3cm，向下止于乳突上嵴下 1cm。解剖出带颞浅动静脉蒂的筋膜瓣。沿颞肌筋膜层分离，颞肌翻向前方。

3. 开颅

以颧弓根、外耳道、鳞状缝为开颅参考标志，钻 3 个骨孔，分别位于颧弓上方、乳突上嵴、外耳道上方的鳞缝。铣下骨瓣后，磨去外耳道上方的颞骨残余部分，磨至平坦，低至中颅窝底，以减轻术中对颞叶的牵拉。

4. 显露岩尖

从中颅窝硬膜外分离，显露棘孔，电凝并且切断脑膜中动脉。脑膜中动脉周围的硬膜外静脉性出血，可以通过抬高头位、填塞明胶海绵等进行控制。

在棘孔后方，可发现颞部硬膜与岩浅大神经走行区域的颅中窝硬膜相粘连。锐性分离，保留覆盖岩浅大神经的骨膜层，以便保护岩浅大神经。

为充分显露中颅窝，为便于从硬膜外牵拉颞叶，采用硬膜间分离技术，显露出下颌神经、上颌神经。遇到卵圆孔周围的蝶基底静脉出血时，可用明胶海绵压迫止血。

硬膜外轻轻牵拉下颌神经，显露三叉神经压迹，从岩骨前部开始磨除岩尖。

5. 磨除岩尖

岩尖磨除范围即 Kawase 三角的境界。外侧界为岩浅大神经与弓状隆起，后下界为内听道，前界至下颌神经后缘以及三叉神经半月节下方的岩尖骨质（三叉神经压迹），内侧界不超过 Dorello 管。

磨除岩尖过程中，需要定位内听道及耳蜗。内听道定位存在 4 种常用方法：House 方法、Fisch 方法、Garcia-Ibanez 方法、Sanna 方法。其中，Garcia-Ibanez 方法便于记忆，也便于应用。此法是应用岩浅大神经与弓状隆起构成的夹角平分线定位内听道。耳蜗位于岩浅大神经的后方延长线与设想中的内听道交点的下方。

磨除岩尖骨质需要注意保护颈内动脉岩骨段、耳蜗、膝状神经节、面神经、展神经、岩下窦等。岩前入路磨除岩尖需要充分显露岩上窦与岩下窦之间的后颅窝硬膜部分。

6. 硬膜切开、岩上窦处理

从颅中窝外侧开始切开硬膜到卵圆孔，然后转向后方，沿下颌神经外侧缘切至邻近岩上窦。沿岩上窦向两侧切开硬膜，形似"T"形切开。再行后颅窝硬膜切开，此时注意岩上窦要完好保留。

硬膜下轻轻牵开颞叶，缓慢释放少许脑脊液，在岩上窦近端与远端分别缝扎或钳夹，横行切断岩上窦。Meckel 腔入口处的三叉神经邻近岩上窦，因此要注意保护三叉神经。同时，也要注意保护在横断点后方进入岩上窦的岩静脉。

小脑幕的切开，起自岩上窦横断点，一直切至滑车神经硬膜入口后方的小脑幕切迹裂孔。

7. 开放 Meckel 腔

切开小脑幕后，可以看到幕下区的三叉神经。将岩上窦前的硬膜向 Meckel 腔前外侧角切开，并将小脑幕前缘向内侧翻开，以达到打开 Meckel 腔。

打开 Meckel 腔后，向内牵拉三叉神经，并进一步磨去三叉神经下方的岩骨前部（三叉神经压迹），从而显露展神经。有时，展神经被病变推挤移位或包裹其内，此时更要注意展神经的精心保护。在 Meckel 腔入口内侧常有小脑幕动脉。三叉神经向下移位后，电凝切断小脑幕动脉，进而施行病变处理，如肿瘤的分块切除等。

8. 桥脑前区结构的观察

切除岩骨前部后，进一步切开颅后窝的硬膜，在桥脑前区可找到展神经和基底动脉。岩前入路不仅可以应用于岩骨斜坡病变，也可应用于后循环血管性病变。不过，岩前入路所得到的手术野并不宽敞，但通过调整显微镜的视角，可以观察到基底动脉——小脑前下动脉分支部。

9. 显露 Dorello 管、开放海绵窦后部

分离展神经入口外侧硬膜，岩下窦即被打开。岩斜脑膜瘤切除，岩下窦常被肿瘤侵及并已闭塞。切开三叉神经内侧硬膜缘，沿着海绵窦后外侧壁，开放海绵窦后部。将三叉神经向外侧牵拉，可以观察海绵窦内颈内动脉、展神经、蝶岩韧带等。

10. 小脑幕上方结构观察

轻轻牵开颞叶，耐心释放脑脊液后，可以观察到动眼神经、颈内动脉床突上段以及其穿通支、后床突等。

11. 肿瘤切除

以切除肿瘤性病变为例。使用超声吸引器进行瘤内减压，控制瘤内活动性出血，并逐步处理肿瘤附着的基底硬膜。肿瘤内侧常有展神经走行，因此要注意展神经的分离与保护。肿瘤是否包裹脑干穿支，是否侵及海绵窦，这些都是影响肿瘤的全切因素。

12. 关颅

先取腹部脂肪填充被磨除的岩尖区域，再用带蒂颞肌筋膜覆盖脂肪组织，并将颞肌筋膜与硬膜缝合。充分排除硬膜下积气，以免发生气颅。骨瓣复位用钛板、钛钉固定，据术中情况可放置皮下引流管。如有脑脊液漏发生，将留置的腰椎置管打开，进行引流。

关颅的各个环节要时刻考虑脑脊液漏的预防。

四、并发症

（1）颞叶牵拉伤，颞叶挫伤、水肿、出血等。

（2）颞叶癫痫。

（3）命名性失语。

（4）如果迷路受损，出现听力丧失和（或）眩晕。

（5）如果面神经膝状神经节受损，出现面瘫。

（6）颈内动脉岩骨段（水平部）损伤。

（7）如果岩浅大神经受损，出现干眼症。

（8）脑脊液漏等。

五、优势与不足

1. 优势

（1）颞叶受牵拉的程度轻微，从侧方实现脑干腹前侧显露。

（2）大幅降低对面听神经损害的风险，减少面瘫、保护听力。

（3）便于切除侵及中颅窝及 Meckel 腔的病变。

（4）实现同时进入中颅窝与后颅窝。

（5）便于控制脑膜中动脉、脑膜垂体干等供血动脉。

（6）缩短手术时间，并能保护听力结构。

（7）对于脑膜瘤切除，磨除岩尖骨质，有利于早期切断肿瘤的绝大部分供血，进而有利于肿瘤的切除。

2. 不足

对于伴有发达的蝶 - 基底静脉、蝶 - 岩静脉的患者，施行岩前入路常遭遇严重的硬膜外静脉性出血；术者需要锁孔技术培训，岩前入路的学习曲线较长。

第十九节
岩后入路

经岩入路可有岩前入路、岩后入路、岩前后联合入路、经鼻内镜岩前入路等表现形式。本节重点探讨岩后入路。

岩后入路常见 3 种表现形式：从岩骨后部由浅入深，依次为乙状窦前迷路后入路、经迷路入路、经耳蜗入路。岩后入路的基础技术是乳突磨除技术。熟悉耳鼻喉侧颅底专业经常使用的岩骨次全切除术，这对于神经外科医师开展岩后入路具有重要参考意义。

当前，有关岩后入路的学术交流常见于颈静脉孔区手术入路、颞下窝手术入路、岩斜区手术入路等专题讨论。

从欧美神经外科的发展趋势来看，岩后入路在这些国家已经很少使用了。德国汉诺威 Samii 教授团队历来不推崇使用经岩入路。美国凤凰城 Spetzler 教授团队在公元 2000 年以后也已大幅度减少经岩入路的使用。作为经岩入路的一部分，岩后入路的应用自然也是呈现出大幅锐减的趋势。

日本颅底外科大师 Hakuba 教授、Kawase 教授、Fukushima 教授等，在国际学术舞台通常是宣讲他们引以为荣的经岩入路。经岩入路在时下之日本仍是很流行？少数几个大师的宣讲恐怕还不能真实地反映经岩入路在日本神经外科的使用情况。当前，岩后入路是否在日本广泛应用，仍需要进一步调查研究。

目前，中国也没有经岩入路使用情况的调查统计。仅从显微解剖与手术入路培训、颅底学术会议来看，有关经岩入路的探讨却是重要议题、焦点内容，并且这种势头持续上升、有增无减。作为经岩入路的一部分，岩后入路引起国内神经外科同道的较高关注。就国内种种现象，笔者现提出几点思考。

一、神经外科医师培养模式的新变化

在过去相当长的一段时间，中青年神经外科医师的培养模式类似学徒式，即长期跟随本单位的上级医师进行诊疗工作。学徒式的培养，实为闭环式培养。排斥外来，很难纳新，限制突破，是学徒式培养的主要不足。

尽管外派进修制度已经实行多年，但学徒式培养依然是众多医师所要经历的主要培养模式。

自 2010 年以来，神经外科医师的培养模式发生了一些新的变化，主要体现在不断加强的实验外科培训、显微解剖与手术入路培训、线上教育与会议等方面。层出不穷的培训项目，接连不断的经岩入路培训内容，一批又一批的同道参与，这些常给更多同道造成"经岩入路广泛开展"的表观印象。

二、神经外科行业办会模式的新变化

以目前神经外科举办的颅底外科会议为例。近十余年来，多学科协作模式是颅底外科会议的鲜明特征。各路讲者争相报告经岩入路有关的内容，要么岩前入路，要么乙状窦前入路，要么颞下窝 Fisch 入路。

在多学科协作之前，耳鼻喉喉科侧颅底专业的医师很少与神经外科同道进行会议交流，即各自办会，各自交流，很少往来。采取多学科协作模式之后，耳鼻喉侧颅底医师融入进来，其宣讲的岩骨次全切除术、经迷路入路、颞下窝径路等内容，渐渐被广大神经外科同道所熟悉。从熟悉，到接受，再到侧颅底入路开展，神经外科部分同道正在不断挑战自己，独立开展着一些耳鼻喉侧颅底的工作。

多学科协作，耳鼻喉侧颅底宣讲，容易使参会的神经外科同道产生一种感觉：经岩入路正在广泛开展。但是，实际情况怎样，只能依靠调查统计了。

三、国际讲者的人员构成，以及国内医院的助推等

来华的国际讲者，多来自日本、北美、欧洲。与欧美学者相比较，日本学者来华交流人数更多，交流次数也更频繁。Kawase、Fukushima 教授等担任国内多所大学的客座教授，经常来华进行学术报告，多年不断的宣讲其擅长的经岩入路。国内有影响力的神经外科中心，通过培训班、办会等形式，助推经岩入路的推广。

欧洲学者很少宣讲经岩入路。倘若 Samii 教授担任国内多家大学的客座教授，并多次在各个神经外科中心进行宣讲，那么这些神经外科中心自然会助推乙状窦后入路了。

从国际交流现状，审慎看待经岩入路在国内的前世今生、前因后果。放眼全球，经岩入路是否在中国一家独热？

四、国内神经外科整体水平的提高，区域发展的均衡化趋势

区域协同发展、均衡发展，缩小区域间差距，在时代大趋势背景下，国内神经外科水平整体提高。以前，仅有少数几个区域神经外科中心能够常态化开展乙状窦前入路、经迷路入路。现在，很多地市医院也已经熟练开展乙状窦前入路了。

整体水平提高、均衡化发展，确实为经岩入路的推广提供了现实可行性。

五、医学影像的发展，以及手术器械的革新等

以乙状窦前迷路后入路为例。乳突磨除过程中，防止乙状窦损伤尤为重要。借助医学影像，术前评估乙状窦发育、走行、通畅情况等，有利于提高手术的安全性。

比如，看看乙状窦与乳突皮质表层的距离，做到心中有数，这样在手术伊始乙状窦轮廓化过程中，不至于损伤乙状窦出血，进而顺利推进手术进程。

显微解剖训练的加强、磨钻工艺的不断精进等，大大缩短磨除乳突所需的时间。

不能用二三十年前的眼光看待今日之经岩入路；也不能用二三十年前的评价，评论今日之经岩入路。手术耗时大大缩短、手术安全性大大提高，这是当前经岩入路的显著特点。

以上五点思考，围绕经岩入路，特别是岩后入路在国内的开展情况，既有甄别假象的思考，也有内在动因的思考。思考，仅是一己管窥，仍缺乏说服力。在此，笔者企盼国人能够针对经岩入路进行调查统计。

现以乙状窦前迷路后入路为例，简述该入路的手术适应证、手术要点、手术步骤等。

1. 手术适应证

（1）全斜坡宽基底型脑膜瘤、斜坡脊索瘤、颈静脉孔区部分肿瘤等。

（2）基底动脉主干动脉瘤。

2. 手术要点

（1）体位 取侧卧位，使颞骨岩部的基底部位于手术最高点。头顶部稍稍下垂，但要注意高于心脏水平，以利颈静脉回流。

（2）切口 乙状窦前迷路后入路，也是幕上下联合入路。因此，切口的设计要考虑到中颅窝的轮廓化、岩上窦结扎、小脑幕切开、颞叶底面抬起等术中需要。

（3）如果采用皮肤与颞肌分层切开，争取形成并保留完整的骨膜颞肌筋膜瓣，以备关颅使用，预防脑脊液漏。

（4）磨除乳突、中颅窝骨质，注意保护乙状窦、岩上窦、颈静脉球、迷路、面神经乳突段等结构。

安全进行乳突磨除，需要熟悉 Fukushima 教授在乳突区提出的 3 个三角的概念，即乳突外三角、乳突内三角、Macewen 三角。

进行乳突磨除时，需要识别并利用乳突尖 - 星点 - 颧弓根、窦硬膜角 - 颈静脉球 - 后半规管上部等解剖标志。

施行乙状窦前迷路后入路，需要实现 Trautman 三角的良好显露。Trautman 三角与 Fukushima 乳突内三角的境界范围大体一致。

外侧半规管与二腹肌嵴的连线大体对应面神经乳突段的走行。神经外科手术很少开放中耳结构，因此很少使用砧骨短脚定位面神经乳突段。

至于乳突磨除的先后顺序，尚且存在不同的主张。

（5）切开岩上窦上方、颞叶底面的硬膜，轻柔抬起颞叶，注意保护拉贝静脉（Labbe 静脉），并需避免颞叶牵拉性挫伤。

（6）拓展岩上窦结扎的手术自由度，需要充分切开岩上窦上方、颞叶底面的硬膜，也需要充分切开岩上窦下方、乙状窦前的后颅窝硬膜。

轻柔牵拉颞叶底面、小脑腹侧面，耐心缓慢释放脑脊液，也是拓展手术自由度的重要手段。如果术前已行腰椎置管，需注意在硬膜切开后才能打开腰椎置管，进行脑脊液引流。

（7）小脑幕切开时，注意保护滑车神经。

3. 手术步骤

（1）体位　侧卧位，头架固定，头顶部略低于颧弓水平，置颞骨岩部基底于最高点。

（2）切口　依病变特点，常采用耳后弧形切口或围绕耳郭的马蹄形切口。Hakuba 教授展示的双切口形式，即耳前弧形向前切口联合围绕耳郭的向后弧形切口，目前已经很少使用。

国内常选用马蹄形切口，切口前缘起自耳郭前方颧弓水平，马蹄形围绕耳郭向后，止于横窦下方乳突尖部后方 1cm。切口前后缘位置、切口的延长，可依病变位置与大小进行适度调整。

（3）皮瓣　如选用马蹄形切口，皮瓣切开方式可采取皮肤与颞肌分层切开，也可采取皮肤与颞肌一并切开。日本医师常采用皮肤与颞肌分层切开，并形成带血管蒂的颅骨骨膜瓣。

（4）钻孔与骨瓣　Hakuba 教授展示的"六孔开颅"，骨孔分别位于：第一孔在颧弓根部上方；第二孔在乳突上嵴后端上方；第三孔在横窦与乙状窦膝部的内下方；第四孔在乳突根部后方；第五孔在乳突后缘外侧 2cm；第六孔在外耳道上方鳞状缝上。

国内也曾长期应用"六孔开颅"，但是使用的六孔位置与 Hakuba 教授的六孔位置略有不同。其中四孔集中分布于横窦上下，是国内"六孔开颅"的主要骨孔特点。目前，有的单位采用"单孔双骨瓣"开颅，即改良式乙状窦前入路开颅，仅钻一个骨孔，骨孔位于横窦乙状窦交界前上方、顶颞点附近。双骨瓣，一为幕上骨瓣，类似颞枕开颅骨瓣；一为幕下骨瓣，类似枕下外侧骨瓣。

（5）乳突磨除与迷路后显露　星点与乳突尖连线，大体对应乙状窦的走行。星

点 - 乳突上嵴 - 颧弓根连线，大体对应中颅窝颞底。先选用大号切割钻进行乳突快速磨除，进行乙状窦、中颅窝颞底的轮廓化。根据道上三角深面为乳突鼓窦、乳突鼓窦深面有外侧半规管，又根据二腹肌沟内面即为二腹肌嵴，逐步显露出外侧半规管、二腹肌嵴。利用外侧半规管与二腹肌嵴的连线，定位面神经乳突段的走行。保留 Fallopian 管的完整性，有利于保护面神经乳突段。面神经、半规管、岩上窦附近的骨质磨除，需注意使用金刚砂磨钻头。

在乳突磨除过程中，要注意保护上半规管、后半规管、外半规管。特别需要注意外侧半规管的保护，因为外侧半规管的下方有面神经走行。如果不小心磨除了上半规管、后半规管，那便是乙状窦前经部分迷路入路了。

（6）硬膜切开、岩上窦结扎、小脑幕切开　先将岩上窦上方的颞枕硬膜切开，再将乙状窦前方的后颅窝硬膜剪开，脑板轻柔牵开颞枕叶底面、小脑腹侧面，显露岩上窦和小脑幕。

切开颞枕硬膜时，注意保护拉贝静脉。

岩上窦切开位置的选择需要考虑到岩静脉的保护。先用丝线缝扎岩上窦，后而切开岩上窦，顺而切开小脑幕直至小脑幕裂孔。此时，注意滑车神经的保护。

（7）深部视野的观察（血管神经间隙的利用）　Hakuba 教授将深部视野的观察分为：①桥脑前区上部，观察三叉神经、展神经、基底动脉、小脑前下动脉等；②桥小脑角部，观察展神经、面听神经、舌咽神经、迷走神经、副神经、基底动脉等。③小脑幕上部，观察动眼神经、后交通动脉、大脑后动脉、颈内动脉 C_2 段等。

乙状窦前迷路后入路可以观察上至动眼神经、下至副神经的区域范围。采用乙状窦前迷路后入路处理岩斜脑膜瘤时，这些脑神经有的被病变推挤，有的被包裹，术中要注意对这些脑神经的保护。基底动脉发出的血管穿支，也需注意保护。

4. 并发症

提高手术质量，加强术后管理，可以减少并发症。

并发症：①乙状窦损伤，致大量出血；②面神经损伤，出现面瘫；③迷路损伤，出现听力障碍；④滑车神经、展神经损伤，致眼外肌运动障碍；⑤小脑前下动脉及其分支、基底动脉脑桥支损伤，出现脑干梗死等；⑥关颅过程存在缺陷，出现脑脊液漏、颅内感染等。

5. 优势与不足

（1）优势　①系侧方入路，入路径向距离短，直达脑干腹外侧、斜坡；②实现上中下斜坡显露，全斜坡显露；③实现基底动脉主干全程显露；④处理岩斜脑膜瘤，特别是斜坡脑膜瘤，可以早期切断肿瘤基底血供；⑤减少脑组织的牵拉，对颞枕底面、小脑腹侧的牵拉相对较轻等。

（2）不足　①因乳突磨除、Trautman 三角显露等，开颅时间较长，手术操作相对复杂；②也因乳突磨除、中颅窝颞底骨质磨除等，术后形成残腔，为消灭残腔，关颅耗时，如硬膜缝合不严，极易出现脑脊液漏、颅内感染等；③不容易在短期集中合适的病例，病例数不足，难以跨越学习曲线，因而手术医师不容易建立自信。

第二十节
岩前后联合入路

岩前入路，从侧方可以显露侵及内听道上方、上斜坡、岩尖、鞍旁海绵窦后部的病变，而对于侵及内听道下方、中下斜坡的病变却显露困难。岩后入路，从后外侧方向，有利于观察处理内听道下方的岩骨斜坡病变。对于侵及岩尖、Meckel 腔、海绵窦后部的病变，则不适合选用岩后入路，因为已经超出岩后入路的显露极限。

基于优势互补、融合利用、克服彼此缺陷的理念，于是便展开了岩前 - 岩后联合入路（岩前后联合入路）的探索。

1988 年，日本 Hakuba 教授首次撰文报告岩前后联合入路。Hakuba 教授使用耳前耳后双切口，联合应用耳前经岩入路与耳后经岩入路，术中切除迷路与内淋巴囊，保留耳蜗及听小骨。1999 年，美国 Sekhar 教授撰文报告部分迷路切除 - 岩尖切除入路，即乙状窦前部分迷路入路 - 岩前入路联合应用。

近十余年来，以 Fukushima 教授、Kawase 教授为代表的颅底专家群体多探索使用功能性岩前后联合入路，术中切除迷路后骨质、岩尖骨质，保护迷路、耳蜗、面神经等，进而达到保护听力、减少面瘫的目的。

[手术适应证]

（1）存有有用听力的巨大岩斜脑膜瘤、病变主体位于中上斜坡的岩斜脑膜瘤。

（2）MRI 轴位示病变位于内听道前后，前方侵及至 Meckel 腔、海绵窦后部，冠位示病变位于内听道上下，病变下极至中下斜坡，具有类似影像特征的病变，如脑膜瘤、表皮样囊肿等，可应用岩前后联合入路。

一、手术要点与步骤

（1）切口设计，前方需考虑岩尖、鞍旁海绵窦、中颅窝底的显露，后方需考虑迷路后磨除的需要，上方需考虑便于颞叶抬起，下方需考虑必要时切口延伸显露颈静脉孔等。

（2）注意骨膜筋膜瓣的形成与保护，以备关颅使用。施行岩前后联合入路，开颅伊始，就需考虑如何做好预防脑脊液漏的处理。

（3）日本颅底外科医师，以及多数欧美颅底医师，通常先进行迷路后磨除，后进行岩尖磨除。Sekhar 教授则是提倡先进行岩尖磨除，后进行迷路后磨除。

（4）开颅过程，注意磨钻的集中使用，减少器械更换次数。使用磨钻，先进行乳突表面轮廓化，后而向前形成颞下骨沟，自乳突尖向后上形成枕下外侧骨沟，再之后用磨钻打两孔，分别位于外耳道上方 6cm 处（鳞状缝上方约 1.5cm）、星点后方 2cm 处。

（5）迷路后磨除、Trautman 三角的显露，请参阅岩后入路。岩尖磨除、Kawase 三角的显露，请参阅岩前入路。

（6）与岩前入路、岩后入路相比较，岩前后联合入路需要更加充分的硬膜切开，为迷路前与迷路后视野融合、幕上下视野融合做好准备。在岩上窦上方，充分剪开前至岩尖、后至横乙交界的颞枕硬膜。剪开过程中，注意保护 Labbe 静脉。乙状窦前的后颅窝硬膜也需充分剪开。

（7）小脑幕切开一处即可。通常选择在上半规管对应的小脑幕位置进行小脑幕切开。切开方向为轻度斜行向前直至小脑幕裂孔缘。此时，注意滑车神经的保护。

（8）深部视野的利用，注意调整显微镜，以便分别从迷路后轴向、岩前轴向进行观察与操作。

（9）关颅时，注意最大限度地缝合硬膜，注意迷路前颞底硬膜缺损的修补，注意骨膜筋膜瓣的翻转利用，注意腹部脂肪的填塞等。

二、优势与不足

优势与不足，皆是与单一使用岩前入路或岩后入路相比较而言。

1. 主要优势

（1）侧方之岩前手术轴向、后外侧之迷路后手术轴向，可利用的手术轴向增多。

（2）实现脑干腹侧、腹外侧充分显露，实现迷路前与迷路后的融合突破、幕上下融合突破，实现全斜坡显露。

（3）可以实现展神经脑池段自内下至外上的全程显露，有利于在岩斜肿瘤切除过程中对展神经进行保护。

（4）岩前入路，通常是在三叉神经下方、面听神经上方进行操作；而岩前后联合入路，可以向下拓展至后组脑神经。

2. 不足之处

（1）岩尖磨除与迷路后磨除，手术耗时较长，对术者的体力与耐力均提出较高要求。

（2）需要保护的血管、神经结构等明显增多。从静脉角度，既需要保护拉贝静脉，也需要保护岩静脉。乙状窦、横窦也需时刻注意保护。从神经角度，在开颅时，既需要保护岩浅大神经，也需要保护面神经膝、面神经乳突段等。需要保护的结构越多，越是对术者能力提出更高的要求。

（3）脑脊液漏的预防与处理尤显重要，这常常关乎住院时间、住院费用、患者满意度等。

（4）学习曲线较长。中青年颅底外科医师不容易获得独立的手术机会。

三、几点思考

1. 从入路方向上，深入理解经岩入路

岩前入路，是侧方入路；岩后入路，是后外侧入路；岩前后联合入路，是侧方及后外侧入路。入路方向关乎可以利用的手术轴向，以及深部结构的视野观察。

以观察内听道位置为例。使用岩前入路，内听道大体在弓状隆起与岩浅大神经构成夹角的平分线上；使用岩前后联合入路，从后外侧手术轴向观察内听道，内听道则是偏离平分线，靠向弓状隆起侧。

2. 从骨质磨除的角度，深入理解经岩入路

岩前入路：岩尖选择性磨除，即 Kawase 三角磨除。保护耳蜗。

岩后入路：以目前常用的乙状窦前迷路后入路为例，则是岩骨后部选择性磨除，显露并利用 Trautman 三角。保护迷路。

岩前后联合入路：Kawase 三角磨除，以及 Trautman 三角磨除。保护耳蜗及迷路，保护听力。施行功能性经岩入路，需要对岩骨进行选择性磨除。

岩骨全切除：乳突切除、迷路切除和岩尖切除。

3. 从哲学思辨上，深入理解经岩入路

岩骨全切除之所以广受抨击，是因为它属于"非功能性入路"。岩前后联合入路之所以依然使用，是因为尽管磨除很多骨质，耗时较长，但是由于没有损伤听力，没有损伤神经功能，没有造成脑组织的明显牵拉，依然是功能保留的。

本篇中岩前后联合入路，默认为乙状窦前迷路后、联合岩前入路形式。经迷路岩前后联合入路不在讨论之列。

岩前后联合入路不是岩前入路与岩后入路的简单合并，应努力让其发挥出"1+1>2"的作用。

第二十一节
手术入路之学习与研究

一、学习研究某一具体手术入路的历史

1. 人物维度

学习研究某一具体手术入路的历史，不可避免地要结合相关历史人物的学习研究。笔者认为需要学习研究以下6类历史人物。

（1）首先报告者　学习研究某一具体手术入路的历史，追溯源头，探寻该入路的首先报告者。也就是回答谁是第一人的问题。需要注意的是，首先报告者，不一定是该手术入路的首创实践者。

（2）先驱人物　关注某一具体手术入路的先驱人物。先驱人物通常不是一个人，而是几个人、十几个人。先驱人物团体往往构成某一学术团体的早期雏形。针对某一具体特定的手术入路历史，有的先行者未必是该手术入路的主要贡献者。

（3）主要贡献者　主要贡献者往往也是某一具体手术入路发展不同时期的关键性、节点性人物。也就是可以根据主要贡献者，对某一具体手术入路进行阶段性划分。

（4）入路改良者　何谓改良？"改良"一词需慎用。对某一手术入路"改良"，似有对既往的否定含义。但是，如果站在当时的历史环境、硬件平台条件等，去重

新审视、评估某一手术入路，则无需"改良"，也就是当时的入路技术是最佳。

（5）该入路的反对者　从对立面、反对者角度，获取某一手术入路的相关资料，也是学习研究手术入路历史的重要策略。反对者的立场何在，依据何在。反对者的观点往往是该手术入路的不足之处，也往往是该手术入路需要不断发展完善的内容。

（6）主要历史人物自身对该入路的态度转变　某一手术入路的主要历史人物自身亦曾有对该手术入路评价的态度转变。为何态度转变，甚至逆转，这仍需要考虑当时的历史环境以及技术局限。例如，Harvey Cushing 教授对经蝶入路曾有前后不同的认识，存在态度上的转变。Cushing 教授作为唇下经蝶入路的先驱及推动者，在1922 年以前曾大力倡导经蝶入路切除垂体腺瘤，可是，在 1929 年以后，Cushing 教授却完全搁置经蝶入路，不再使用经蝶入路。

前后态度迥异，原因何在？这需要用历史唯物主义的观点进行分析与评价。

2. 硬件技术手段维度

（1）手术显微镜　显微神经外科，主要借助的是手术显微镜。笔者认为，多数手术入路的发展史，从硬件技术手段维度至少可划分为前显微神经外科、显微神经外科两个阶段。

（2）功能监测技术　显微神经外科时代，已经从既往的显微镜下切除病变，走向切除病变的同时实现功能保留。这无疑要借助各种功能监测技术，如电生理、脑血流监测等。某一手术入路的发展，亦是与时俱进，不断融合着各种功能监测技术的利用。最典型的例子莫过于乙状窦后入路听神经瘤切除。乙状窦后入路行进在面听神经功能保留的时代。

（3）某一历史时期，不同硬件技术手段的平行发展　恰如 20 世纪 60 年代、70年代初，脑血管造影定位病变与脑室充气造影定位病变可谓平行发展。但是，20 世纪 70 年代中后期、80 年代初，这两种定位手段逐步退出历史的舞台，迎来的是 CT、MRI 定位的时代。

当前，显微镜经鼻蝶入路与经鼻内镜经蝶入路，两种技术手段亦可谓各自平行发展，彼此不是替代，而是互补借鉴。当前，显微镜硬件，从照明、景深、清晰、立体等诸多方面，日益精进，不断提高。

与时俱进，不可同日而语。过去与当前，即便都是借助显微镜进行鼻蝶手术，那时与此时的显微镜下图景，实有细微差别。

未来，施行经鼻内镜经蝶入路将增加新的技术元素，迎来人工智能经蝶入路的时代。

3. 理念哲学维度

梳理某一具体手术入路的发展史，需要结合当时的理念、当时的哲学思潮。

总体上看，颅底外科诸多手术入路，开颅曾有"大开大关"的阶段，即具有切口长、骨窗大、脑组织暴露过多等特点。近些年，锁孔颅底外科，喷薄而出，迅猛发展。"大开大关"与"锁孔"，其实是不同理念哲学所指导的结果。

笔者认为，运用历史人物维度、硬件技术手段维度、理念哲学维度，行文撰写某一手术入路的历史，其文章框架基本完整，其文章内容基本丰腴。

二、理解具体手术入路的精髓

1. 深部手术间隙

手术入路的基本内核：深部手术间隙的显露与利用。

额外侧入路（眶上外侧入路），简单、快速是其最大的优点。但是，额外侧入路其深部手术间隙依然是翼点入路的四个间隙。理解具体的手术入路一定要深入理解其深部手术间隙。

切口、骨瓣、脑池的开放等，一切服务于深部手术间隙的显露与利用。

2. 入路设计的基本初衷

仅以乙状窦后入路为例。

乙状窦后入路是桥小脑角区手术经典入路。同时，乙状窦后入路也属于主要用于处理脑外病变的手术入路。因此，小脑半球偏外侧病变切除，如转移瘤、胶质瘤等，不一定仅可选用乙状窦后入路。此时还可选用的入路是枕下正中外拐入路、枕下正中小脑延髓裂入路、枕下旁正中入路等。

用主要处理脑外病变的手术入路去切除脑内病变，这不太符合脑外病变手术入路的基本初衷。

三、对手术入路进行客观公允的评价

笔者曾在系列随笔文章中碎片化谈及如何进行手术入路的客观公允评价。在此，仅重申以下三点。

（1）运用历史的观点，结合当时的环境、硬件设备水平。

（2）合适的病例。

（3）合适的诊疗平台、合适的术者。

谁做的手术，在什么平台做的手术，选择的病例是否合适，当时的时代发展、硬件技术条件如何。考虑到这些因素，无疑会使我们减少对某一具体手术入路的指责与谩骂，进而建立客观公允的评价。

颅底外科

第一节
信仰与力量

一、内镜技术之我见

（一）内镜技术与锁孔理念

1. 内镜与锁孔

锁孔理念的提出，通常以 1999 年德国 Axel Perneczky 教授出版专著 *Keyhole concept in neurosurgery with Endoscopic-assisted microsurgery and case studies* 为标志。不难看出，锁孔理念在诞生之初就借助着内镜技术的应用。

锁孔技术发展史不存在一个单纯使用显微镜的锁孔时代。从技术手段着眼，显微镜 + 内镜辅助，双镜合璧，这是近二十年来锁孔外科发展的主要特点之一。

国内神经外科界顺势而为，在二十一世纪初，曾有大量以"内镜辅助"为撰文亮点的文章发表。近几年来，随着内镜器械的精进、内镜技术的提高，"内镜辅助"不再是撰文亮点，全内镜、自始至终使用内镜，渐渐大放光彩。全内镜切除听神经瘤、全内镜微血管减压等等，已经屡见不鲜。全内镜神经外科中心已经在行业内涌现。

2. 锁孔与照明、视野

锁孔技术的发展得益于照明与视野的支持。与肉眼比较，显微镜提供的照明与视野是飞跃式进步。与显微镜比较，内镜提供的照明与视野也堪称飞跃式进步。

锁孔理念在诞生之初为什么借助着内镜辅助呢？按照 Axel Perneczky 教授的论述：内镜辅助显微镜，可以增进术中照明，改善视野观察。

3. 照明、视野与显微神经外科

什么是显微神经外科？大师们如 Yasargil、Samii 等，回答此问题时总是先从照明与视野谈起，从显微镜与内镜使用谈起。感兴趣的朋友可看看大师们所写的经典文献。

中华文化名言：工欲善其事，必先利其器。

需注意，显微镜技术是显微技术，内镜技术也是显微技术。

从照明亮度、视野清晰度谈起，目前从技术上均可做到只要能看到，就能切掉，

这是手艺功夫。那么，该不该切，切多少合适，这则是头脑决策了。

手术技能的锻炼受工作平台、疾病谱、手术机会等因素制约。决策智慧的养成与个人学养、思维习惯等有很大关系，与参与大量实践也有很大关系。

（二）再谈内镜经鼻颅底技术

1. 用时代大展的眼光，客观看待 Simpson 分级

1957 年前后，Simpson 教授提出 "Simpson grading system"。在那个时代，颅底外科尚未蓬勃开展。当时的 Simpson 分级多是针对凸面脑膜瘤，窦旁、镰旁脑膜瘤切除而言。如凸面脑膜瘤手术，要求切除附着硬膜周边约 2cm 的硬膜。

20 世纪 80 ～ 90 年代，随着显微镜颅底外科的发展，渐渐有学者认为 Simpson 分级不太适合颅底脑膜瘤的切除评估，理由是切除颅底硬膜困难，很难磨除基底骨质等等。

随着内镜经鼻颅底技术的发展，既往的显微镜开颅 "颅底脑膜瘤" 变身为现在的内镜经鼻 "凸面脑膜瘤"。这样一来，内镜下先是磨除基底骨质，接着紧跟电灼基底硬膜并切除。此时，既往的 Simpson 分级不但适用于颅底脑膜瘤，而且更有学者提出修正补充 Simpson 分级的呼声。因为根治性切除（Radical resection）需要用 "Simpson 0 级" 来匹配。

2. 斜坡段颈内动脉提前显露，以备必要时临时阻断

经鼻（口）内镜技术的关键：预防颈内动脉损伤，以及损伤后的出血控制。

内镜术者，如果充分借鉴显微镜下开颅动脉瘤夹闭——载瘤动脉近端提前显露、临时阻断的理念与做法，那么内镜从业者将不再惧怕旁中央区手术。

> 各位同道：你想成为内镜领域的佼佼者吗？本领之一便是学会斜坡段颈内动脉临时阻断技术。

3. 内镜经鼻之"同轴向"操作的延伸思考

内镜经鼻技术、锁孔技术，均有"同轴向"操作理念的体现。

同轴向，需要术者：①利用肿瘤走廊；②有耐心地分块切除；③直奔病变，在切除过程中，在病变减容中，逐步实现周边毗邻结构的显露与保护。这一点，不同于既往显微镜下切除病变前需显露周边结构的工作思路。

另外，不能仅在 0°镜下认识"同轴向"。内镜威力之大，还在于"同轴"之下有扩展，借助 30°与 70°镜实现扩展。

（三）显微镜与内镜结合、双镜联合培训

1. 双镜联合培训模式

目前，颅底外科入路解剖培训已经体现出"显微镜＋内镜"联合培训的特点。笔者相信：双镜联合培训，将逐渐成为主流模式。

应用显微镜与内镜分别观察同一区域的血管与神经。经鼻（口）内镜，先看到血管，神经在背外侧；非前方入路开颅，显微镜观察，则是先看到神经，血管在腹内侧。

2. 双镜联合的骨瓣与显微镜经典入路的骨瓣

如果决定双镜联合，那么骨瓣的设计自然不同于单纯的显微镜下切除骨瓣。譬如，既往显微镜下经典乙状窦前入路，要求后颞骨瓣要足够大、足够高，高至顶结节附近，以期能够顺利抬起颞叶。

双镜联合模式下乙状窦前入路，其骨瓣自然不需要开到那么高了。量体裁衣式手术，注重个体化设计。

内镜诸多优势中实有一条是进一步缩小骨瓣，进一步减轻脑叶抬起。

3. 平行发展与彼此合作

当前，业内已经出现"全神经内镜中心"，这值得关注与学习。但是，从科室人才梯队培养角度，特别是针对那些成长期的医师，一定要采用双镜联合培养模式。未来，在诸多"全神经内镜中心"成长起来的医师，一定要有过硬的显微镜技术。

又如，"全神经介入中心"能够合理处理所有的动脉瘤吗？当然不能。发展特色项目的前提一定是先发展好基础项目。

二、Rhoton 解剖系列与 Ribas 解剖系列

（一）Rhoton 解剖系列

Rhoton 解剖系列课程博大精深、精彩绝伦，这远远超出笔者的观察与评价能力。此系列有以下几点启示。

1. 培训课程模板参考

未来，越来越多的单位将致力于 1～6 个月时长解剖培训项目。培训课程安排可主要参考 Rhoton 解剖系列。完全照搬、复制，进行培训也是可以考虑的。解剖培训，需要重复、重复、再重复。学员能够大体重复大师们的工作就已经很不容易了。

2. 良好的血管灌注与培训质量

以眶区解剖为例，灌注出视网膜中央动脉很是不易。灌注几个尸头标本，可能仅一个标本能有很好的视网膜中央动脉显示。如果是研究静脉，尸头血管灌注更是颇多讲究、颇多耗时、颇多心血。

6个月的解剖班，一定要有好的血管灌注标本，这关乎培训质量，关乎学员对培训班的评价。

3. 体系化阅读

观看 Rhoton 解剖系列视频，与阅读 Rhoton 教授体系化文献充分结合对照，融会贯通。努力做到文献阅读的体系化，重点阅读 2000 年、2002 年与 2007 年 *Neurosurgery Supplement* 刊发的 Rhoton 解剖。

学员参加解剖培训，概括起来听别人讲一讲，自己读一读，做一做尸头灌注，临床多练练，如此重复而已。培训单位其实不用为文献资料来源而苦恼。Rhoton 教授的体系化文献，已是经典并风靡世界。

4. 学习专业英语的极佳视频素材

对于硕士生、博士生、中青年医师，以 Rhoton 解剖系列为课本，反复听，一遍，两遍，三遍……，听看百遍，其义自见。以此为突破口，拿下专业英语！

（二）Ribas 解剖系列

Ribas 解剖系列对于学习者而言，有几点启示。

1. 主要是针对大脑（cerebrum）解剖

重视并加强此部分内容学习，对于保护高级神经功能，如言语、运动、定向力、思维情感等，具有重要现实意义。这符合时代发展的要求，也符合患者及家属的诉求。关注生命质量，如小脑、脑干之功能，泛泛而谈是维持基本生命指征（如心跳、呼吸等）。

2. 由浅入深对应参照思维的延伸

青年医师，常常注意到用颅骨标志定位外侧裂、中央沟等；高年资医师，随着学习与工作的深入，用脑沟、脑沟之间的关系定位脑深部病变等。由浅入深，始终坚持探讨浅层解剖如何指导深层定位，步步对应参照，进而推进层次。

3. 重新评价导航应用的价值

当前，导航技术有些过度应用。其实，按照 Ribas 教授的讲解，熟悉脑沟、脑回，熟悉解剖特点，多数病变的切除可不必借助导航。扎实的解剖基础即可实现绝大多数病变的切除。

4. 影像与解剖融合

学习影像解剖，特别是 MRI，将病变定位在脑回，将影像与显微解剖相融合具有重要意义。同时，动态分析不同时间点的影像资料，掌握病变生长方向特点，先后逐步破坏了哪些结构，突破了哪些界限，这对于指导手术推进也具有重要意义。

5. 此系列，对于从事脑胶质瘤切除的同道，对于学习沿脑沟解剖性切除，具有重要意义

因受肿瘤的占位效应影响，脑沟常有推挤移位，此时辨认脑沟并非易事。例如，生理状态下的中央沟位置，可参考中央前回常有向后突起的特点进行判定；病理状态下的中央沟，则有时不易被轻松识别。

沿脑沟进入脑内，注意保护脑表面的引流静脉及脑内的正常动脉。沿脑沟解剖性切除的同时，需要考虑脑的功能区保护。脑胶质瘤手术，扩大切除的前提是功能保护。

6. 学习要不断深入

不同层次的医师，终身学习，不断夯实基础，不断深入。如，从切口位置、形态、长度，便知晓骨窗最大可开到什么范围；从骨窗位置，便知道有哪些脑回，以及脑回深部的结构；从脑回，便知供血的血管分支等等。

三、颅底解剖培训与手术入路

（一）颅底外科解剖培训之我见

1. 经典入路的培训将是主要内容

譬如翼点入路、颞下经天幕入路、乙状窦后入路、枕下后正中入路、远外侧入路等，这些入路使用广泛，且适合不同层级的神经外科单位，应成为主要培训内容。越是广泛应用的入路，越是应该加强培训。

相应地，颈静脉孔 Fisch 入路、经岩入路等，不应成为各个培训单位的主要课程内容。培训内容是否"高、大、上"与是否有这些复杂入路没有关联。颈静脉孔 Fisch 入路、经岩入路等内容，可在少数高级培训班有所体现。一窝蜂的岩前入路、Fisch 入路，体现出各个培训单位间的攀比心理。

2. 个性化、针对性培训

以结合学员的专业组背景为例进行说明。同样是桥小脑角区乙状窦后入路培训，如果是针对从事显微血管减压（微血管减压）的学员，那么培训的内容将主要是锁孔、经颅内镜，脑神经出脑干区，血管神经复合体等等，通常不涉及乙状窦后入路的拓展问题。如果是针对从事神经肿瘤的学员，那么培训内容通常将涉及乙状窦后入路的拓展，如道上结节磨除、小脑幕切开、道下入路（内听道 - 颈静脉孔之间骨质磨除）。

3. 重视颅底外科通识技能的培训

以骨膜下分离为例进行说明。翼点入路，强调骨膜下顺肌纤维方向推开颞肌；眶颧入路，强调在颧弓骨膜下分离，以显露颧弓，并保护面神经；远外侧入路，强调枕部肌群及寰椎后弓骨膜下分离，以保护椎动脉 V3 段等等。

骨膜下分离便是一些入路的通识内容。颅底培训要重视这些通识的传授。因为，从目前颅底培训班的时程来看，多数是短期培训班，仅一周或一个月，因此要注重"授人以渔"。

（二）再谈颅底外科解剖培训

针对 1 ～ 6 个月时长的解剖班，笔者有以下建议。

1. 加强文献阅读

时长与质量有关。长时程培训要加强文献的学习。精读与泛读相结合，解剖研究与临床实践相结合。培养识别文献价值的眼力，练就静心专注阅读文献的功力。

在理论指导下进行解剖操作，做出有价值的解剖图片。姑且不谈用来汇报、讲学、撰文等功利目的，仅就欣赏自己的劳动成果也颇值得利用好解剖标本。

2. 开放式培训模式

仅仅由主办单位出讲者，闭环授课，是远远不够的。长时程培训班，除本单位主讲之外，建议有 3 ～ 4 名外单位的讲者参与授课。另外，学员亦是老师。有的学员在某些疾病处理方面甚至强于培训单位，所以，鼓励这些学员将自己的工作进行展示。

3. 小组讨论

学员来自不同的单位，尽可围绕学术畅所欲言。讨论式学习，效率高，进步快。闭门造车，各自为政，应不是学员们的想法。

4. 培训的内容与未来临床发展需求并非完全一致

目前的培训课程常常彰显耳鼻喉侧颅底特色。但是，在神经外科颅底专业组，热衷于使用侧颅底手术入路的专家已越来越少了。一方面，神经外科颅底专业已经成熟壮大，无需耳鼻喉侧颅底引领；另一方面，颅底外科的发展要走向简单，缩短手术时间，让医师从漫长手术中解放出来。

又如，目前热衷于开颅动脉瘤夹闭的医师人数远远不及热衷于介入栓塞的医师人数。虽然培训颞下入路基底动脉尖动脉瘤夹闭等内容，但是回到工作单位后，学员实际有这样的病例进行开颅手术的机会却越来越少。也就是培训所学与临床发展大势存有差异。

（三）手术入路学习

1. 手术入路学习，再思考

中青年神经外科医师，多数存在一个热衷于钻研手术入路的学习阶段。各种手术入路的学习应基于至少以下两点认识。

（1）基本技能的不断锤炼，如锐性分离、解剖层次清晰、术野止血干净等等，这些基本技能要不断夯实，加强训练。基本技能不过关、不过硬，那么，策略正确选择的手术入路，无论多么合理、合适，该手术入路也发挥不出应有的威力。

（2）日常工作多为常见病例，病变亦呈现常见特点。在这种背景认识指导下，多数病变的入路选择亦呈现多元化，具有多种可取的选择。如，多数颅咽管瘤，可选择额外侧入路、翼点入路、额底纵裂入路、经鼻内镜入路，具体选择可依术者能力、平台环境等综合考虑而定。也就是在多数状态下，没有必要对这四种入路进行比较与评价。但也应注意到：少数极端病例，例如颅咽管瘤向鞍旁、中颅窝方向明显生长，这时翼点入路就要优于额底纵裂入路了。

2. 入路学习的深入应是浅表视野与深部视野的融合过程

青年医师重点学习切口特点，如位置、长短、形态等，深刻领会切口所能提供的显露范围，领会切口与骨窗的融合利用等。

高年资医师重点学习分离侧裂、纵裂，领会分离程度所能达到的显露范围，领会深部血管神经间隙的融合利用。例如，翼点入路，分离侧裂不充分，必然影响终板、大脑前动脉、大脑中动脉的显露。

主刀术者，上手术台伊始，不是马上去切病变，而是观察浅表视野与深部视野的融合情况，进而做出诸如扩大骨窗、扩开硬膜、扩分侧裂等行为。也就是检查团队手术人员的工作情况，并予以校正。

3. 盲目参加众多解剖培训班意义不大

临床实践、参加培训、学术交流固然十分重要。但是，凡事皆需认真投入。走马观花式参加众多解剖培训，却从来不认真阅读大量相关文献，没有养成独立思考的习惯，那么，走马观花不如在一站停留扎根。

（四）翼点入路、Kawase 入路、岩后入路等

1. 翼点入路

Yasargil 翼点入路的核心是利用血管神经间隙，以及将多个间隙融合利用，这折射出整个显微神经外科的基本理念。

从血管解剖着眼，仅围绕侧裂动脉、侧裂静脉、穿支保护等，就有大量研究文章。显微神经解剖研究与实践提出问题的解决，彼此促进，相辅相成。

研究潘氏点的起因：施行翼点入路，在额颞骨瓣铣下后，探索如何定位额角、穿刺额角，释放脑脊液，进而有利于外侧裂分离。

在实践中提出问题，进而促进临床解剖研究。一侧侧脑室容积是 $15 \sim 20$ mL，因此选用 20mL 注射器是最合适、最合理的。如何减少器械更换、有效利用时间，大有学问。翼点入路的培训，应保留并加强。

2. Kawase 入路

很多颅底解剖培训在讲授 Kawase 入路历史之时，常常仅讲到 House 耳科侧颅底、Hakuba 扩大中颅窝底等。

笔者建议，增加一个视角，即后循环动脉瘤夹闭入路探索，来看待 Kawase 入路的形成，以及适应证的历史演变等。

这自然需要谈到 Drake 颞下入路处理基底动脉尖动脉瘤。从颞下经天幕入路到颞下 Kawase 入路，从基底动脉尖动脉瘤夹闭到小脑前下动脉动脉瘤夹闭，这就必须磨掉岩尖了。

这也就有必要了解，Drake 与 Kawase 两位大师在那个时代对后循环的探索。Kawase 早年从事脑血管外科，Kawase 推进了 Drake 的研究工作。

3. Kawase 入路的岩浅大神经保护

（1）从外科通识到岩浅大神经保护　外科通识：外科学各个分支专业在手术时，神经被剥离得越干净、越裸露，则越不利于神经的保护。因为神经表面的滋养血管

被破坏了，乏血的神经其功能亦会受损。

那么，争取保护覆盖神经的膜性结构。岩浅大神经的保护，在硬膜外显露时，要从骨膜层次显露。颅底硬膜有两层，外层是紧贴颅底骨质的层次，即骨膜。争取在硬膜内外层之间显露并保护岩浅大神经。这与翼点入路筋膜间分离，以利保护面神经颞支的理念类似。

（2）脑膜中动脉岩支以远，电凝切断　从解剖、从道理上讲，在岩支以远，电凝脑膜中动脉，有利于保护岩浅大神经的血供，进而保护岩浅大神经的功能。颅底肿瘤择期手术时脑膜中动脉的处理，与急诊硬膜外血肿脑膜中动脉的处理应存在差别，不能千篇一律。

（3）岩浅大神经功能保护　岩浅大神经受损后不利于颈内动脉岩段水平部的定位保护，也不利于耳蜗的定位保护。岩浅大神经受损，常造成干眼症状。

4. 岩后入路

（1）乳突磨除　岩后入路具有多种表现形式。由浅入深，依次为乙状窦前 - 迷路后入路、经迷路入路、经耳蜗入路。

岩后入路的基础技术应是乳突磨除。类似的，Dolenc 入路的基础技术是前床突磨除；Kawase 入路的基础技术是岩尖磨除。

磨钻使用，磨除颅底骨质，推进深在层次的显露。磨钻的历史折射着颅底外科手术入路的发展史。因而，写一篇磨钻使用历史的中文文章，很具有现实指导意义。

（2）影像解剖与颅底培训　近几年，很多颅底培训课程都在融合影像解剖的内容。仅以乙状窦影像评估为例。乙状窦后入路，评估乙状窦特点，已被很多同道熟悉。

岩后入路（以乙状窦前迷路后入路为例），对术前评估乙状窦也有很多应用价值。如对乙状窦与乳突皮质表层的距离做到心中有数，这样，在手术伊始乙状窦轮廓化过程中，不至于损伤乙状窦出血，进而顺利推进手术进程。

5. 不同的称谓，近似的含义

（1）掌握基本内核，寻找共性特点　Al-Mefty 的岩后入路、Hakuba 的乙状窦前入路，以及颞枕经岩入路，这三者比较，其基本内核是大致相同的。

尽管称谓命名不同，但入路的基本内核大致相同，皆是从岩骨后外侧方向进行岩骨斜坡病变的显露与切除。

学习文献时，应知道这些不同称谓命名的共性特点，皆在表达着大体相同的意思。

（2）由浅入深　迷路后入路、经迷路入路、经耳蜗入路，这是岩后入路的三种具体表现形式。神经外科医师与耳鼻喉侧颅底医师在此处的差异：神经外科医师通常行迷路后操作，很少进行迷路以及耳蜗的操作。经迷路、经耳蜗（含面神经移位），则是耳鼻喉侧颅底的兴趣所在。

那么，在"功能颅底时代"，神经外科颅底培训班培训经迷路以及经耳蜗入路则不应作为重点培训内容。

（3）融合　岩后入路、乙状窦前入路、颞枕经岩入路，发挥其威力，应进行岩上窦结扎、小脑幕切开、幕上下视野融合。

6.有关高位颈静脉球

（1）乙状窦后入路　进行内听道后壁磨除时，需注意是否存在颈静脉球高位。

（2）乙状窦前-迷路后入路　进行迷路后入路时，注意保护各个半规管。显露后半规管过程中，如遇到紧邻的颈静脉球，需注意保护之。经部分迷路入路，需要磨除部分半规管，通常磨除上半规管及后半规管，保留外侧半规管。在磨除后半规管过程中，应注意保护下方邻近的颈静脉球。

（3）迷路下入路　Fukushima 教授曾提到迷路下入路。进行迷路下入路时，需要注意高位颈静脉球的处理。

（4）高位颈静脉球与搏动性耳鸣　两者存有一定关系。围绕高位颈静脉球构建立体知识网络。用一个知识点，引出几个方面的内容。高位颈静脉球与搏动性耳鸣的关系值得探索。

用历史唯物主义指导临床实践

神经外科同道常常遇到这样的情况：外院，大牌医院的大牌专家，首次手术后却残留很多病变。多年后，患者辗转来到本院，要求二次手术切除。

有的同志认为，既然外边的大牌医院的大牌专家手术都做不下来，那么，就换一个新的手术入路做二次手术吧。这话有一定道理。

但是，需要注意：现在的大牌专家在十五六年前是处于提高期的医师，技术尚不稳定，那么，当时简单的病变却不能做到很好的切除，这种情况也是存在的。

用历史成长的眼光看待当时的病变切除。不要迷信现在的大牌医师，不能用现在的大牌功力衡量其多年前的手术技艺。

那么，本院二次手术用原入路，很多情况下是可以切除病变的。

7.体位

（1）脊柱脊髓专业组患者的体位　仅以神经肿瘤为例。

① 侧俯卧位。其优势：a. 方便术者，可以坐下来进行手术，利于使用托手架，因而特别适合那些复杂耗时的手术病例；b. 使病变侧在上方，摆置侧俯卧位，有利于减少术者低头屈颈姿势，理论上讲，术者端坐，减少颈部屈曲，是良好的手术姿势；c. 使病变侧在下方，摆置侧俯卧位，有利于髓外病变随重力之势剥离，从而减少助手的配合；d. 侧俯卧位，有利于冲洗水、血渍等，顺势流入贴膜袋。

侧俯卧位，方便者，特别适合耗时的手术。

② 俯卧位。其优势：a. 患者舒适，仰卧位、俯卧位均比侧俯卧位要舒适；b. 体位摆置省时，很少使用肩带，进而减少臂丛牵拉伤等；c. 有利于培养年轻助手，助手可在对侧参与镜下操作，如练习吸引、电凝等。

俯卧位，不适合复杂耗时的手术病例。一方面，术者不能长时站立；另一方面，术者不能借助托手架，没有支点，稳定性差。

（2）听神经瘤体位　九十余年前，法国某神经外科医师开始行坐位听神经瘤切除。同时代的 Cushing 则在美国开始俯卧位（侧俯）听神经瘤切除。之后，欧洲如德国 Samii 等延续了坐位；北美的医师则延续 Cushing 倡导的侧俯卧位。

近一个世纪过去了，体位之争的命题应不存在。但在我国学术界却时常上演体位之辩。如果以"坐位"为撰文亮点，发表于中文杂志有一定意义。但若在国际发文，则"坐位"就不是亮点了。

四、西方交流：大师、学术与合作

（一）Samii 与 Kawase

1. "新与旧"的争论不重要，保留功能才重要

Samii 教授自 1982 年起，就开始使用乙状窦后 - 道上结节入路了。Kawase 教授在 1985 年就已经成名立身，开始大量使用岩前入路了。

目前，在国内众多颅底培训中，以上两个入路很受追捧，也常常给学习者造成这些内容是新生事物的错觉。其实这些内容不新也不旧。之所以三十余年来经久流传，是因为传递着先进的理念：磨除岩骨的无功能部分。无论从前外侧磨除还是从后外侧磨除，均是保留功能的操作。

2. 乙状窦后入路培训

既往培训，常常强调星点、横窦 - 乙状窦交界显露、内听道后壁磨除等内容。目

前的培训重点多数围绕以下内容。

（1）体位，即坐位与侧俯卧位的比较。

（2）内听道后壁磨除技术，涵盖磨除前影像评估，如高位颈静脉球、乳突气化、乙状窦变异等。

（3）乙状窦后入路的拓展，如道上入路（1982 年）、道下入路（2004 年）、经天幕到 Meckel 腔等。入路拓展形式也是重点培训内容。

如果乙状窦后入路拓展形式得到很好的普及，那么，经岩入路将逐步退出历史舞台。

3. Samii 与 Kawase

自 20 世纪 80 年代，两位大师，围绕着经岩入路的必要性以及具体应用形式，就存在学术主张的不同。

Samii 压根就没有认同并接受岩前入路。Samii 是从后外侧方向、乙状窦后入路思考拓展应用。

Dolenc 与 Kawase 存在很好的合作，彼此学术理解。Dolenc 与 Kawase 两位大师是从前外侧的方向上思考问题，彼此方向大体一致，并汇合走向海绵窦病变处理，因而可以做到对话、合作、共赢。Dolenc 技术与 Kawase 技术联合应用便是成功合作的典范。

那么，回顾三十余年历程，Samii 与 Kawase 虽然各自主张不同，但各自的主张却平行发展，都是大师了。这给我们的启示：时间历史已经说明，没必要厚此薄彼，要有学术兼容的胸怀。

（二）Dolenc、Yasargil、Spetzler、Lawton

1. 看似有"新意"，实则在强化基本认知

2018 年 11 月 25 日，Dolenc 教授在上海同济讲学——桥小脑角区手术。讲到内听道后壁磨除时，强调两点：①持续冲洗；②保护穿支动脉。

保护内听动脉、小脑前下动脉细小分支、回返穿支动脉，进而从血供层面实现面听神经的更佳保护。保护穿支动脉是近几年的学术热词，这体现着技术的提高、理念的发展。

其实，保护穿支动脉不是新的提法。显微神经外科自诞生以来一直有保护穿支动脉的提法。读读 20 世纪 80 年代 Sugita 教授的著作便可知晓。读读 20 世纪 90 年代 Drake 教授的著作亦可印证。

2. Yasargil 四卷本之启示

Yasargil 四卷本经典流传。效仿 Yasargil，Lawton 推出 Seven 系列，即 Seven Aneurysms、Seven AVMs、Seven Bypasses。

Spetzler 尽管也有几本经典图书，但却没有形成"系列"。在出书上，Lawton 高出 Spetzler，更有规划，更成体系。Lawton 是否能成为划时代的脑血管大师？拭目以待。

随着时间沉淀，Seven 系列会成为经典，成为书架典藏之书。

另外，Rhoton 解剖在 2000 年、2002 年、2007 年相继推出 *Neurosurgery Supplement*，这些文章仅有 Rhoton 自己的署名。自 2000 年至 2016 年，还有 100 余篇以 Rhoton 教授为通讯作者的文章。

（三）西方学术

1. 客观看待西方学术

仅以颅底脑膜瘤为例。欧美讲者来华讲学，国内同道常赞叹这些讲者的展示，如小切口、小骨窗，又如出血少、术野干净等等。国内同道常常忽略两个差异。

（1）欧美切除颅底脑膜瘤常常在术前予腰椎置管，以利于降低颅内压，进而方便显露。

（2）欧美，特别是北美，绝大多数行颅底脑膜瘤术前介入栓塞，这自然利于造就清晰的术野。

带着东方人的智慧，客观看待西方学术。文化自信，很重要。

2. 不能过度解读欧美的文献、著作

学习西方，参考西方，但对西方的文献著作不能过度解读。过度解读是"崇洋媚外"的表现形式。西方神经外科大师的著作，我们学习、参考、借鉴，但不应盲从。用东方智慧，用东方国情，客观看待那些著作。

3. 崇古、厚古薄今是错误的

历史车轮，滚滚向前，今非昔比。时代是进步的，技术亦是进步的。Cushing 与 Dandy 是师徒关系。无疑，Dandy 推进了 Cushing 的很多工作。如 Cushing 在早期开双侧枕下骨瓣切除听神经瘤，而 Dandy 则是单侧枕下骨瓣切除听神经瘤。又如，Cushing 一度主张部分切除听神经瘤，而 Dandy 主张听神经瘤全切。

4. 客观分析"新与旧"

2018 年 11 月，Spetzler 教授中国行，在其演讲中曾多次传递"Retractorless"理念。即无牵开器技术。

在 2011 年 AANS 年会上，Spetzler 教授就已经宣讲"Retractorless"了。当时的演讲题目为《The Quiet Revolution: Retractorless Surgery》，详见 *J Neurosurg*, 2011, 115.

理念是新抑或是旧，与听者的知识量、学术视野等有关。

（四）办会与对外合作

1. 中欧颅底高峰论坛（"一带一路"颅底高峰论坛）

区域神经外科中心，有识之士，如能定期举办"一带一路"高峰论坛，将是非常好的办会策划。国内专家，如能常常飞越新疆，飞到哈萨克斯坦等国去做手术，这将是中国神经外科的时代飞越。紧扣时代旋律，中华文化传播，自然会得到行政的支持与鼓励。另外，欧洲的内镜、介入技术有很多的宝贵经验，值得我们借鉴。

实践已经证明，并将继续证明，区域神经外科中心贯彻"多边外交"，显然强于"单边外交"。医师个体也是这样。广交朋友，广泛交流。

2. 境外合作

大型神经外科中心的掌舵人，如何决策选择境外合作单位？

（1）结合当前人类科技发展史　主要是看看当前世界的科教中心在哪个国家。第二次世界大战后，世界科教中心从德国转移至美国。那么，美国是否有合适的合作单位，是考虑因素之一。

（2）杂志驱动思维　看看本行业的几本主流杂志在哪个国家，在哪个中心。*Neurosurgery*、*JNS*、*World Neurosurgery*，这三本杂志在美国举办，那么美国是否有合适的合作单位，这也是考虑因素之一。

（3）访问学者的多数去向　如果多数去了凤凰城巴洛神经外科研究所（Barrow），想必 Barrow 已有多家合作单位，那么我单位再与 Barrow 合作，在广度、深度上，怎样合作才能突出亮点，即差异化思维。

（4）人事布局与连续性　境外该中心的人事布局是否稳定，是靠一两个大师支撑，还是靠文化、制度、团队支撑，即合作的连续性问题。

（5）合作目的　我单位的境外合作，究竟想达到什么目的，是科研文章，是临床技术，还是宣传效应，如此等等。

战略决策体现着发展思路。外科医师容易培养，而学科带头人则不容易培养。

第二节
征途与跨越

一、断颧弓、岩前入路

近几年来，Kawase 教授来华讲学时，时常提到 "Zygomatic anterior transpetrosal approach"，即断颧弓、岩前入路。

从骨质切除角度，深入理解颅底手术入路。断颧弓、岩前入路，离断颧弓、磨除岩尖。Hakuba 的扩大中颅窝底入路，其精髓亦是离断颧弓、磨除岩尖。从本质上说，断颧弓、岩前入路，是承继扩大中颅窝底入路的基本内核，并不是什么新提法、新理念。

从骨质切除角度，理解 Hakuba 与 Kawase，理解学术流派。

二、经皮质造瘘

施行脑深部手术、脑室手术等，常需经皮质造瘘。

利用脑沟、脑裂、脑池等自然通道是 Yasargil 学派的核心理念之一。Yasargil 学派主张经脑沟进行造瘘，竭尽全力使用可以利用的脑沟，即 "经脑沟入路"。Fukushima 等认为，经脑沟造瘘容易损伤脑血管、白质纤维。因此，Fukushima 有经脑皮质直接造瘘的提法。

正确理解 Fukushima 的提法。笔者认为：作为大师之一，Fukushima 教授未必不尝试经脑沟造瘘，只是努力使用经脑沟的程度不及 Yasargil 教授。

Fukushima 经脑皮质直接造瘘，这样的提法符合 Fukushima 的一贯手术风格。最直接，走近路。Fukushima 热衷经岩入路，特别是岩前后联合入路，这便是强有力的例证。一个大师或专家，有什么提法或主张，对于听众、读者或追随者而言，应该学会从前前后后、从其一贯的学术特点上进行理解，辩证分析。

三、"犁骨"与"梨骨"之辩

单词 Vomer，在有的图书之中翻译为 "梨骨"。百度搜索，在各个网页链接标题之中，使用 "梨骨" 者似占上风。笔者认为犁骨，更为贴切、准确。理由有二：从形态上，Vomer 不像梨；从功能上，翻译为犁骨，含有居中之含义。

笔者青春年少之时，时常农耕，遂略通耕种之道。扶犁，要扶正，不要歪斜。犁骨，在经鼻蝶入路时，是重要的中线标志。经鼻内镜旁中央拓展，如经鼻 - 上颌窦 - 翼腭窝 - 颞下窝入路，犁骨亦是重要的中线参考。犁，含有"居中、中正"之含义。如果按说文解字，笔者以上之说未必正确。但结合犁地情形，劳动者尽量将犁扶正。故 Vomer 应翻译为"犁骨"。

四、颈突与茎突

颈突，是颈静脉突的简称。远外侧入路髁旁拓展时，常需将颈静脉突切除。"茎突"是解剖名词，常用来指细尖、尖锐的凸起，如颞骨茎突，常见于颞下窝 A 型径路的描述之中，如切除茎突，以利乙状窦结扎切断。

颈突与茎突，各有其定义，不是一回事。

五、深入理解手术入路的内涵

切口设计、骨窗位置与大小，与硬膜内操作的需要息息相关、紧密相连。也即，浅表设计需与硬膜内操作融合统一。

1. 侧方开颅

如果切除小脑幕脑膜瘤、三叉神经鞘瘤、岩斜病变等，因术中需抬起颞叶，为减少颞叶损伤，切口下缘及骨窗下缘要足够"低"，越逼近中颅窝底越好。如果切除颞叶胶质瘤、转移瘤、海绵状血管瘤等轴内病变，因术中多无需抬起颞叶，此时切口下缘及骨窗下缘则无需一定开那么"低"了。是否需要抬起颞叶，关乎侧方开颅切口及骨窗的设计，特别是其下缘的设计。硬膜内具体操作流程与病变位置、病变性质等紧密相连。

那么，限制颞叶抬起的因素有哪些呢？

① 拉贝静脉：因此，术中计划抬起颞叶，术前影像进行拉贝静脉发育评估，还是有积极意义的。

② 骨窗下缘不够"低"：存在骨檐，未低至中颅窝底。

③ 骨窗提供的可供释放脑脊液的自然间隙：如利用侧裂释放脑脊液，即脑裂、脑池的利用。

④ 骨窗上缘的高度：既往常要求骨窗上缘高至顶结节水平或邻近顶结节水平。

上有空间余量，以利颞底抬起。

无牵开器手术是一种先进理念。是否需要牵开器与病变体积有关，也与工具手段有关。经颅内镜的利用，有利于减少颞叶牵拉。

对侧方颅底入路的理解，关键还是要理解内耳（迷路、耳蜗）在岩骨（颞骨岩部）的位置。针对乙状窦前迷路后入路、岩前入路、岩前后联合入路等，区分这些入路的着眼点之一便是看骨质处理范围与内耳的相对位置关系。

2. 乙状窦后入路

乙状窦后入路常用于桥小脑角区病变切除，有时也适用于部分颈静脉孔区病变的切除。总体印象，乙状窦后入路处理脑外病变，如听神经瘤、脑膜瘤等，又如脑神经减压（微血管减压）等。特定的入路称谓指向特定区域病变的处理。

脑内病变，如一侧小脑半球偏外侧的胶质瘤，切口也许是乙状窦后入路的切口，骨窗也许是乙状窦后入路的骨窗，术中也许曾利用桥小脑角池释放脑脊液，但操作的主战场不是桥小脑角，而是小脑半球，此时，针对类似病变的处理，其手术入路已经不是严格意义上的乙状窦后入路了。因此，手术通知单及手术记录等，记为左（右）枕下开颅小脑半球肿瘤切除术，看似模糊，实则准确。

姑且接受脑外手术入路与脑内手术入路之分。乙状窦后入路归为脑外手术入路更为恰当。

3. 枕下小脑幕上入路（Poppen 入路）

Poppen 入路常用于松果体区、第三脑室后部肿瘤切除等。利用后纵裂、镰幕移行区、直窦旁剪开等，抵达松果体区、第三脑室后部，应是 Poppen 入路的精髓所在。

脑内病变，如一侧枕叶胶质瘤切除，切口也许是 Poppen 入路的切口，骨窗也许是 Poppen 入路的骨窗，术中也许利用了后纵裂放液，但操作的主战场不在松果体区及三脑室后部，而在枕叶，此时，类似病变的处理，其手术入路已经不是严格意义上的 Poppen 入路了。手术通知单及手术记录，记为幕上左（右）枕部开颅枕叶肿瘤切除术，或许更为恰当。

一句话：特定入路指向特定区域。

六、透视眼

Rhoton 解剖博大精深。Rhoton 教授曾提倡"…see through X-ray vision…"，即学习者应培养透视眼功能。

Rhoton 解剖学在 2000 年、2002 年及 2007 年增刊的各个章节文字表述之中，时常传递着"对应"等理念，即浅表解剖标志与深部解剖的位置对应，或曰浅表与深部融合。知深浅，掌握彼此对应，这就需要练就透视眼功能。

枚举两个典型的例子。Rhoton 解剖在乙状窦前入路章节、经岩入路章节，时常写道：由浅至深，（外耳）道上三角深面是鼓窦，鼓窦深面是外侧半规管和面神经鼓室段。知道外侧半规管的位置，对于磨除乳突过程中保护面神经乳突段具有重要意义。

再例如，在侧脑室及第三脑室解剖章节，侧脑室各部与脑回的对应关系：额下回对应额角，缘上回对应侧脑室的三角区等等。知道脑室各部与脑回的对应关系，有利于理解经皮质造瘘切除脑室病变的路径。侧脑室三角区肿瘤切除，从侧方（顶叶）造瘘，定位缘上回，选择顶叶合适的脑沟，进行造瘘；从后纵裂方向造瘘，定位楔前叶，行楔前叶入路三角区病变切除。

培养透视眼意识，掌握彼此对应，知深浅，以体现解剖层次美感，以利患者安全。练就一双透视眼，看透解剖的深浅。

七、鼓索

鼓索是面神经乳突段的分支。面神经的分支是面神经移位的限制性因素之一。因此，经耳蜗入路，切断岩浅大神经，方可更好地实现面神经后移位。颞下窝径路 A 型，在面神经前移位过程中，常常有意（或无意）离断鼓索。面神经腮腺内分支的分离显露也是为了更好地实现面神经前移位。掌握神经分支（发出点、走行），以便更好地理解神经主干移位。通常认为，鼓索在面神经出茎乳孔前约 6mm 处发出，知道这一知识点，以便在乳突磨除过程中保护好鼓索。神经外科施行的岩后入路，如乙状窦前迷路后入路、经部分迷路入路等，在乳突磨除过程中，通常不需要显露鼓索。

鼓索自面神经发出后，其走行如何？这时就需要知道岩鼓缝、鼓鳞缝等概念了。

从概念上，注意区分鼓索与鼓室神经。鼓室神经，即 Jackobson 神经，是舌咽神经鼓室支。同时，注意区分 Jackobson 神经与 Arnoid 神经。Arnoid 神经是迷走神经耳支。

没有理论指导的实践，不是真正意义上的实践，那是盲目蛮干。没有实践证明，只有理论，那不是真正意义上的理论，那是空谈，那是想当然。

扪心自问，自己真正掌握颅骨那些"孔、裂、管、缝、沟、突、窝"了吗？学无止境。

八、整合

兴趣是最好的老师。感兴趣，便去关注。体现出关注，便有检索、搜集、整理、学习等行为。检索图书，以书名出现"Comprehensive"一词为检索条件，众多书目呈现眼前。其中，与神经科学关系密切的图书有：*Comprehensive Anatomy of Motor Functions*、*Comprehensive and Clinical Anatomy of the Middle Ear*、*Comprehensive Board Review in Neurology*、*Comprehensive Guide to Neurosurgical Conditions*、*Comprehensive Review of Headache Medicine* 等。

仅看整合解剖学，或曰综合解剖学，有什么特点呢？笔者认为：发育与解剖结合、正常解剖与病理解剖结合、神经解剖与神经影像结合、结构形态与神经功能结合、基础研究与临床疾病相结合等，这些结合不是简单的堆放拼接，而是处处体现着综合分析、整体理念。DAIS 论坛，在业内广受关注与好评。发育、解剖、影像、手术，整体综合，体现着"Comprehensive"之要义。反过来说，深入理解"Comprehensive"，需要注意学习"发育、解剖、影像、手术"这四个方面。围绕一个问题（病例），将这四个方面整体融合之。

应建立对"Comprehensive"一词的广义理解和狭义理解。从哲学上，Comprehensive 一词，具有相对性。试举例说明，把颞骨放在颅骨框架内（脑颅、面颅）进行理解，便是上位层级的理解，类似广义理解；把颞骨单独抽提出来，看看有几部分构成，有几个面，内有哪些组织结构，便是下位层级的理解，类似狭义理解。如果病变仅限局在颞骨内，此时主要运用颞骨解剖知识，大体就能满足入路解剖的需要了。如果病变颞骨内外皆有侵及，此时则需要从上位层级更好地理解颞骨，理解颞骨与周边结构的关系，方可利于手术的切除。

对病情的掌握、治疗方式的选择、手术的掌控、并发症的处理等，都需要建立综合分析的思维。

天马行空。复合型人才，是不是有几分"Comprehensive"的意味？医疗、教学、科研，全面发展，是不是也有几分"Comprehensive"的意味？

九、颧弓

1. 从颅底外科框架角度，颧弓（zygomatic arch）仅仅是指颧骨的一部分吗？

有的医师想当然地认为，颧弓仅仅是颧骨的一部分，颧弓仅由一块骨（颧骨）构成。实则非也。"zygomatic arch"一词，被直译为颧弓。汉语构词法的内在逻辑，以及"颧弓"广泛在学术交流中使用,这些因素常常使部分医师在理解"颧弓"问题上出现偏颇。

如果仅仅将颧骨抽提出来,颧骨的一部分,确实称为颧弓。但是,若从颅底外科框架,从耳前侧方入路角度,此时所言之颧弓实则有两部分构成:颧弓前部,由颧骨颞突构成;颧弓后部,由颞骨的一部分组成,相当于下颌骨髁突及冠突的上面部分。颧弓后部上缘与乳突上嵴延续。

大学本科解剖课在讲颧骨时所言之"颧弓",与颅底外科手术入路所言之"颧弓",在概念的内涵与外延上实有差别。这需要引起注意与重视。

2. 围绕"颧弓"的入路解剖培训,通常有哪些知识点?

(1)切口设计 切口前移与后移,与颞浅动脉投影的关系,即如何保护颞浅动脉。切口下延与面神经的保护,切口弧形向前或向后,与骨窗高低的要求等等。

(2)深部对应关系 如颧弓前部大体对应蝶骨平台后缘、视交叉沟前缘、前床突 - 蝶骨小翼延续处。前床突病变、后床突病变等,根据病变生长方向及大小,需考虑到颧弓附近的切口及骨瓣设计。设计方案能够囊括病变是基本要求之一。

(3)断颧弓 主要涉及三个入路:额颞眶颧入路、扩大中颅窝底入路、岩前入路拓展(+ 断颧弓形式)。离断颧弓后部与颞下颌关节保护,这需要注意。充分翻转颞肌,以免阻挡视野。颧弓复位固定,其固定材料选择与潜在的美容问题。

(4)断颧弓与额(颞)眶颧入路 颧弓离断点与开颅方式(一个瓣、两个瓣、三个瓣)的关系。一个瓣开颅颧弓仅有一处离断点。

(5)颧弓其"分水岭"之意味 颧弓大体平对中颅窝底。颧弓可作为中颅窝底与颞下窝的分界参考。

十、L形状开颅;延长线

Fukushima 以及 Wanibuchi(Fukushima 的学生)经常宣讲的内容之一:岩前后联合入路(Combined petrosal approach)。他们主张,采用岩前后联合入路,开颅取 L 形状骨瓣。这一主张实际蕴含两点要求:①一个骨瓣形式的开颅;②先施行乙状窦前迷路后骨质磨除,后而施行 Kawase 三角磨除。

曾有同道存在这样的疑问:岩前后联合入路,先磨乳突,还是先磨 Kawase 三角。如果施行 L 形状骨瓣,则不应该存在这样的疑问。

下面谈一谈延长线。

在临床解剖学研究框架之内，定位参考或曰解剖标志（识）的临床意义是很重要的一个研究议题。肌肉、软组织很少作为定位参考（解剖标志）。骨性结构因位置恒定，多作为定位参考。枕外隆凸、星点、乳突尖等等，这些表浅的骨性结构（标志）各有其定位意义。那么，深埋在颞骨乳突部的半规管有没有定位意义呢？

在岩前入路，多数情况下，弓状隆起的深面是上半规管。弓状隆起与上半规管的关系已被多数同道所熟悉。

就外侧半规管、后半规管的定位意义，有些同道则不那么熟悉了。外侧半规管的延长线指向内淋巴囊；后半规管壶腹的延长线指向面神经垂直段（乳突段）。

先用道上三角、鼓窦等，定位半规管。之后，再用半规管延长线定位内淋巴囊、面神经乳突段。环环相扣，步步深入。练习解剖如同施行临床手术，不是一个不断惊奇的过程，而应是一个不断印证预见的过程。

用平分线、延长线、垂直线等，诠释几何关系，揭示定位意义。

十一、颞下窝径路 C 型面临的挑战

颞下窝径路 C 型是在岩骨次全切除的基础上，通过颧弓向下移位、下颌骨髁突向下移位等，实现颞下窝、翼腭窝、鼻咽部、鞍旁区显露，进而实现对这些区域的病变切除。其操作范围如果用颈内动脉作为参考，主要位于颈内动脉岩段后垂直部以前、颈内动脉岩段水平部以下。颞下窝径路 C 型属于迷路前方径路，更确切地说，属于耳蜗前径路。这是因为耳蜗位于颈内动脉岩段后曲的后上方。颈内动脉岩段后垂直部与岩段水平部移行处，称之为颈内动脉岩段后曲。

从耳鼻喉侧颅底医师所熟悉的颞下窝径路 C 型的工作范围来看，神经外科医师以及鼻内镜医师存在一些不同的看法与做法。神经外科医师从前外侧入路着眼，运用额颞眶颧入路，处理累及鞍旁、翼腭窝及颞下窝的病变。鼻内镜医师从前方经鼻着眼，运用经鼻 - 上颌窦 - 翼腭窝 - 颞下窝径路，处理累及翼腭窝、颞下窝及鼻咽区的病变。当然，不同的做法，其行为决定于选择合适的病变（累及区域、大小等）。

耳鼻喉侧颅底医师、神经外科医师（开颅组）、鼻内镜医师，虽各有其做事章法，但亦可以坐在一起讨论。颞下窝径路 C 型的应用，主要受到经鼻内镜拓展入路的挑战。

也谈与时俱进。从 20 世纪 80 年代至今，从基于岩骨次全切除的径路（A、B、C 型）到鼻内镜拓展入路的应用，用时代发展的观点客观分析学术现象，理性评价临床行为。

十二、对颞下窝径路（A、B、C 型）的几点认识

1. 颞下窝径路 A、B、C 型，不属于微创的手术入路

在神经外科界，曾有一些医师持有这样的观点：尽管切口长、肌肉损伤重、骨窗大，但是硬膜内显露充分、操作轻柔，因而手术安全，安全便是最大的微创。不以切口、肌肉、骨窗等因素评论微创，这些医师强调关注硬膜内操作，关注患者最终结局（安全）。

颞下窝径路 A、B、C 型，尽管有时涉及硬膜内操作，但其主要操作还是在硬膜外。按照神经外科的话语体系，颞下窝径路 A、B、C 型总体归属为硬膜外入路。对于硬膜外入路，评论其是否微创，这时就要参考切口、肌肉、骨质等处理了。颞下窝径路 A、B、C 型不属于微创的手术入路。

2. 对手术医师的临床解剖学掌握提出很高的要求

耳鼻喉侧颅底医师施行颞下窝径路 A、B 或 C 型，不但要掌握神经耳科解剖，还需熟悉：①神经外科解剖，如乙状窦前迷路后入路、Trautman 三角区域，其硬膜内对应的区域为桥小脑角；②头颈外科解剖，例如颞下窝径路 A 型，重点要实现迷路下区域、颈静脉孔区的显露，在显露过程中，要熟悉头颈部肌肉的附着、走行，要熟悉颈部大血管解剖等；③颌面解剖，例如颞下窝径路 C 型，涉及颞下颌关节的处理等，因为颞下颌关节遮挡翼腭窝。

在神经外科举办的解剖培训班，有 1～2 名耳鼻喉侧颅底医师进行讲解授课应是很受学员欢迎的。这对于神经外科医师开拓视野、拓宽思路，"知己所能、知己所不能"很有裨益。现实意义是神经外科医师应知道在什么情况下需要邀请耳鼻喉侧颅底医师加入到手术中来。

3. 岩骨次全切除技术

颞下窝径路 A、B、C 型是基于岩骨次全切除技术的手术入路，这一点，无需多论。Ugo Fisch 教授在 20 世纪 80 年代就此已有精彩著述。详见 *Microsurgery of the Skull Base*。

4. 面神经移位

颞下窝径路 A 型为实现面神经前移位，有众多手术步骤进行铺垫，如腮腺内面神经的显露，面神经膝、面神经鼓室段及乳突段的显露，新的面神经骨管的磨制、腮腺内面神经槽的构建等。面神经前移位，其目的有二：把面神经走行区视为障碍，搬走障碍，以利显露与操作；把面神经视为珍宝，为避免术中损伤，面神经前移位，

则实现妥善保护。

颞下窝径路 B、C 型无需面神经前移位。但是，B 型为实现颈内动脉岩骨段显露等，需要断颧弓、颧弓下拉移位。C 型既需要颧弓下拉移位，也需要下颌骨髁突向下移位。

5. 脑脊液漏的预防

从外耳道封闭乳突骨膜瓣的制作，到咽鼓管口术中及时封闭，到 B、C 型颞肌下翻填塞术腔，再到腹壁脂肪获取填塞术腔等，这些都是预防脑脊液漏的重要措施。

施行颞下窝径路 A、B 或 C 型，如果手术医师不会预防脑脊液漏，那么还是不要施行类似手术为好。

6. 面临的挑战

颞下窝径路 A、B、C 型，其面临的挑战主要来自鼻内镜拓展入路的应用、耳内镜手术应用、神经内镜手术应用等方面。显微镜与内镜之争，在侧颅底手术方面已经上演了。从哲学层面，合作强于单干。

传统意义的颞下窝径路 A、B、C 型（Fisch 做法）也是与时俱进的。如颞下窝径路 A 型，据病情可以采用面神经部分移位，无需面神经全移位。这自然会省去一些手术步骤。岩枕经乙状窦入路也可被视为是一种与时俱进的改良。

十三、对面神经没有额支的阐述

面神经没有额支。信手拈来几个依据。

（1）王怀经教授主编的《局部解剖学》在讲述腮腺区解剖时曾提到面神经的分支。面神经颞面干（分支）支配额肌及眼轮匝肌上部。没有"面神经额支"之说。

（2）M.G. Yasargil, *Microneurosurgery in 4 Volumes, Thieme Stratton Inc, 1984.* 在筋膜间翼点入路的话语描述中，曾有：The more superficial of these (superior layer) contains only fat, the temporalis branch of the facial nerve, and a large temporal vein. 此处的"the temporalis branch of the facial nerve"，可理解为面神经颞（肌）支。

（3）*The Rhoton Collection* 其中有一讲为额肌保护，曾使用"the temporal branches of the facial nerve"，亦应理解为面神经颞支。

神经外科有些中文图书中，在翼点入路章节时常出现"面神经额支"的话语表述，这是不准确的，是错误的。用一处细节，评价图书质量。使用面神经颞支，便是体现着求真贵确。

十四、鞍隔与鞍膈，"隔"与"膈"之辩

在鞍区解剖、海绵窦解剖、中央颅底区解剖等基础知识讲解之中，以及在垂体瘤、脑膜瘤等疾病的描述之中，有的图书使用"鞍隔"，也有的图书使用"鞍膈"。"隔"与"膈"的使用，尚不统一，有些混乱。笔者倾向于使用"鞍膈"，理由有二。

（1）解剖学视角　参照膈肌理解鞍膈。膈肌为界，上为胸，下为腹。膈肌有3个裂孔，食管裂孔、主动脉裂孔、腔静脉裂孔。类比膈肌，鞍膈为界，上为鞍上，下为鞍内。鞍膈也有裂孔（鞍膈孔）、垂体柄通行。当然，这从正常解剖角度进行粗略的类比。

（2）组织起源视角　有鞍结节脑膜瘤，也有鞍膈脑膜瘤。有膈肌病变，也有起源于鞍膈的病变。

有的医师或许认为，垂体瘤向上生长突破"鞍隔"，此时使用"隔"，似乎更恰当。突破阻隔，向上生长。笔者认为，还是使用"鞍膈"更为恰当。食管裂孔上疝、胸腔胃，此时的"胃"就是突破膈肌的。故云：垂体瘤向上生长突破鞍膈。

第三节
夯实基础与宏观思考

一、器械使用

1. 磨钻

开颅妙用磨钻，标志着一种开颅水平，一种开颅境界。例如，磨平蝶骨嵴，使前中颅底窝"平坦"；又如，磨除乳突骨质，充分显露 Trautman 三角。

当一名神经外科医师有机会并胜任磨除前床突、后床突、岩尖、内听道后壁、颈静脉结节的时候，这标志着其手术技术进入一种新的境界。妙用磨钻，迈向手术艺术。

2. 吸引器

妙用吸引器，争取使肿瘤的出血局限在肿瘤表面，不让出血流入蛛网膜下腔。

当分块切除脑膜瘤、神经鞘瘤时，上述之说不难实现。但是，当分块切除高级别胶质瘤，或者被迫分块切除实性血管母细胞瘤时，则很难实现将出血控制在占位的表面，此时的蛛网膜下腔或脑池常常有积血。

最大限度地限制出血流散，这是一种先进理念。

3. 双极电凝

双极镊尖之间的组织在被电凝后保持双极原位不动，轻轻稍松双极，如果仍有出血，则继续电凝。这样避免双极电凝镊频繁进出手术区，避免反复寻找出血点。止血一处，就确实一处。

二、基本原则、基本功

（1）额颞开颅，肌瓣或肌皮瓣翻起后，如何缝合牵拉颞肌？采用垂直于肌纤维走行的方向进出针缝合，打结、牵拉固定，如此确实也。

（2）脑室外引流、慢性硬膜下血肿钻孔引流，引流管需要另行戳口引出。引流管另行戳口也是基本外科、胸外科、骨科等引流遵循的基本原则。

（3）枕动脉与小脑后下动脉搭桥手术，"收获"枕动脉，需沿着肌间隙分离，这样做能减少出血，解剖界面清晰。此恰如枕下后正中入路，沿白线分离枕部肌肉。

（4）脑干手术、脊髓手术，沿沟、裂，纵行切开，而不是横行切开。这样做，总体顺神经纤维束方向，进而保护神经纤维束。

随手枚举的这几点，既是神经外科基本原则，也是神经外科医师的基本功。

三、传统、精准

1. 传统

新生代颅底外科医师在临床实践中正悄悄丢失一些优良的传统。比如查体没有做眼底镜检查，不看眼底，忽视神经眼科学的完整；或者推给眼科医师完成视力、视野、眼底等检查，造成神经外科医师没有亲力亲为的第一手资料。又比如，颅底外科术前传统常行腰椎置管引流。时代发展，技术进步，新生代颅底外科医师越来越少进行术前腰椎置管引流了。可是，常有这样的情况：颅底硬膜外入路，即使骨窗足够"低"，依然抬起费力，暴露困难。当充分剪开硬膜后，却又没有合适的脑裂、脑池放液位置，以至于脑肿胀明显，显露困难，有时被迫切除部分脑组织，以便显露。为实现病变显露而切除正常脑组织，这种做法不值得提倡。

2. 精准

常常见到这样的病例：凸面脑膜瘤，肿瘤体积不大，但却有长长的强化的硬膜尾。

有的医师，开颅骨窗很大，足够包括强化的硬膜尾，术中亦将此部分切除，这颇像有些学者提出的 Simpson 0 级切除；有的医师，开颅骨窗不大，不包括长长的硬膜尾，仅着眼那夺目的"肿瘤部分"，那胖胖的扁扁的部分。

骨窗大小的不同，其实质为是否把长长的强化的硬膜尾视为肿瘤的一部分。近些年来，精准神经外科一直备受关注。从骨窗大小层面，精准之义表达着借助导航等实现骨窗大小合适，既不能大也不能小。

实践中，医师利用导航针对"D"字形肿瘤设计骨窗，全然不顾长长的硬膜尾。因此，继续推进影像、病理有关"硬膜尾"的认识，解除争议，达成共识，有助于重新审视我们的临床行为，正确践行"精准"理念。

四、三窝病变

实践中有时会遇到"三窝病变"，即病变侵及前颅窝、中颅窝及后颅窝。

1. 从上下沟通，到前后匍匐

颅底外科学术交流中，存在大量内容探讨颅 - 鼻沟通病变、颅 - 翼腭窝病变、颈静脉孔颅内外病变等。这常给颅底外科医师，尤其是中青年颅底医师，造成如下印象，即颅底病变就是借颅底诸多孔裂而上下沟通的病变。

事实上，颅底许多病变，也可前后横跨，横跨前中颅窝、中后颅窝，譬如蝶骨嵴脑膜瘤、三叉神经鞘瘤等等。

三窝病变相对少见。三窝一体病变，常为表皮样囊肿，沿血管神经周隙匍匐爬行。三窝多发病变，常为神经纤维瘤病、脑底面的转移瘤等。在这里，分析三窝病变的定性，不自觉中运用了一元论与多元论。

此处意在提醒：我们要从思维认知上、从空间影像印象上，从重视上下沟通病变向重视前后匍匐病变转变。

2. "三窝病变"的处理策略

"三窝病变"的手术处理，不外乎以下三种策略：①一期手术、单一入路；②一期手术、联合入路；③分期手术、不同入路。

目前，随着技术平台的进步，在总体趋势上，既往的一期手术、联合入路，现在争取一期手术、单一入路解决。全程内镜或内镜辅助，化繁为简，争取一期手术、单一入路。

五、两极发展，殊途同归

神经外科技术的发展颇具两极性，看似背道而驰，实则殊途同归。

1. "无牵开器"技术

神经外科技术的发展，不但不再切除所谓的"哑区"，如额极、颞极、枕极、小脑半球外三分之一，而且有时都不再牵拉这些区域了。"无牵开器"理念日益深得人心。

内镜辅助眉弓锁孔入路不再使用牵开器牵拉额底；乙状窦后入路切除桥小脑角区病变，有时不再使用牵开器牵拉小脑半球外侧。

实现"无牵开器"技术，我们至少要做好四方面的工作：①摆好体位，特别是头部位置，以借助重力之自然之势；②通过脑池、脑室，缓慢且充分释放脑脊液；③必要时术前腰椎置管；④选择适合分块切除的病变。

"无牵开器"技术应用使得牵开器、脑板等渐趋走向闲置。但是，时代的发展，各种新材料应用，各种新型的牵开器、头颅环又相继问世、不断迭代，并在临床大量使用，这些又使手术医师如虎添翼，助其操作如鱼得水。

2. 标准大骨瓣

微创时代、精准外科时代，小切口、小骨窗，减少出血，缩短操作时间等，是发展的一个极向。例如，从翼点入路之骨窗，到眶上外侧入路之骨窗，再到内镜眉弓锁孔之骨窗，骨窗越来越小。

但是，颅脑外伤、脑出血、脑疝等处理，标准大骨瓣的推广与应用又是发展的一个极向。这骨窗的一小一大都是理念的革新、技术的进步。

3. 神经生物学

散发着系统控制论的思想，系统生物学应时而生。同时，继续以"还原论"为指导，结构生物学研究走向更微观。

向两极发展，看似背道而驰，实则殊途同归，均是进步与发展。

六、平行发展

神经外科存在的许多学术争鸣，其实是伪命题，是认知局限产生的所谓"争鸣"。

1. 平行发展，互补融通

（1）多年来，有关颅内动脉瘤手术治疗方式的争论从未间断，夹闭、介入、搭桥，三者彼此不存在谁替代谁的问题，各有适应证，各有优缺点。于是，开颅手术与介入手术平行发展，互补融通。

（2）有关颅咽管瘤的手术入路，额底纵裂入路是国内新近流行的入路，但是翼点入路依然大有用武之地。翼点入路并不过时，不存在过时与否的问题。

（3）内镜垂体外科如火如荼。但是显微垂体外科与内镜垂体外科依然平行各自发展着。结合中国国情，各区域发展尚不平衡，在广大地市医院，依然存有发展显微镜鼻蝶手术的巨大空间。

争鸣的产生往往与大家来自不同的诊疗平台有关。

2. 两极发展，背道而驰，是独特的平行发展

科技进步，根治术的范围日益扩大，但各种姑息手术也日新月异。

神经调控，如帕金森病深部电刺激术便是针对本身不存在根治性手术而应运而生的姑息性治疗。

7T MRI 来了。但是，影像检出率增加、治疗窗前移并不能取代影像随访、门诊随访。如无症状脑膜瘤、部分蛛网膜囊肿的处理。

第四节
内镜与显微镜

有关内镜与显微镜各自的优缺点，在众多的文献中已被多次提及，在众多的会议中已被多次讨论。因此，本文不再对内镜与显微镜各自的优缺点进行详尽阐释。

如何客观看待各自的优缺点，如何公正评价内镜与显微镜的各自地位，笔者尝试从哲学视角、通识视角，分析一二，所言之观点，仅供同道参考。

1. 承认内镜与显微镜具有可比性

让我们先看一下行业学术现象，现枚举一二。

刀锋沙龙、刀锋学院，"刀锋"是近三四年来迅速崛起的培训平台。在刀锋沙龙系列项目中，南昌大学洪涛教授与宣武医院鲍遇海教授，就内镜与显微镜各抒己见，

已有精彩论辩。

环湖医院佟小光教授，近三两年来每年都举办一次广大同道心向往之的颅底外科大会。该大会的鲜明特点之一就是解剖实验室场景会议化。在会场一侧，放置显微镜；在会场另一侧，则放置内镜。就同一解剖区域，如海绵窦，显微镜下入路解剖与内镜下入路解剖同时进行，同场对比。

现象已经表明，并将继续表明：多数专家承认内镜与显微镜具有可比性。承认可比性，才能迎来彼此对话。

让我们再来反思一下我们曾经走过的路。

在2000年至2010年，仅看国内杂志，以"内镜辅助显微镜"为标题的文章逐年攀升，大量涌现。内镜之所以去辅助显微镜进行手术，是因为在两者比较中发现显微镜存有不足，需要内镜辅助去克服这些不足。

曾经走过的路，曾经的临床行为，已经表明：多数专家承认内镜与显微镜具有可比性。承认可比性，才能发现各自的优缺之处。显微镜的不足，借助内镜去弥补；内镜的不足，借助显微镜去弥补。这种宏观思潮以及衍生的临床行为是与时俱进的，是符合唯物辩证法的。

笔者同时也相信：至今仍有极少数专家认为内镜与显微镜两者之间不可比，分属不同的世界，各有其话语体系，黑与白，不可对话。因不承认两者的可比性，容易导致仅仅使用内镜或仅仅使用显微镜。显微镜与内镜联合应用遂被这些专家拒绝。

从哲学上、通识上，承认内镜与显微镜具有可比性利大于弊。

（1）内镜与显微镜互为技术参照体系，将促进各自的发展。

例如，3D内镜的研发与应用便是参照显微镜之长处克服内镜之短处的典型例证。再例如，与显微镜开颅骨窗相比，内镜锁孔操作，其器械进出的空间相对狭小。为减少锁孔操作时的器械数量，减轻镜体占位效应，研发的集"烧、冲、吸"于一体的内镜器械已经在临床实践中得到应用。

（2）是否承认内镜与显微镜的可比性将涉及撰文格局、会议模式。

神经外科学术在比较中发展，在比较中推动。如果内镜与显微镜不具有可比性，那么我们撰写的文章格局将是怎样？如何展开讨论，如何说明优缺点，我们的会议模式又将发生怎样的变化？

承认内镜与显微镜的可比性，避免陷入"不可知论"的泥潭。

2. 承认内镜与显微镜各自存在优缺点

既然承认内镜与显微镜的可比性，那么比较一番就会发现两者各存优缺点。在此，各自的优缺点不再一一列举。

在撰写文章及会议交流时，时刻需要注意：以己之长，攻他之短，借他之短，进而否定对方，这种做法是错误的。

对于甲病例，选择内镜更具优势；对于乙病例，选用显微镜更具优势。内镜与显微镜各自的优势都不能无限放大。同理，各自的劣势也不能无限放大。

将各自的优缺点客观摆出，然后争取就此止步，不去放大，也不去否定对方。即使进行否定，也仅仅是停留在个案处理层面。不能因个案处理选择工具的不恰当，进行否定内镜技术或显微镜技术。

3. 承认锁孔神经外科技术的存在与发展

自 20 世纪 90 年代以来，锁孔神经外科技术逐步在临床应用。毫不夸张地说，锁孔神经外科技术自诞生至今，一直遭受同道们的苛责。真可谓时有批评之声，偶有谩骂之词。诸如小切口、小骨窗不利于病变显露，不利于术中意外的应对；又诸如锁孔操作使手术自由度下降，增加不安全因素等，这些都是针对锁孔技术的负面评价。

在批评之中发展壮大，在批评之中取得非凡成绩。锁孔、内镜、导航、术中影像等融合利用，实现微创、精准、可控、安全。用与时俱进的眼光，看待锁孔神经外科技术的发展。

承认锁孔神经外科技术的存在与发展，承认内镜锁孔技术取得的辉煌成就。内镜是锁孔神经外科技术发展的主要推手。

4. 承认内镜与显微镜各自平行发展

颅内动脉瘤的处理，开颅途径与介入途径相互竞争，彼此促进，平行发展。介入技术的发展一定程度上促进了开颅搭桥手术的开展。复杂动脉瘤的处理，当介入技术无能为力之时，开颅搭桥手术常常是最佳的选择。开颅与介入，各自平行发展。从技术手段自身不存在你取代我，也不存在我取代你。那么，为什么有那么多的患者接受了介入手术呢？这与术者的认知选择存在很大关系。

如同开颅与介入之争，内镜与显微镜亦将各自平行发展，不存在谁淘汰谁的问题。有时推荐使用内镜，有时推荐使用显微镜。一边倒的全部使用内镜，或者一边倒的全部使用显微镜，是有待商榷的。

以上"四个承认"是我们在学术交流中探讨内镜与显微镜话题的重要基石。从哲学上、通识上，理顺内镜与显微镜的关系。

第五节
经鼻内镜颅底技术

经鼻内镜颅底技术蓬勃开展，如火如荼，其诸多技术优势已经达成业内共识。因此，笔者不再对经鼻内镜颅底技术的优势进行重复赘述。月有圆缺，道有阴阳，凡事有两面，技术自有利弊。现在笔者试用批判性思维对经鼻内镜颅底技术谈几点思考。当前，经鼻内镜颅底技术真可谓"风光无二、风景这边独好"，恰在此时，笔者却似从"负面、反面"谈及此技术，内心颇多忐忑，颇多不安。一己之见，仅供同道参考。

1. 有关"凸面病变"之辩

何谓凸面病变？病变位置表浅，入路径线距离短。

常言道，内镜之优势，变深在的"颅底病变"为"凸面病变"。

经鼻内镜入路，从鼻孔到鞍底，长约 10～12cm，入路径线距离短吗？从入路径线长度，是处理传统意义上的凸面病变吗？先谈这 10～12cm，其临床意义：为不阻碍主刀操作，助手常需将吸引器塑形，至直角状态。那么，从何处开始折弯吸引器？从吸引器头开始，向上测量 10～12cm，再多出 1～2cm，在 13～14cm 处塑形弯曲便是。

再谈显微镜下开颅切除凸面脑膜瘤，设定肿瘤未侵犯颅骨及头皮，那么从头皮至硬脑膜，入路径线距离大约 2.0～2.5cm。经鼻内镜颅底入路，入路径线（长度、深度）远远大于 2.0～2.5cm，约为通常处理凸面病变所需距离的 5 倍。

因此，此"凸面"非彼"凸面"。经鼻内镜的优势是变"深在"为"表浅"，变"颅底"为"凸面"，处理"凸面病变"需要辩证看待。是优势，还是劣势？

内镜技术与慧眼视界，两者关系需要哲学思考。"慧"，应是指对内镜技术的哲学认知。"凸面病变"一词用之于经鼻内镜话语体系，实为比喻。对于学习者而言，应知道何为比喻，同时也应知道比喻背后的不足之处。

2. 锁孔、同轴向操作、手术自由度

锁孔理念蕴含有同轴向操作之义。经颅锁孔，小骨窗直径在 2.5cm 左右，一定程度上促使各种器械趋于同轴向进出。经鼻内镜入路无疑更是锁孔入路。经鼻腔操作更是使同轴向操作的特征愈加明显。

单鼻孔同轴向操作一定程度上限制了手术自由度。器械进出的空间狭小，再加之助手与主刀缺乏技术磨合，常常造成手术停顿、不流畅，以及出血较多、视野不清等等。总要找到克服的办法，于是乎，双鼻孔、双人四手技术应时而生、应景而生、应运而生。增加器械进出的通道，让助手也要充分发挥作用，人尽其才、物尽其用，拓展手术的自由度。

近几年来，在器械研发方面，如内镜机械固定臂，不断革新改进，并已在临床逐步应用。在内镜技术创新方面，法国内镜专家 Sebastien Froelich 致力于其"筷子手法"的推广应用。这些点点滴滴，正在侧露出：从单鼻孔，到双鼻孔，再到单鼻孔；从双人四手操作，再到单人双手操作。

道曰至简，佛曰轮回。至简的过程，轮回的回归，皆不是低水平的循环。在探索中，否定之否定。从朴素的道理讲，能用单鼻孔完成手术的不用双鼻孔；能够单人完成手术的不用二人组。"Simple"一词属于入路研究的热门高频词汇。手术入路应用，应当并正在走向"简单"。

锁孔、同轴向操作，一定程度限制手术的自由度。此种论断的参照物自然是大骨瓣、显微镜技术。这实际将引申出一个宏观问题，即内镜技术与显微镜技术两者之间是否具有可比性。

经鼻内镜颅底入路、同轴向操作，姑且承认手术自由度下降，承认有限可为。但是，术者通过提高技艺、精准操作等，依然可以在有限中发展无限。也就是手术自由度是否下降与术者的手术能力有关。

在此，姑且不考虑术者的手术能力。仅强行将经鼻内镜颅底入路与显微镜开颅颅底入路进行比较，锁孔、同轴向操作存在一定程度的手术自由度下降。

3. 以中线结构处理为入路行进的基础

中线入路严格中线推进，简曰"中线入路中线进"。经鼻内镜颅底入路，尤其是鼻 - 蝶入路，无疑属于中线入路范畴。

以显微镜单鼻孔经蝶入路为例，手术伊始，常将鼻中隔折断，推向另一侧鼻腔，这似有"鼻中隔移位"之意味。近些年，经鼻内镜技术广泛普及，术者借助磨钻的使用，仅将鼻中隔后部进行少量磨除，争取保持鼻中隔原位。

接着，如遇蝶窦分隔，则将蝶窦分隔咬除或磨除，这似有"清除中线路障"之意味。再接着，如果施行拓展入路（Extended endonasal approach, EEA），常需磨除后床突、上斜坡，进而实现垂体侧方移位，以利挺进海绵窦等区域。

环环相扣，步步推进，如此多的移位技术应用共同构成当前经鼻内镜颅底入路的行军路线图。

纵览手术入路的兴衰史，如经耳蜗入路，面神经向内下方移位，听力不能保留，且存在一定程度的面瘫，故经耳蜗入路现在已很少使用；再如，颞下窝径路A，为实现面神经永久性前移位，则需要较多的前期步骤铺垫，耗时费力的同时也存在一定程度的面瘫，故此入路现在也已很少使用。

组织移位是否导致功能受损应是核心关切。经鼻内镜拓展入路中，垂体无论是下移位，还是侧方移位，皆应考虑如何最大限度地保护垂体功能。Miranda 教授曾有"interdural transposition"的用词，即硬膜间移位，保留膜性结构覆盖垂体。垂体移位需要找对组织层次。

垂体向下移位利用视交叉 - 垂体间隙，可处理起源于垂体柄的病变。那么，垂体上动脉的解剖学研究，对于垂体向下移位技术的开展则具有积极的理论指导价值。Miranda 教授就垂体上动脉解剖学研究已有精彩论文呈现。

经鼻内镜颅底入路的蓬勃开展，在客观上也促进了对垂体功能的基础研究。至少要证明垂体移位的"不伤害原则"。

4.鼻旁窦（副鼻窦）的损伤与保护

词组 Paranasal sinuses，有的学者译为"鼻旁窦"，这是从解剖位置去翻译；有的学者译为"副鼻窦"，这是从功能从属去翻译。笔者在此使用"鼻旁窦"一词。

经鼻内镜拓展入路绝大多数伴随着鼻旁窦的手术损伤（非病变侵蚀）。经筛窦 - 蝶窦、经蝶窦 - 筛窦、经鼻 - 上颌窦 - 翼突等等，这些拓展形式皆存在鼻旁窦的开放与损伤。

从鼻腔到鼻旁窦一直是Ⅱ类切口。经鼻拓展入路应更加注意感染的防控。拓展入路常伴随着鼻旁窦的沟联融合，这会使感染风险增加，已有论文就此进行报告，大体结论：多个鼻旁窦破坏融合不会增加感染风险。当然，这仅是零星报告，还有待更多研究予以证实。

鼻旁窦（副鼻窦）协同外鼻、鼻腔温暖并湿润空气，对发音产生共鸣。当前，鼻黏膜保护、中鼻甲保留、嗅觉保护等，已经引起高度关切。那么，随着时代技术的发展，患者对生命质量的更高要求，相信"鼻旁窦保护"也将越来越受到重视。

5.经鼻内镜拓展入路的疆界

前至额窦，下至颅颈交界，两侧至海绵窦、岩斜、颈静脉孔、颞下窝，这些都是经鼻内镜颅底拓展入路可以到达的区域。

借助 30° 与 70° 内镜、成角器械以及内镜医师那灵巧的双手，经鼻内镜颅底拓展入路正在上演着一幕幕"挑战不可能"。

运用远外侧入路切除脊索瘤，常常造成肿瘤残留、复发。内镜下经鼻 - 斜坡拓展入路，却常使脊索瘤得到全切根治。经鼻内镜拓展入路正在重新诠释着根治性切除。

当形势一片大好，当风景这边独好，是否要考虑经鼻内镜颅底入路的疆界在哪里？守住疆界，知其能，亦知其所不能，有限制发展，共创长久繁荣！

第六节
磨除与移位、体位与入路

一、用解剖视角看待颅底外科培训幻灯

至少要包括如下内容：

（1）温习 Rhoton 显微解剖文献　入路培训绕开 Rhoton 解剖的温习说不过去。学习经典文献要先学习正常状态下的显微解剖。

（2）自身团队的解剖成果展示，入路图片展示　只有自身团队亲自做过显微解剖入路的尸体头颅训练，才能培训其他学员。这样才具有说服力。培训师必须亲自做过才有资格培训他人。

（3）影像解剖的展示，病例影像的解读　有了病例影像，就有了贴近临床之感。缺乏病例影像正是基础解剖教研室所欠缺的。

（4）术中图片高清截图的步骤化展示　这是要学习病理状态下的显微入路解剖。看看哪些解剖标识有移位，思考是否有借助导航的必要。

没有导航，或导航仅有一台，那么，在病理状态下或正常解剖标识不能很好利用之时，如何将手术推进，这也是需要探讨的内容。

综合起来，Rhoton 正常解剖、自身解剖成果、影像解剖、病理状态下显微解剖这 4 个方面在幻灯片中都有所展示，那么这个幻灯片就像个样子了。

温习手术入路解剖，而不是温习系统解剖与局部解剖。

颅底外科入路培训应强调"融合理念"，这里面既包括局部解剖与影像解剖的融合，也包括临床解剖与手术入路的融合、标准手术入路与临床实际应用的融合。

二、大道至简

1. 经鼻内镜技术的发展走向大道至简

当前，经鼻内镜技术的发展正在重复上演着类似经岩入路的历史发展过程。

20世纪八90年代，逐渐勃兴起经岩入路，如岩前入路、岩后入路、岩前后联合入路。总体来看，21世纪的今天越来越多的同道，特别是欧美同道正在逐步减少经岩入路的使用。

当前，Spetzler教授、Samii教授均不提倡使用经岩入路。Fukushima教授以岩前后联合入路闻名于世，目前仍是经岩入路的坚定维护者。

经鼻内镜学术演示，以展示旁中线区手术，以展示经斜坡途径，为"高、大、上"，这颇似显微镜下经岩入路的历史发展。经鼻内镜应用，从中线区手术发展到旁中线区手术，再到主要施行中线区手术，或将是未来的趋势。

把旁中线区手术转化为中线区手术。笔者认为有三种途径。

（1）药物研发 例如，针对侵袭性泌乳素瘤患者，可以先服用溴隐亭，待肿瘤体积缩小至颈内动脉内侧后，再考虑经鼻内镜手术。

（2）大力发展经颅锁孔内镜技术 经鼻内镜仅处理病变的中线区部分。病变的旁中央部分，一期经颅内镜从侧方做掉。经鼻是一个关键孔，经颅又是一个关键孔，两孔联用、一期手术。经鼻内镜技术与经颅内镜技术联合使用，这样，似乎有利于颅底骨质的保留。当然，这需要选择合适的病例。有的病变，经鼻内镜切除过程中出血不止，只有经鼻将病变完全切除，出血才能得到控制。

（3）旁中线区部分，影像学检查随访或伽马刀治疗 允许病变残留，不再追求影像学完美。

2. 扩大中颅窝底入路的未来

理念更新、技术进步，扩大中颅窝底入路的使用也会越来越少。

针对岩斜区肿瘤的切除，有时需要术中磨除岩尖，有时则不需要磨除岩尖。哑铃型三叉神经鞘瘤多数采用颞下经天幕入路即可切除。肿瘤性质、基底附着情况亦是入路选择的参考因素。

成长提高期的医师多数有一种把手术做大的倾向，常常选用步骤复杂的手术入路。时刻提醒自己简单就是最好。

大道轮回，大道至简。

三、磨除与移位

1. 围绕关键词"磨除"

（1）前床突磨除、岩尖磨除、内听道后壁磨除、乳突磨除、枕髁磨除等，用"磨除"作为行文主线，可以写一篇很好的文章，亦可制作一组手术展示视频。

（2）硬膜外磨除与硬膜内磨除，争论与适用。

Dolenc 与 Kawase 两位大师有一个基本共识：硬膜是最佳的脑保护屏障，因而主张硬膜外磨除前床突、硬膜外磨除岩尖。

但是，需认识到 Dolenc 入路（隶属前外侧入路）、Kawase 入路（隶属侧方入路）皆或多或少受到耳鼻喉侧颅底外科的影响。仅从磨钻的应用着眼，耳鼻喉侧颅底应用磨钻的历史远远悠久于神经外科应用磨钻的历史。

经过几十年发展，神经外科颅底组逐渐成熟，逐渐形成自己的思想。神经外科颅底医师有时采用硬膜内磨除颅底骨质，这便是一种新变化。不能再让耳鼻喉侧颅底引领神经外科颅底工作了。是耶，非耶？

（3）磨除范围。器械的精进、技术的提高，骨质磨除范围应是越来越小。

不磨除又能切除病变则是更好。比如，内镜辅助显微镜使得某些听神经瘤切除不再需要磨除内听道后壁。

2. 围绕关键词"移位"

视神经移位、动眼神经移位、三叉神经移位、面神经移位（向前移位、向后移位）、椎动脉移位等，用"移位"作为行文主线，也可写一篇很好的文章，亦可制作一组手术展示视频。

移位有利于：①解决视野死角问题；②扩大操作空间；③提高手术自由度等。

移位与磨除具有天然联系。通常，只有磨除骨质才能使神经从视神经管、面神经管等解放出来，进而实现神经移位。

血管神经移位常常是因为我们选择了后方入路。假如学会经鼻内镜颅底技术，或者选择 Kawase 入路等侧方入路，则将会减少移位技术的使用。

四、Samii 教授谈颅咽管瘤手术治疗

（1）Samii 教授提倡使用额外侧入路。

（2）如果使用中线纵裂入路，Samii 教授通常使用双额开颅方式。

（3）Samii 教授有时会结扎并切断前交通动脉，以增加显露。这种做法与双额开

颅在提高手术自由度方面，从逻辑上应是前后呼应一致的。既然已开双额骨瓣，何必千方百计保护前交通动脉，这似乎应是 Samii 教授的手术考量。

（4）Samii 施行双额纵裂入路，潜移默化中体现着深受 Derome 基底入路的影响。

（5）Samii 额外侧入路与 Juha 眶上外侧入路，在本质上是相同的。以德国与芬兰为例证，是否可以说欧洲神经外科多在提倡简约的手术入路。

五、日本颅底外科

中国颅底外科深受日本颅底外科影响。

过去、现在，进修颅底专业通常必学的两个入路是扩大中颅窝底入路与乙状窦前幕上下联合入路。针对这两个入路的学习，我们是在学习 Hakuba（白马明）教授。

近几年，特别是当前，进修颅底专业通常必学的入路有岩前入路。只不过，既学习经典岩前入路（Kawase 入路），也学习改良 Kawase 入路。针对岩前入路的学习，我们是在学习 Kawase。

Fukushima（福岛孝德）教授为什么在中国很有名，这颇值得思考。以周良辅院士 2001 年出版的《现代神经外科学》为例，在颅底海绵窦章节，曾提及 Fukushima 三角（内听道前三角、内听道后三角等）、Hakuba 三角。

在笔者掌握的文献中，Dolenc 教授、Rhoton 教授在其专著文献中从未出现过"Fukushima's triangle、Hakuba's triangle"等字样。但是却多次出现"Kawase's triangle"类似表达。

无论怎样，从理念引领角度，世界颅底外科的半边天应是日本颅底外科。于是，笔者曾撰写文章——日本颅底外科（*Japanese Skull base neurosurgeons*），以供广大同道参考。

六、听神经瘤体位之辩

有关侧俯卧位与半坐位的探讨。

（1）当前国内有关此话题的讨论与辩论从未停歇，亦无定论。

不提倡半坐位的术者，其中相当一部分从未施行过半坐位手术，自然也不知道半坐位的优势。

如果辩论双方各自都曾施行侧俯卧位与半坐位手术，且达到一定病例数的积累，那么，双方才在一个对话平台上，方可展开探讨与辩论。

（2）没有完美的手术体位　如用侧俯卧位的长处比较半坐位的短处，则不够客观，不够公正。反之亦然。

（3）理念与习惯　侧俯卧位与半坐位如果是理念问题，那么就要跟进学习。如果侧俯卧位理念落后了，就要多行半坐位手术。

如果是术者习惯、地域习惯问题，则没必要去改变什么。侧俯卧位与半坐位可以并存发展。

（4）欧洲颅底外科思想在多大程度上影响中国神外的未来发展？

就过去、当前，总体来看，中国颅底外科界深受北美、日本颅底外科的影响。因而，自然多施行侧俯卧位。

未来，如果欧洲颅底外科能独占鳌头影响中国颅底外科，将自然有益于半坐位的推广。

（5）未来办会，内镜与显微镜技术工具之争、手术体位之争、动脉瘤开颅与介入之争等，可以考虑不再设立类似的会议话题。

七、Fukushima 教授与不同区域的显微神经解剖三角

1. 海绵窦区 Fukushima 三角

Fukushima 教授在海绵窦区有 3 个以自己名字命名的三角，即内听道前三角、内听道后三角、滑车神经上三角，分别对应英文为 premeatal triangle、postmeatal triangle、superior triangle。笔者认为，上述 3 个三角在临床手术入路应用的实际价值不及 Dolenc 三角与 Kawase 三角。

Fukushima 教授其成就不在于有 3 个海绵窦三角的命名，而在于多个海绵窦三角融合利用的理念提出。

需注意，在 Dolenc 教授专著、Rhoton 教授专著从未提及 "Fukushima's triangle" 等字样。在海绵窦解剖学习中，要谈及以上三位大师的著作、观点，横向比较中掌握知识点全貌，进而建立自我智识。

2. 乳突区 Fukushima 三角

Fukushima 教授在乳突区亦是提出 3 个三角的概念，即乳突外三角、乳突内三角、Macewen 三角。这里需注意乳突内三角与 Trautman 三角在境界范围的细微差异。

在手术入路培训时，通常会讲到乳突外三角（乳突尖 - 星点 - 颞弓根），以及 Trautman 三角（窦硬膜角 - 颈静脉球 - 后半规管上部）。

笔者认为，从解剖标识的指导意义角度，乳突内三角、Macewen 三角没有太多

临床指导价值。当然，有专家认为使用乳突内三角以二腹肌嵴为指引，有利于面神经管磨除显露，这值得参考。

3. 颈静脉孔区 Fukushima 三角

Fukushima 教授在颈静脉孔区提出 2 个三角，即枕髁三角与颈静脉结节三角。磨除颈静脉结节以利实现下斜坡、延髓腹外侧显露。从道理上讲，颈静脉结节磨除与内听道道上结节磨除是类似的理念，即应用后外侧手术入路更好地实现岩骨斜坡区显露，实现脑干腹外侧、腹侧显露。

未来施行枕髁磨除会越来越少。与其后外侧入路磨除枕髁倒不如内镜经鼻（口）从前方把病变切掉。这样也就不用担心颅颈稳定性的问题了，自然也能减少颅颈固定高值耗材的应用。多数神经外科医师遂能回避其不擅长的技术，如骨科固定；患者及家属遂能减轻经济负担，减少住院次数。

4. 中颅窝 Fukushima 菱形区

Fukushima 菱形区概念的提出应是受到 Hakuba 扩大中颅窝底入路的影响。扩大中颅窝底入路，前方至视神经管，后方至内听道后方的迷路，外侧至中颅窝底、颞下窝，内侧至鞍旁海绵窦、岩斜区。扩大至岩斜区、颞下窝是扩大中颅窝底入路的最重要特点。

菱形区的范围包括 Kawase 三角、内听道前三角、内听道后三角。使用菱形区的手术入路，其工作区域范围小于扩大中颅窝底入路，大于岩前入路。

温习岩前入路要从温习扩大中颅窝底入路开始。因此，Hakuba（白马明）教授的文献与专著应是必读。

八、突出培训亮点，与众不同

颅底外科手术入路解剖培训风起云涌，热烈澎湃。以眶颧入路培训为例，谈谈笔者的认识。

眶颧入路，从开颅骨瓣着眼，至少要讲透 3 个知识点。

1. MacCarty 关键孔

幻灯片制作，进行文献复习，需要有 MacCarty 教授生平事迹简介，需要阐释 MacCarty 关键孔的临床意义。这样制作出来的幻灯，既密切联系临床，也彰显人文历史底蕴。

2. 一个骨瓣、两个骨瓣或三个骨瓣

解剖培训以及临床实战都讲解剖层次，讲先后顺序。外科学各个分支专业的培训，其实也是围绕层次与顺序展开。

Rhoton 团队的"一个骨瓣法眶颧开颅"采用六步法，具体文字描述在此略去。

3. 从文献看科研选题

仅看 Rhoton 团队的科研选题脉络。2006 年的发文，一个骨瓣眶颧开颅与两个骨瓣眶颧开颅进行比较；2010 年的发文，演示三个骨瓣眶颧开颅。一个学术小组先后完成一个瓣、两个瓣、三个瓣的论文撰写。

九、团队工作展示

如何率领自己的团队进行工作展示，笔者认为有以下几点。

（1）自媒体、新媒体也是重要的展示平台。

（2）既然想展示，那就充分展示。当回事，认真做。

（3）致力于体系化、专题化的工作展示。比如，展示 7 台不同特点的听神经瘤切除；又如，展示 7 台不同部位的动脉瘤开颅处理等等。Lawton 教授有 Seven 系列，国内专家也可有 Seven 系列。

体系化、专题化的工作，有利于：①中青年神经外科医师的学习、收藏与温习，进而强化年轻一代对前辈专家的技术标签认同；②系列工作展示内容的汇总，可以作为自己举办专题研讨班的资料、课件；③体系化、专题化的工作，有助于专家们自身进一步提高，更有利于锻炼队伍、培养人才、推出人才。

（4）文字表述、视频展示，争取实现步骤化。步骤化有利于形成共识、规范、指南。

2018 年 Lawton 教授华山医院行

Spetzler 教授与 Lawton 教授一同来到华山医院。Lawton 教授无疑想延续并加强巴洛（Barrow）对中国神经外科的影响力。

Lawton 教授的幻灯制作亦是迎合东方文化心理。枚举一处：Give a man a fish, and you feed him for one day. Teach a man to fish, and you feed him for a lifetime.

中华文化：授人以鱼，不如授人以渔。

十、横向比较

围绕一个知识点（如入路）横向比较，看看不同的学术观点、认知、做法，进而建立自我智识。也就是做有思想的中青年神经外科医师。这里仅谈的是理论架构。

医师达到一定阶段以后，差距往往不再是手术技能本身，而是理念认知的差距、表达展示的差距。普通医师与学科带头人的差距，往往在学术视野、学术前瞻、学术表达等方面。

第七节
大师掠影

一、Fukushima（福岛孝德）

众所周知，Kawase 医师、Fukushima 医师是世界公认的颅底外科大师。近些年来，在中国颅底界"Kawase 三角"是热词、潮词。但是，"Fukushima 三角"却相对少有人知，很少提及。这是为什么？现从概念的特指与泛指，以及概念的外延范围，只言片语说一说。

Fukushima 医师在中颅窝海绵窦区、乳突区、颈静脉孔区都分别提出了自己的命名体系，并以己之名命名多处三角。Kawase 三角特指岩尖一处，指向明确。Fukushima 三角实为"Fukushima's triangles"，指代多个三角，类似泛指。因此在学术交流中，应先抛出区域，再紧跟三角，这样表述才能准确，使人知晓所云。例如，中颅窝海绵窦区 Fukushima 三角，便是指内听道前三角与内听道后三角。

看到Fukushima乳突内三角便想起Trautmann三角，这两者在概念上大同而小异。念及乙状窦前入路与迷路后入路，想想这两个概念之间，有什么异同？前者表达上位概念，后者表达下位概念。乙状窦前入路具有多种具体表现形式。其中，乙状窦前迷路后入路是神经外科目前经常使用的形式。

吴阶平院士在《黄家驷外科学》的绪论中有一段话，大意为学习的过程主要是学习基本概念的过程。

二、岩前入路

为更好理解 Kawase 的岩前入路，应具有以下理论储备。

（1）中颅窝、海绵窦解剖，尤其是 10 个解剖三角前世今生。基于 Glasscock 三角研究，继续向内推进，磨除岩尖的无功能部分，保留耳蜗，保护颈内动脉岩骨段，显露岩骨斜坡区，这便是岩前入路的核心内容。

（2）House 神经耳科解剖学 熟悉耳蜗与迷路的位置，掌握内听道的定位等。

（3）Fukushima 教授提出的中颅窝菱形区概念，以及颈内动脉分段法。从解剖边界上，理清 Kawase 三角与菱形区的关系。掌握颈内动脉 C_6 段。

（4）2007 年，Rhoton 教授在 *Neurosurgery* 发表了颞骨手术入路系列。重点掌握颞骨岩部解剖。

（5）熟悉中颅窝入路，特别是 Hakuba 教授的扩大中颅窝底入路。

（6）用发展的眼光理解岩前入路的时代发展。从经典的硬膜外途径磨除岩尖，到硬膜内途径磨除岩尖。从磨除岩尖到据情开放 Meckel 腔、海绵窦后部。熟悉国内部分学者施行的改良 Kawase 入路。

（7）为实现脑干腹侧、腹外侧显露，为实现岩骨斜坡区显露，为早期切断肿瘤基底血供，应围绕颅底手术入路展开探索变迁史。

三、显微神经解剖及其它

1. 沿神经找血管之"寻经问道"

Rhoton 显微神经解剖研究有"神经血管复合体"理论，或曰"血管神经复合体"理论，即"neurovascular complex"。

据复合体理论，沿着神经寻找血管，辨析责任血管，对微血管减压具有指导意义。又例如，实践中沿着动眼神经寻找后交通动脉，进而找到大脑后动脉，进行大脑后动脉动脉瘤的夹闭。

后交通动脉通常在动眼神经的内侧。以神经为解剖参考，辨识血管，拓开手术通道，此乃"寻经问道"也。

Rhoton 教授团队曾对乙状窦后 - 内听道道上结节入路进行过仔细解剖研究。Samii 之临床应用，Rhoton 之解剖基础，临床与基础彼此呼应，大师与大师握手。

观世界颅底大师的论著，其解剖章节多由 Rhoton 教授团队负责编写。虽然颅底专业内部存有不同的学术流派，就某些具体问题存在争鸣与争议，但是显微神经解剖学是大家都需要的，也是争鸣与争议相对较少的。

Rhoton 显微神经解剖具有普适价值。未来应重视临床基础性研究，如继续推进临床解剖学研究等。

2. 穿支保护

癫痫之大脑半球切除术首先要断血供，何处切断大脑中动脉？在豆纹动脉以远。保护供应基底核的穿支血管，也是关乎手术质量的重要因素。

基底动脉尖动脉瘤夹闭，有时切断后交通动脉，选择在接近大脑后动脉 P1 与 P2 段交界处切断，意在保护后交通动脉之穿支。

穿支血管保护，是近些年显微神经外科探讨的重点内容之一。

> 至微至察，止于至善。

3. 美国地图

中青年神经外科医师，要熟悉美国地图，熟悉美国一些比较著名的医学中心或医院。美国梅奥医学中心、克利夫兰医学中心、约翰霍普金斯医院、麻省总医院、洛杉矶分校医学中心、斯坦福医院、纽约长老会医院等，皆是赫赫有名、闻名全球。不过，需要注意，中心或医院综合实力很强不等于神经外科实力也很强。

看看地图，旧金山湾区、五大湖区、美东地区（波士顿 - 纽约 - 巴尔的摩 - 华盛顿）、南部地区（凤凰城、佛罗里达）等等，分析分析美国神经外科人才的分布及特点。

> 培养神经外科医师的世界情怀。世界情怀不等于美国情怀。

四、Samii 教授

Samii 教授今年八十多岁了，依然精神矍铄，依然活跃在国际学术舞台。笔者致敬的同时并感叹：从事颅底外科，必须有好的身体。

从 1980 年颅底外科协会组建算起，四十余年过去了，如同白驹过隙。Samii 教授在四十三岁时已经闻名于世。相比 Samii 教授，我国的颅底外科专家，多在五十岁左右时才迎来事业发展的高峰期。滞后七八年光阴，值得我们深思原因何在。由 Samii 教授颅底技术，断想一二。

1. 硬膜外磨除

临床实践中需要颅底骨质磨除时，颅底外科医师会不由自主地想到是否需要硬膜外磨除，能否做到硬膜外磨除。

眶颧 Dolenc 入路前床突磨除、翼点入路之蝶骨嵴磨除、岩前入路之 Kawase 三角磨除、极外侧入路之枕髁磨除，这些都是应用硬膜外磨除技术的典型例子。当然，也有硬膜内磨除的例子，如鞍结节磨除、内听道后壁的磨除等等。

硬膜内磨除好，还是硬膜外磨除好，这种争论从未停息。例如，Kawase 教授主张硬膜外磨除岩尖，国内有的专家则主张硬膜内磨除岩尖，两种方法一直争论不断，各有支持者。在此，仅谈如何做到更好的硬膜外磨除。至少要重视以下几点。

（1）开颅骨窗的下缘要足够低，低至颅底。

（2）充分开放脑裂、脑池，充分释放脑脊液。

（3）必要时脑室穿刺和（或）腰椎置管引流。

为什么有的颅底专家行额底纵裂入路时仅仅剪开那么小的硬膜？磨除鸡冠，骨窗够低，并结合额角穿刺技术，实现病变显露，分块切除之，直至实现全切。

2. "反其道而行之"的智慧

Kawase 教授通过岩尖 Kawase 三角磨除，实现中后颅窝沟通、岩斜显露，进而处理合适的岩斜病变。

Samii 教授通过乙状窦后 - 经天幕入路也可实现后颅窝扩展，实现后颅窝与中颅窝沟通、幕上下融合。内镜是得力助手。Samii 教授通过乙状窦后 - 道上结节入路，实现面听神经腹内侧显露、岩尖显露，进而处理合适的岩斜病变。

从中颅窝向后颅窝挺进，或者从后颅窝向中颅窝挺进，均可实现合适病变的切除。中颅窝与后颅窝之间，不就是岩骨与天幕吗。

五、浅谈 Samii 教授倡导的半坐位

1. 半坐位

半坐位可以用于处理松果体区病变，如应用 Krause 入路；也可用于处理桥小脑角区病变，如 Samii 教授之乙状窦后入路；也可用于处理第四脑室、小脑蚓部病变等，如应用枕下正中入路。

半坐位与以上举例入路，蕴含其中的基本道理如下。

（1）利用自然间隙，如小脑上池、四叠体池等。

（2）利用小脑之山顶、山坡的解剖特点。

（3）利用脑脊液"水往低处流"的朴素道理。

（4）小脑幕位置固定，托举大脑半球有力等。

相对于北美医师的侧俯卧位，欧洲医师较常使用坐位或半坐位。

2. 半坐位在我国如何推广

（1）神外医师理性看待静脉空气栓塞、心肺严重并发症。

（2）半坐位需要良好的麻醉工作。加强科室间合作，取得麻醉医师的支持。

（3）半坐位需颈部前屈，术前常规查颈部 X 光片、颈椎 MRI 等。

（4）整体联动，提高会诊效率。

（5）神外医师应勇于进行实践，尝试应用不同的手术体位。

3. 原典、原著

世界级神经外科大师越来越以来中国进行学术交流为荣。参会聆听 20 ～ 30min 幻灯报告，很难系统化学习这些大师的理念。建议阅读来自这些大师的原典原著。

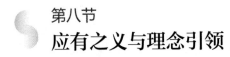

第八节
应有之义与理念引领

一、额底纵裂之前交通动脉

随着技术的进步、认知的提高，现在很少有专家术中切断前交通动脉了。就此，笔者谈几点认识。

1. 应有之义

额底纵裂入路之纵裂分离，需保护大脑前动脉、前交通动脉，如同翼点入路外侧裂分离保护大脑中动脉及其分支一样，是应有之义。

有经验、有耐心的专家，完全可以在保护前交通动脉的情况下切除颅咽管瘤等病变。

无论过去、现在，还是将来，是否切断前交通动脉之争论，不是显微操作能力高低的问题，而是学术认知与工作理念的问题。

2. 与时俱进

近些年来，不但可以不切断前交通动脉，而且追求尽量保护前交通动脉的穿支。穿支保护是近些年来显微技术发展的内在要求。这也是衡量一个神经外科医师显微技术水平的重要标准。

3. 思维意识流

多年前，曾有"哑区"概念，即通过切除额极、颞极、小脑外侧三分之一，达到方便显露的目的。

经额底纵裂入路切断前交通动脉，实际上与"哑区"切除是近似的思维意识流。临床实践已经证实，切断前交通动脉，多数不会造成脑梗死等并发症。既然安全无害，切断前交通动脉无疑会方便病变显露。

4. 理性看待

经额部纵裂入路，有时切断前交通动脉，此方法最早由日本学者提出。

从近些年的国际学术会议看，日本学者在施行神经外科手术时，有时不但切断前交通动脉，而且也切断后交通动脉。Samii 教授在施行双额开颅纵裂入路、额外侧入路时，有时也会切断前交通动脉。

理性看待国外经验，结合自家诊疗平台，结合自身技术实力，建立自我智识。

二、显露

神经外科医师，其职场生涯的三分之二时间是在做"显露"工作。显露也分几个阶段。

（1）硬膜外操作阶段　切皮、钻孔、铣骨窗，以及磨除蝶骨嵴等。

（2）硬膜内操作、显露病变阶段　如分离侧裂、纵裂，打开脑池等。

（3）硬膜内磨除颅底骨质阶段　如前床突、后床突、内听道后壁、颈静脉结节的磨除等。

（4）切除部分病变、显露重要结构阶段　如听神经瘤，囊内切除减压，逐步显露面神经等。

所以，中青年医师要步步推进，不可冒进；要经过时间沉淀、病例积累，做好显露工作。想想我们的工作，为什么我们的手术没能顺利进行，多半是显露出了问题。

三、原创与理念哲学

我国神经外科行业，打造世界影响力，我们的努力方向有以下几点。

1. 原创与先驱

想想百年来的诺贝尔奖获得者，他们之所以获奖皆因原创、创新、先驱、开拓。世界神经外科亦不例外。

想想显微神经外科的先驱，如 Yasargil、Jannetta、Malis、Sundt、Rhoton、Sugita 等；想想 1980 年颅底外科协会的成员，如 Samii、Rhoton、Derome、Basso、Takakura 等；再想想 Samii 的面神经保护技术、Kawase 三角磨除、Rhoton 视交叉位置理论等等。我们现在努力的方向是致力于原创与创新。

2. 理念哲学

具有原创性先驱性工作必然产生并发展新的理念，进而又将理念上升为理念哲学。

What is microneurosurgery? 什么是显微神经外科？
What is minimally invasive? 什么是微侵袭？

我们要早提问，同时我们也要早回答，在不同场合多次强化之后，便渐渐形成大家认同的学术理念。

理念引领，理念传播与接受，必然造就世界影响力。

反思我们在国内会议经常的引用，如 "Cushing said…，Yasargil said…，Rhoton said…，Samii said…"，其实我们是在借用他人的理念。

当理念上升为理念哲学，当理念哲学广泛传播，话语权便建立了。

四、实验外科、微侵袭

1. 实验外科

从具体人物看世界神经外科历史，那些耀眼的星星便是历史风云人物。近一百年欧美神经外科专家，如 Cushing、Dandy、Yasargil、Rhoton、Spetzler 等，皆是神经外科历史长河中的璀璨明星。

从大师的成长看欧美外科医师的培养，即需要经历很长时间甚至终身的实验外科学习。相信未来，我国外科医师培训将会逐步增加实验外科培训内容。

2. 微侵袭

既往常谈及显微神经外科、立体定向、神经内镜、介入技术等技术手段，以所使用的工具展开讨论微侵袭外科。在讨论时，也是多就术中阶段的操作进行讨论。

微侵袭（minimally invasive）是一种临床治疗过程，一种治疗结局。微侵袭的临床过程贯穿于术前准备、术中处理、术后管理。微侵袭的治疗结局应是没有手术并发症，或者手术并发症很轻很少，应是提高生命质量，至少没有降低生命质量。

3. Samii 论微创

什么是微侵袭？Samii 教授的部分观点是并发症越少，就越是微创。保护神经功能，提高生命质量，便是微创。

微创，是一种理念。但是，按照 Samii 教授以上观点颇有"以成败论英雄"之感，以临床治疗的结局评价微创。

五、颅咽管瘤切除

Samii 教授如何选择手术入路进行颅咽管瘤切除。

（1）从隶属中线肿瘤着眼，选择中线手术入路。

（2）手术入路力求安全、简单。

六、手术入路的基本内核

中青年神经外科医师要不断加深手术入路的理解，深刻领会手术入路的基本内核。知识、实践、思考，反复体味，总结经验，唯有此，才能掌握手术入路的基本内核。基本内核也即精髓。

学术话语中常常提及颞下经天幕入路、乙状窦前入路、Poppen 入路，这三个入路有什么共同之处吗？横向归纳，进行总结。笔者管窥，共同点如下。

（1）据病变特点，均需切开小脑幕　相同中有不同，切开小脑幕的具体位置各有不同。小脑幕切开，幕上下视野融合。颞下经天幕入路、乙状窦前入路、Poppen 入路，毫无疑问也是"幕上下联合入路"。

（2）以上三个入路，在手术适应证上，通常不用来切除颞叶病变、枕叶病变。颞下经天幕入路，适合切除一些三叉神经鞘瘤、小脑幕脑膜瘤。乙状窦前入路，主要用于切除岩斜区病变。Poppen 入路，则用于第三脑室后部、松果体区病变的切除。

（3）骨窗上缘要足够高　既往要求充分抬起颞叶或枕叶，以达充分显露病变，因此骨窗要足够大，骨窗上缘要足够高，高达顶结节附近。但是，因有保护 Labbe 静脉的要求，这就限制了我们抬起颞枕叶的幅度。此时，似乎骨窗高开，并无益处。那么，我们就努力将骨窗开到足够低，低至颅底，这也是颅底外科的精要所在。

颅底外科发展的早期，开颅具有"大骨瓣"精神。时光如梭，技术发展，现在颅底外科开颅不再强调"大骨瓣"开颅了。

锁孔颅底外科逐渐走向舞台，并大放光彩。经鼻内镜技术、经颅内镜技术，是锁孔颅底外科的主要技术。

七、英语

闻及日本学者、韩国学者的英语，笔者的总体印象：发音较差，但很流利。

大体来看，中国学者的英语发音其实是很好的，但不够流利。

流利，展现自信。不流利，会把发音好的优点掩盖。

八、扬弃

中青年神经外科医师，不能言必称 *Neurosurgery*，要树立文化自信，永远不能忘却阅读本民族的品牌杂志。

那种认为长期关注国内杂志会拉低自己水平的想法，是极端错误的。做接地气的事，阅读适合本国国情的杂志。同时，国外杂志的理念、方法、技术，我们要理性的借鉴，有选择，有扬弃。

第九节
世界脑膜瘤大会

一、世界脑膜瘤大会之岩斜脑膜瘤

2017 年 11 月 02 日，世界脑膜瘤大会在北京国家会议中心如期召开。岩斜区脑膜瘤的手术治疗是本次大会的主要议题之一。

多年以来，针对脑干病变、海绵窦病变、岩斜病变，曾有多位大师级专家使用"No man's land"进行比喻描述。Kawase 教授就曾将岩斜区喻为"No man's land"。词组 No man's land 可译为"无人区"，表示没有人到达、没有人探索、艰难险阻、充满挑战、不得不面对等含义。

经过多年不懈努力，时至今日，同道们是否敢说已经彻底征服岩斜区病变？恐怕没有人敢这么讲。

岩斜区脑膜瘤依据病变位置、大小、形态特点，可采用额颞眶颧入路、岩前入路、乙状窦前入路、乙状窦后入路等；可一期手术，也可分期手术；可先行手术部分切除，再结合放疗等。以上种种，备选方案越多争鸣自然也越多。为患者提供个体化治疗，具体情况具体分析，值得引起重视并推广。

值得一提，采用乙状窦后入路也可切除一些岩骨斜坡病变。选择合适的病例是关键。乙状窦后经天幕入路结合神经内镜使用，乙状窦后入路拓展应用，今日乙状窦后入路的威力已非往日可比。用与时俱进的眼光看待乙状窦后入路适应证的新变化。

手术入路简约化是一种趋势。但这种简约有时是以病变部分切除为目的。将来，分期手术以及综合放疗，也是一种策略。这种策略是基于"提高生存质量"而制订的。

针对脑膜瘤切除，国内部分同道越来越倾向于根治性切除（Radical resection），追求 Simpson 0 级切除。但是从哲学观点上，笔者同意印度孟买 Misra 教授的观点：在安全的前提下最大限度地切除。从根治走向激进切除，安全是前提。

二、再论世界脑膜瘤大会

1. Ossama Al-Mefty

熟悉尤曼斯（*Youmans*）神经外科学的同道都知道，*Chapter 131 Meningiomas*，则是 Al-Mefty 编写。Al-Mefty 医师是享誉世界的颅底大师，也是脑膜瘤处理的权威。颅底病变的难点之一便是颅底脑膜瘤的处理。

常读尤曼斯神经外科学，不断强化脑膜瘤是轴外肿瘤的印象。应有之义：切除脑膜瘤，不应切除脑组织。切除脑外病变，怎么能切脑子。

那么，以切除颅中窝底脑膜瘤为例，切除覆盖脑膜瘤的菲薄颞叶或部分脑底组织以达增加显露的做法，是有悖常理的。

2. Kawase

Kawase 教授的演讲题目《后床突脑膜瘤的手术入路选择》。依据病变形态、生长方向，可采取翼点入路、颞极入路、乙状窦前入路等。

依笔者浅见，起源后床突的脑膜瘤，在国内目前的临床分类上，实质上是根据肿瘤主体位置，将后床突脑膜瘤进行了拆分，有的归为鞍旁脑膜瘤，有的则归为岩斜脑膜瘤。

Kawase 教授强调组织学起源，并根据起源进行分类。国内学者则强调肿瘤主体位置，并根据主体位置进行临床分类。

3. 经典文献

从国际讲者引用的文献来看，相当一部分是二三十年前的文献，如 Yasargil 教授 20 世纪 80 年代的文献。年代久远，依然被引用，成就经典，印证经典。

这一点值得国内学者学习借鉴。目前，国内讲者有一种倾向认为，只有在 PPT 中展示的文献是近十年的，甚至是近五年的，才算是"与时俱进"，这种认识倾向需要理性看待。

4. 放大倍数

国际讲者手术视频的放大倍数，局部放大之效果，普遍强于国内讲者。那么，未来我们要擅长应用显微镜，既要"Focus"，也要"Zoom"，处理好聚焦与放大的关系。

三、三论世界脑膜瘤大会

1. 研究恶性肿瘤的手段，用之于良性肿瘤

众多周知，PET-CT 常用来研究转移瘤、胶质瘤、淋巴瘤等恶性肿瘤。近几年来，相继涌现出借助 PET 进行脑膜瘤研究的多篇报告。这种尝试颠覆传统认知，具有革命性意味。谁说 PET 只能用来研究恶性肿瘤呢。问题来了，恶性脑膜瘤是恶性还是良性呢？

2. 颅颈交界的稳定性

从乙状窦后入路，到远外侧入路，再到极外侧入路，越向外侧开敞，越容易显露脑干腹外侧、脑干腹侧。从髁后径路，到经髁磨除，椎动脉 V3 段移位及枕髁磨除，对于颅底外科医师来说应是轻车熟路，不应存在胆怯心理。

问题在于很多颅底医师在自身技术上不会截骨植骨固定，在心理上又担心颅颈交界的稳定性，因而该磨除枕髁的却没有磨除，显露不充分，常常造成病变残留，造成脑干及脑神经牵拉伤等。

未来，新生代颅底外科医师最好学学颅颈稳定的骨科处理、脊柱固定处理，这样才能在学术展示中呈现别样精彩。

3. 脑干安全区

张俊廷教授在讲授延髓血管母细胞瘤的手术治疗时，谈及选择进入脑干合适点，这实际上是 Rhoton 教授有关脑干安全区概念的延伸。

念及王忠诚院士的经典图书，除《王忠诚神经外科学》以外，2004 年的《脑干肿物及其治疗》亦是经典。在这本书中也谈到了类似的"脑干安全区"的概念，谈到了如何进入脑干的问题。

4. 哲学

学问钻研到深处其实是哲学。只有先抵达脑干，才能后而进入脑干。理解英文单词 reach 与 access 的异同。手术入路研究，先要研究如何到达，继而研究怎样进入。

切除脑膜瘤，在安全的前提下最大限度切除肿瘤，需要把握哲学上的"度"。把握度，即把握分寸。又良性肿瘤、恶性肿瘤，均可借助 PET 进行研究。在哲学上，有时不能仅用黑白二分法去分析问题。

参加世界脑膜瘤大会，感触很多，收获颇丰。

第十节
吴斌教授

一、吴斌教授的风范

温习吴斌教授自 2013 年 08 月 18 日至 2017 年 08 月 07 日，历时四年，分享的所有病例资料令笔者受益匪浅，感慨颇多。简而言之，深感中青年神经外科医师应学习吴斌教授以下四点。

1. 大国工匠

央视推出的《大国工匠》系列节目广受关注与好评。笔者认为，吴斌教授身上所体现出的外科工匠精神，颇具大国工匠之风范。

外科医师，首先应具备工匠精神。也就是做好手术。吴教授的手术自始至终坚持锐性分离，常常轻松游离出颈内动脉海绵窦段，也常常在"钢筋混凝土、轮胎帘子布（吴斌教授语）"中切除顽疾，使包裹其中的脑神经完整再现……吴斌教授的工匠精神名震业内，卓然于世。

2. 挑战极限

很多专家认为无法切除的病变心怯避之，而吴教授不惧挑战，孤军连续奋战，却常常实现病变全切。另外，吴教授经常镜下连续手术 12h，甚至 15h 以上。体力之消耗，耐力之考验，其中辛苦，自知也。大医苍生，为大爱，挑战极限。

3. 刚正文人

看看吴教授的字里行间，其刚正文人的品性表现得淋漓尽致。我们这个时代，需要刚正奋发的知识分子，讲真话、办实事。

医者亦文人。吴教授对中华传统文化尤其是《诗经》《汉魏三曹》颇为熟悉，亦有独特之视角。

4. 家国情怀

笔者长期关注吴教授的病例展示，深感吴教授之家国情怀，澎湃于胸。

吴斌教授的工作历程：天坛医院二十年，三博脑科十七年。

三十七年临床，三十七年专注，三十七年坚守，三十七年奉献。

向吴斌教授学习。

二、吴斌教授的学术主张

1. 功夫亦在切除肿瘤本身之外

吴斌教授在施行额底纵裂入路时，常常不惜耗时，耗费心血，耐心进行纵裂分离，保护额极脑组织，保护额极静脉。在切除复杂颅底病变之后，根据需要，同样有耐心地进行颅底重建，以防术后脑脊液漏。颅底外科技术环环相扣，需要步步确实、耐心推进，吴斌教授在这些方面做出了很好的示范。

从切口设计、骨窗位置及大小，再到颅底相关骨质的磨除，良好的病变显露是手术成功的前提。认真确实的颅底重建，是手术成功的重要保证。患者远期满意度高不高，与是否发生脑脊液漏密切相关。

鉴于此，团队成员间的磨合与配合，形成默契，十分重要。

2. 多学科协作热潮中的冷静孤胆英雄

颅底外科常有颅眶沟通、颅鼻沟通、颅 - 颌面沟通病变。许多单位盲从投身于多学科协作热潮之中，组建神外、耳鼻喉、颌面、头颈外科团队，一浪比一浪高。

吴斌教授技术相对全面，敢于迎接挑战，勇于担当责任。因此，吴斌教授的许多病例常采用神经外科一个切口，通过充分利用手术野，拓展手术野，便可成功全切病变。这样既为患者降低经济花费，也提高了诊疗效率，同时也有助于避免工作中的责任推诿现象。

3. 吴斌教授的颅底技艺

（1）额底纵裂经鸡冠入路，切除鸡冠，以利观察第三脑室穹隆顶。

（2）准乙状窦前入路，Trautman 三角显露，处理岩斜区病变。

（3）远外侧联合乙状窦前入路，处理全斜坡病变、椎动脉 - 基底动脉巨大动脉瘤。

（4）在颅底外科，磨钻亦是刀。妙用磨钻，非常重要。

（5）切除与保留，该出手时就出手，果断抉择与执行。

以额底纵裂入路颅咽管瘤切除为例：切除受侵及的垂体柄，毫不犹豫；最大限度地保留额极静脉，却费尽心机。

4. 脑血管外科

作为业内公认的颅底外科专家、小儿神经外科专家，吴斌教授其实也是脑血管外科专家。

看看吴斌教授的手术病例，那些干净流畅的复杂动脉瘤夹闭、动静脉畸形切除、血管母细胞瘤切除，脑血管外科专家的称号不证自明，当之无愧。

5. 学习吴斌教授的心理承受能力

所有的专家都是从失败中成长，从失败中升华。没有人会随随便便成功。学习吴斌教授的忍耐与坚毅。中青年神经外科医师，要不惧失败，总结教训，从称职到出色，发展神经外科事业。

三、吴斌教授的发展模式

吴斌教授的发展模式具有其特殊性，似有不可复制之感。中青年颅底外科医师要结合自己的诊疗平台，确定现实可行的奋斗目标，找准合适的单病种方向，稳妥开展颅底外科工作。

吴斌教授的发展模式如下。

1. 高起点、高平台，三十七年兢兢业业

天坛医院二十年。吴斌教授本科毕业即进入天坛医院工作。吴教授曾有幸多次与王忠诚院士同台手术，并且亦曾长期与张俊廷主任探索颅底外科的发展。

三博脑科十七年。三博脑科群体是专家云集、高度竞争的人才群体。竞争，促进技艺提升；竞争，促进各自拓展业务市场。

天坛医院是神经外科医师成长的摇篮之一。吴斌教授成长在天坛，辉煌在三博。

2. 技术全面，精益求精，既是志向所在，也是环境所需

三博脑科的运营模式需要全责主诊医师是技术全面的能手。这不同于很多大型公立医院的单病种专家。

另外，全国大型公立医院的神经外科，某种程度上有选择患者的倾向。但是，凡是慕名前来三博诊疗的患者，三博专家来者不拒，勇于接受挑战。越是这样，就越是培养了三博专家。

3. 极地环境作战

可以看出，从漠北到江南，从东海之滨到西域高地，只要当地科室有一台手术显微镜，吴斌教授皆会考虑去扶持、去会诊手术。将业务下沉到县域。

极地环境作战促进成长、成才。三博专家善于极地环境作战。吴斌教授更是三博榜样之一。

4. 内心守正，促进事业发展

吴斌教授常说，聊聊手术，也是一种休息方式。

读书、品茶、清心寡欲。

吴斌教授酷爱古典文学，读《诗经》，品鉴《诗经》，读《三曹》，品鉴《三曹》，其诗歌的境界达到很高的水准。吴斌教授喜爱高雅音乐，如贝多芬钢琴曲等，亦喜爱摄影。

吴斌教授经常手术到子夜时分，于忙碌中倾吐医者情怀。吴斌教授又是慎独的。慎独，在高处。独坐敬亭。行云近，流水清。

第十一节
垂体疾病外科

一、垂体疾病外科是颅底外科的重要组成部分

长期以来，中青年神经外科医师谈及颅底外科，常常联想到枕骨大孔区、颈静脉孔区、桥小脑角区、岩骨斜坡区等，也会常常联想到中颅窝、颅眶区等等。可是，中央颅底区概念却常常不会在脑海中首先浮现。相应地，广大中青年神经外科医师对于垂体疾病外科是颅底外科的重要组成部分，存在认识不足，没有引起足够重视。

Dolenc 教授编著的 *Microsurgical Anatomy and Surgery of the Central Skull Base*，在内容设计上，垂体疾病外科是中央颅底区手术的重要组成部分。

Cappabianca 教授编著的 *Cranial, Craniofacial and Skull Base Surgery*，在内容设计上，单独设有经蝶入路章节。

Shahinian 教授编著的 *Endoscopic Skull Base Surgery*，在内容设计上，经鼻内镜垂体腺瘤手术是该书的重要组成部分。不胜枚举的经典论著，均说明垂体疾病外科是颅底外科的重要组成部分。

垂体疾病外科，就手术入路而言，无论是额下入路、翼点入路，还是经鼻蝶入路，均是传统的颅底手术入路。自 Cushing 时代至今，有关垂体腺瘤的学术探讨，划归在颅底外科学术会场，名正言顺，有理有据。只不过，由于垂体疾病外科的特殊性以及亚专科的不断细化，单病种会议，如垂体腺瘤学术研讨等，日益增多。渐渐地，大家强化了这是"垂体会议"，而弱化了垂体外科的颅底归属。其实，垂体疾病会议也是特殊的"颅底外科会议"。

这样想来，全国众多的垂体疾病外科医师也都是中央颅底外科的从业者。从事垂体疾病外科的医师，在手术中经常面临海绵窦止血、颈内动脉保护等棘手问题，因而这些医师的工作令广大同道肃然起敬。

这样想来，赫赫有名的北京协和医院神经外科垂体疾病治疗中心的专家们，自王维钧教授、尹昭炎教授，到任祖渊教授、苏长宝教授，再到王任直教授等，都是卓越的中央颅底区外科专家。

二、海绵窦手术的内侧入路

Dolenc 教授因海绵窦解剖与手术而声震世界神经外科，其代表作品之一是 *Microsurgical Anatomy and Surgery of the Central Skull Base*，亦是重点阐述海绵窦解剖与手术。不过，Dolenc 教授只是集中探讨了进入海绵窦的上方入路与侧方入路，没有重点探讨海绵窦手术的内侧入路（例如经蝶入路）。

近些年来，经鼻内镜技术的发展，使得海绵窦手术内侧入路研究有了质的飞跃，取得重大进展。

目前，从事垂体疾病外科多采用经鼻内镜技术进行切除。对于那些侵及海绵窦的垂体腺瘤，垂体外科医师通过施行海绵窦内侧入路切除肿瘤的海绵窦部分。国内专家张秋航教授、洪涛教授等，经鼻内镜下显露颈内动脉技术已炉火纯青，经鼻内镜下施行海绵窦手术，进退自如，游刃有余。

三、解剖学的底面观

我们都读过 Rhoton 教授的显微神经解剖学，但是我们熟悉颅底标本的底面观吗？扪心自问，我们又花了多少时间用心学习底面观呢？毫不夸张地说，如果没有认真学习 Rhoton 解剖的底面观，就相当于没有建立解剖的三维立体观，就相当于我们没有深刻领会 Rhoton 显微神经解剖学。

忽视神经解剖的底面观，或者掌握不深刻，无法施行经鼻蝶手术，也无法安全施行海绵窦内侧入路。

由于对解剖的底面结构掌握不深刻，当我们遇到颅鼻沟通病变、颞下窝 - 翼腭窝沟通病变等，自然想到多学科协作，遂请耳鼻喉医师、颌面外科医师来帮忙，虽然这样也能解决问题，但是我们也失去了挑战自我的机会。

熟悉显微神经解剖底面观，采用经鼻（口）内镜颅底外科技术，以中颅窝底沟通巨大肿瘤的处理为例，治疗策略不再是颅面联合切口、扩大翼点联合面部 Weber-Fergusson 入路，而是采用经鼻内镜颅底外科技术切除侵及到上颌窦、翼腭窝的病变。

笔者认为，针对特定疾病的多学科协作，如果在未来仍一浪比一浪高，则侧面说明外科各个亚专业，如神经外科专业自身没有进步，没有发展。

四、腹侧、腹外侧显露

在手术显微镜框架之下，颅底外科手术入路的探索，开颅骨窗的下缘，开到多么"低"才算"低"呢?在经鼻内镜框架之下,经鼻内镜手术入路,经斜坡径路,可以轻松观察并处理一些脑干腹侧病变、颅颈交界病变。

近些年来,经鼻内镜手术入路发展迅猛,形势喜人。因此,我们领略到更多的腹侧显露及腹外侧显露后的精美图景。

五、颅底外科的内分泌方面

既往,颅底外科医师强调颅底血管保护、脑神经保护,而对内分泌的关注明显不足。推荐阅读 Shahinian 教授编著的 *Endoscopic Skull Base Surgery*,在这本书中第 3 章谈到了颅底外科的内分泌方面,这值得我们学习。

在颅底外科会议,许多大师如 Samii 教授等,常常重点强调没有内分泌支撑,就不要开展颅咽管瘤切除了。大师的睿智妙语,当需牢记。

当前,对于从鞍区凸向第三脑室的病变,可用额底纵裂入路切除,不再采用胼胝体 - 穹隆间入路。施行额底纵裂入路,在下丘脑保护方面,在维持内分泌稳态方面,是否具有优势?这值得探索。

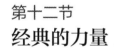

第十二节
经典的力量

一、沿脑池自然通道

Yasargil 教授在其经典文献 *Microneurosurgery: Principles, Applications, and Training* 中特别强调:Microneurosurgery encompasses a cogent, cohensive concept comprising **noninvasive approaches along the natural pathways of the cisternal systems**, to reach the lesions of the central nervous system and to completely and skillfully eliminate them, the goal being to achieve, a "**pure lesionectomy**"。

沿着脑池自然通道抵达病变,这样的手术入路是"无创"入路,是对脑实质组织的"无创"。从英文的求真贵确出发,noninvasive approaches 与 minimally invasive approaches 是不同的概念,两者的内涵与外延均有差别。确实如此,"无创"怎么能等同于"微创"呢。

这样想来，有些神经外科医师行翼点入路或额外侧入路进行前交通动脉瘤夹闭时，为方便显露，有时切除部分直回的做法是"微创"，而不是"无创"。又例如，行后纵裂入路时，切除胼胝体压部，抵达第三脑室后部、松果体区的做法也是"微创"，而不是"无创"。

为什么会切除部分直回呢？笔者认为：对 Yasargil 教授所主张的"沿脑池系统自然通道"理解不够深刻，在进行显露时又贪图迅速，必然会导致切除直回现象。有的术者也许会说，开颅骨瓣已经足够低、足够大，但确实仍显露困难，切除部分直回实乃无奈之举。

扪心自问，我们充分开放各个脑池了吗？翼点四个间隙、基底脑池，我们充分开放了吗？我们是不是轻易放弃了"无创"进而转向"微创"了呢？

沿着脑池自然通道，充分开放各个脑池是"无创"操作，因为并没有伤及脑实质组织。显露是系统工程，从切口、皮瓣，到骨瓣位置、大小，再到脑裂、脑池充分开放。

沿着脑池自然通道，这种理念的延伸是沿脑沟入路。经皮质造瘘，多数专家不是直接从大脑皮质造瘘，而是沿脑沟或沿移位的脑沟进入造瘘。当然，也有少数专家不经脑沟造瘘，而是直接经皮质造瘘。

二、肿瘤通道（走廊）

以听神经瘤切除为例，开放枕大池、桥小脑角池，沿脑池抵达肿瘤后，沿蛛网膜界面行囊内分块切除减压，其实是在利用肿瘤通道，逐步获得更大的操作空间。这样想来，在合适的病例，如中小型听神经瘤的切除，使用"无牵开器"技术，不用脑板牵拉小脑，亦可实现听神经瘤的切除。

想想 Kawase 教授创立的岩前入路，通过磨除岩尖 1.0 ～ 1.5cm，便可切除巨大的岩斜区肿瘤。这其实也是充分利用肿瘤通道，才逐步实现肿瘤全切。

锁孔神经外科技术在日本发展较早，也发展较好。岩前入路也是锁孔入路，通过磨除岩尖，直抵岩斜、后颅窝。术中结合内镜使用，更是有利于岩骨斜坡病变的切除。岩前入路呈现的锁孔技术，在颅底、岩锥、岩尖。磨除岩尖，观察更深在的岩斜。

应用锁孔神经外科技术切除肿瘤的基本原则：分块切除，利用肿瘤通道，逐步减容，进而切除病变。再次强调眶上眉弓锁孔入路是锁孔入路；岩前入路也是锁孔入路。

三、仅切除病变

显微神经外科的精神之一是充分保护正常脑组织，仅切除病变。

问题在于什么是病变，什么是病变的边界？以术者的经验确定切除边界，以导航及术中 MRI 确定切除边界，还是以分子生物学浸润范围确定切除边界？

想想目前切除胶质瘤，为什么致力于将导航技术、术中 MRI 与术中荧光结合使用？影像引导下切除，加之分子影像辅助，实现精准切除，实现安全前提下的最大程度切除。

什么是病变，回答"what"，这是基本问题。

脑膜瘤，那长长的硬膜尾是病变吗？如果是病变，那为什么我们会遗留骨瓣之外部分强化的硬膜尾呢？如何理解 Simpson 0 级切除呢？

断想，胶质瘤、转移瘤，其强化之外的水肿带是病变吗？

医学的发展有时依赖于那些基本问题的妥善解决。

那么，未来，我们争取回答什么是病变，什么是病变的边界。

四、经典

读书当读经典。学会在经典阅读之中筛查点睛之笔，深刻领悟其道。经典经得起历史的考验，经得起实践的检验；经典贵在求真贵确；经典就是基本精神、行业指南。Yasargil 显微神经外科四卷本乃经典中的经典，推荐阅读之。

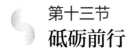

第十三节
砥砺前行

1. 经鼻内镜

2013 年，*Neurosurgery* 发表了以 Rhoton 教授为通讯作者的文章——Focal Transnasal Approach to the Upper, Middle, and Lower Clivus. 此篇经鼻内镜到上中下斜坡的解剖研究，解剖图片精美，文字阐述详尽，堪称经鼻内镜解剖研究的经典之作。

外科实践中提出的问题可在解剖研究中寻找答案。解剖研究是外科技术推进的前提之一。解剖研究与临床手术相辅相成，相互促进。

从历史上看，经鼻内镜技术先是探索中央颅底区手术，从经鼻蝶垂体疾病手术，到扩大经蝶入路；从实现前颅窝扩展，到探索上中下斜坡、寰枢椎；从中线区，到向海绵窦、上颌窦、翼腭窝等扩展。目前，经鼻内镜拓展入路，已在临床实践中广泛开展。值得一提的是，近些年来，在内镜颅底外科学术探讨中，经鼻内镜处理上中下斜坡病变是讨论的热点之一。

看历史的流光，多篇经典文献五彩斑斓，处处显露着经鼻内镜技术的前世今生。

2. Hakuba 教授（白马明）

早在三十余年前，Hakuba 教授就已经开始岩骨斜坡病变手术入路的探讨。Kawase 教授的岩前入路，在研究背景、研究基础上，汲取了 Hakuba、Al-Mefty 教授的研究经验。

中青年颅底外科医师应记住 Hakuba 教授什么呢？ Hakuba 三角、扩大中颅窝底入路、幕上下联合乙状窦前入路。

Hakuba 三角，也称为内侧三角、白马明三角，即颈内动脉、动眼神经、后床突之间的三角区域。海绵窦解剖的研究成果是十余个"三角"的诞生，其实也是在努力回答如何安全进入海绵窦。海绵窦十余个三角命名，日本至少占据三席，Hakuba 三角、Fukushima 三角、Kawase 三角。由此可见，日本专家在海绵窦解剖与手术方面起步早，发展快，世界领先。

正如同 Yasargil 教授大力发展并推广额颞入路（翼点入路），Hakuba 教授大力发展并推广了扩大中颅窝底入路。扩大中颅窝底入路的核心要义为挺进岩斜。

白马明教授在岩后入路研究方面也起步较早。基于乳突磨除，幕上下联合乙状窦前入路，至今仍在临床大量应用。

华山医院毛颖教授在 20 世纪 90 年代初期，曾在大阪学习访问，师从白马明教授。白马明教授和蔼可亲，经常与毛颖教授共进早餐，同时解答毛颖教授的疑问。这是一段值得广大中青年神经外科医师知晓的访学佳话。

3. 重视解剖的过程

解剖过程比解剖结果更重要。解剖过程有什么意义，我们可能近期体会不到。临床工作十年后，我们会知道解剖过程的重要性。

解剖是怎样的过程？

工作一段时间以后，当笔者再次走到尸体头颅之前，当笔者再次端详标本，进行解剖，此时笔者感觉到解剖的过程，是赎罪的过程，是升华的过程。

额颞开颅，为颞浅动脉切断深感不安，为颞肌萎缩深怀歉意，为关键孔电钻滑移深感担忧。越是随着解剖学习的深入，越是感到内心的不安。因为，没有按照解剖层次进行手术，没有保护好本可以保留的解剖结构。

4.内镜技术与锁孔颅底外科

经鼻手术亦是经锁孔手术。近些年的经鼻内镜技术为锁孔颅底外科注入新内涵，实现新发展。

什么是"key hole"？这又是一个基本问题。关键孔与锁孔是怎样的关系？"key hole"的翻译，在关键孔与锁孔之间，哪一个更合适？

德国的 Mainz 大学 Perneczky 教授在 20 世纪 90 年代出版专著，曾提出"锁孔"显微手术概念。概念的理解有狭义锁孔，即通过直径约 2cm 的颅孔，施行显微手术；有广义锁孔，即精确的定位，以最小的手术创伤，来取得最佳手术疗效。反思二十余年来，我们是否在按照"狭义锁孔"的理解进行手术？

内镜、关键孔、锁孔、颅底外科，四个关键词之间是什么关系呢？

学问钻研到深处其实是钻研基本概念。学术争鸣的原因常常是大家对基本概念的理解不同。

5.传统经口齿状突磨除技术正在走向没落吗

经鼻内镜做到寰枢椎界面，处理齿状突，已不是技术神话。这样做，不需要像以前那样术前常规气管切开。但是，经鼻内镜下如何开展寰枢椎脱位固定？探索，无止境。

第十四节
学无止境

一、重视颅底外科发展史的学习

中华国学文化的特点之一是史学研究文化。具体到神经外科行业，无论是西方，还是东方，亦都有层出不穷的神经外科发展史研究，真可谓五彩斑斓、流光溢彩。这是史学研究文化在行业内的延伸。理解前世，方知今生。继往世绝学，创千古文章。

只不过针对神经外科发展史，大家研究的维度、切入点存在差异。有的呈碎片化，有的相对成体系；有的侧重人物生平，有的侧重器械介绍；有的侧重具体手术入路回顾，有的侧重显微理念探讨等等。

据笔者学习的文献来看，目前，无论是鸿篇巨制 *Youmans Neurological Surgery*、*Schmidek Operative Neurological Techniques*，还是德国 Samii 教授、意大利 Cappabianca 教授、美国 Al-Mefty 医师、Sekhar 医师，抑或是日本 Hakuba 教授、Kawase 教授等文献论著，尚无独立章节详细论述颅底外科发展史。

做前人没有做的工作。以此为启示，未来，我国的颅底外科专家编写颅底外科专著时，如果有独立章节详细介绍东西方颅底外科发展史，无疑将是专著的极大亮点。

如何研究颅底外科发展史呢？笔者的几点认识如下。

1. 以人物看历史

笔者曾在"神外资讯"分享神经外科风云人物志专栏，系列文章有关 Cushing 教授、Dandy 教授、Yasargil 教授等介绍。通过学习风云人物的生平、主要学术贡献、人格魅力等，达到管窥学习西方神经外科史的目的。

毫无疑问，Cushing 教授的经蝶入路探索、额下入路探索，Dandy 教授的额颞入路探索，Yasargil 教授的翼点入路探索，都是颅底外科发展史的重要内容。这些入路也是颅底外科的经典手术入路。

2. 具体手术入路的前世今生

以垂体腺瘤手术入路发展简史为例。大体而言，按时间先后，垂体腺瘤手术入路发展演化大体经历：经颅手术阶段、经蝶手术阶段、再次经颅手术阶段、目前的再次经蝶手术阶段。在这里需注意的是，这四个阶段不是简单的彼此替代关系。这是因为经颅手术与经蝶手术各自平行发展，并且相伴互补。只不过，在某个特定时期，限于显微解剖发展、手术显微镜使用、术后并发症等原因，那时的神经外科医师，在认知及入路选择上，更多的倾向开颅手术或者倾向经蝶手术而已。

又比如，额下入路与翼点入路的衍化。从历史上看，额下入路的探索先于额颞入路的探索。阅读大量文献，笔者认为，Cushing 教授是额下入路的早期探索者，Dandy 教授是额颞入路的早期探索者。Yasargil 教授的翼点入路是站在 Dandy 教授等巨人的肩膀上。

额下入路发展衍化，向前外侧发展，迈向额颞入路。Yasargil 教授的翼点入路衍化，向前内侧发展，则迈向额外侧入路（眶上外侧入路）。向前外侧与向前内侧，入路的衍化，叙说的是颅底外科手术入路发展史。

3. 器械维度（如手术显微镜、双极电凝、磨钻等）

Timothy C. Kriss 博士曾在 1998 年 04 月 Neurosurgery 撰文：*History of the Operating Microscope: From Magnifying Glass to Microneurosurgery*，详细介绍手术显微镜的历史。

神经外科专家张玉琪教授亦曾在 2007 年 12 月《中华神经外科杂志》撰文《手术显微镜在神经外科的应用历史和作用》。受此启发，那么双极电凝、磨钻、超声吸引器等，在颅底外科的应用历史和作用又是怎样呢？

4. 分期研究、分段思维

如何进行颅底外科发展史的分期？

采用什么样的分期标准更合适？

如果采用"工具标准"，如以手术显微镜使用、内镜使用、术中各种监测等，划分如下。

（1）自现代神经外科 Cushing 时代，至 20 世纪 60 年代末、70 年代初，在显微神经外科技术广泛开展之前，主要借助肉眼和头灯进行颅底外科手术的时代，可称为"裸眼颅底外科时代"。

（2）自 20 世纪 70 年代初 Yasargil 教授大力推广显微技术，至 20 世纪 90 年代初，各种术中监测逐步使用之前（术中电生理、多普勒、导航、MRI、荧光），可称为"显微颅底外科时代"。

在 20 世纪 70 ～ 80 年代，各种颅底手术入路研究突飞猛进，硕果累累。如 Yasargil 教授的翼点入路、Hakuba 教授的扩大中颅窝底入路、Kawase 教授的岩前入路等等。

（3）自 20 世纪 90 年代初至今，各种术中监测技术广泛使用，显微颅底外科手术越来越重视功能保留。以听神经瘤为例，Samii 教授团队的乙状窦后入路面神经保护技术，得到广泛推广。Rhoton 教授团队有关面神经保护的解剖研究，越来越深入具体。

自 20 世纪 90 年代中后期至今，锁孔颅底外科技术日益得到推广。经鼻内镜颅底技术日益成熟。经鼻内镜拓展入路广泛使用。看近二十年的颅底外科发展，内镜锁孔技术堪称鲜明的时代亮点。因此这一时期，也可称为"内镜颅底外科时代"。

显微镜颅底外科技术与内镜颅底外科技术，既有各自平行发展的一面，也有相互补充、融合利用的一面。

如果以"显微神经解剖"为标准，至少可划分以下几点。

（1）大力开展鞍旁海绵窦显微解剖之前。

（2）大力开展鞍旁海绵窦显微解剖时代。在这个时代，Dolenc、Hakuba、Fukushima、Kawase 等教授对鞍旁海绵窦显微解剖研究做出巨大贡献。

（3）脑干解剖与手术入路时代。在这个时代，远外侧入路、极外侧入路等研究，取得许多可喜进展。代表人物有 Heros、Sekhar 等。

颅底外科发展史的分期研究，还可选择"磨钻划分标准""颅底重建划分标准"等。很难做到单一标准清一色，因为理念、技术、器械使用，常常纵横交错、融合一体。

5. 用激烈的学术争鸣，看待颅底外科的发展

自 20 世纪 90 年代开始，锁孔颅底外科技术得到逐步应用。三十余年过去了，锁孔颅底外科与传统颅底外科（非锁孔）的争鸣从未中断，一直争鸣至今。彼此无法替代，各自平行发展，并且有时相互补充。

眉弓锁孔入路可切除某些鞍结节脑膜瘤；双额开颅扩展入路可切除巨大嗅沟脑膜瘤。在合适的病例选择合适的入路，各有用武之地，缘何争鸣？

锁孔颅底外科是颅底外科发展的新动向、新气象。经鼻内镜颅底技术如火如荼，蓬勃发展。

二、重视颅底显微神经解剖的学习

学习钻研颅底显微解剖的必要性、重要性、迫切性，无需论证，不证自明。

时间是最好的老师。国内石祥恩教授、李小勇教授、刘庆良教授、佟小光教授，均是在 Rhoton 解剖实验室连续学习两年以上的知名学者。神经外科医师倘若集中精力从事显微解剖三个月以上，必将获得相对丰富的解剖学知识，也必将对临床手术提高领悟。

从事显微神经解剖学习，其实相当一部分时间是用来阅读文献、反思临床；端详标本，构建三维；扬弃过往，建立自我智识。也就是动脑思考，思考解剖与临床。

从事显微神经解剖的医师，不是炫耀自己曾经解剖多少尸头，而是要表达自己曾经充分利用了几个尸头。撰写解剖研究论文，仅在方法中浓墨重彩的强调尸头数量，却没有实用的外科视角精美图片，论文没有意义。

从事显微神经解剖研究是内心反省的慎独之路。

三、重视医学英语的学习

重视医学英语的学习，感受英文原典的力量。

学习那些经典英文文章、专著有助于我们规范临床诊疗工作，有助于提高我们的专业素养。

重视医学英语学习，掌握关键词，贵在求真贵确。

例如，单词"keyhole"，在翼点入路，大家翻译成"关键孔"，是指特定的钻孔位置。在词组"keyhole skull base surgery"，却将"keyhole"翻译成"锁孔"，是指一种微创理念。准确理解"keyhole"，在不同的语境、不同的学术会场，其内涵与外延均实有差别。

求真贵确，深刻理解词汇的内涵及外延，只有复合型人才始能胜任。

> 颅底外科，神妙迷人，万种风情。愿中青年神经外科医师，投身颅底外科事业。学海无涯，学无止境，学习是一种信仰。

第十五节
终极之问

从疾病谱来看，颅底外科都包含哪些内容？

既往谈及颅底外科，多数中青年颅底外科医师常会在脑海中首先想到"颅底肿瘤"，如颅底各区的脑膜瘤、神经鞘瘤等等。颅底外科其实包含许多丰富的内容。

一、颅内动脉瘤

从历史上看，颅底外科很多手术入路的诞生及改良，其探索的初衷常常是针对动脉瘤开颅手术处理。如 Yasargil 教授的翼点入路，开颅夹闭多数前循环动脉瘤；Drake 教授的颞下入路，开颅夹闭基底动脉尖动脉瘤等。

全国大型综合性学术会议，有关动脉瘤研讨常常归在脑血管病分场。渐渐地，神经外科医师不断强化动脉瘤的脑血管病归属，而逐渐淡化动脉瘤的颅底外科归属。

美国西雅图 Sekhar 教授是世界著名颅底外科专家，不但擅长颅底肿瘤的切除，也极其擅长复杂脑动脉瘤的处理。Sekhar 教授擅长搭桥手术，也凭此，Sekhar 教授在颅底外科界独树一帜。搭桥手术也是处理颅底复杂疾病的重要选择。推荐阅读 Sekhar 教授撰写的经典图书 *Cranial Microneurosurgery Approaches And Techniques*。

中青年颅底外科医师成长到一定阶段，如果不努力学习脑血管病的处理，必然会限制自身的颅底外科技术发展。

二、颅底创伤

外伤性视神经管损伤、颈内动脉海绵窦瘘、脑脊液鼻漏、创伤性假性动脉瘤等，这些颅底创伤的诊疗也是颅底外科的重要工作内容。2017年10月，长征医院神经外科侯立军教授在上海组织召开第三届国际颅底创伤大会，大会圆满成功。

针对许多特定疾病，如外伤致视神经管损伤，是隶属颅脑损伤专业，还是隶属颅底外科专业，依然存在学术争鸣。

笔者认为，外伤性视神经管损伤还是隶属颅底外科专业更为妥当。随着神经外科理念革新、技术进步，目前针对视神经管损伤的治疗，常常施行经鼻内镜视神经管减压术。无论是开颅视神经管减压，还是经鼻内镜视神经管减压，均具有明显的颅底外科操作特征。

读读1983年出版的Samii教授的论著 *Traumatology of the Skull Base*，便可知颅底创伤的治疗历史十分悠久，其颅底外科的归属，显而易见。

毫无疑问，颅底创伤也是颅底外科的重要组成部分。颅底创伤，如脑脊液鼻漏的处理，看似简单，实则不然。术前检查定位漏口并非易事。术中探查寻找并确认漏口，有时也很困难。

这样想来，地市、县市神经外科医师几乎天天接触颅底创伤。你们也是颅底外科的从业者，你们的工作值得尊敬。

三、脑神经

颅底多孔、裂，穿行有血管、神经。

2018年01月，新华医院神经外科李世亭教授在上海组织召开第二届世界颅神经疾病大会，大会圆满成功。显微血管减压术是本次大会的议题之一。

显微血管减压术不单是功能神经外科的工作内容，也是颅底外科的工作内容。请参考Rhoton显微神经解剖学，在乙状窦后入路章节，看看微血管减压术的头位摆放、开颅要求、释放脑池细节、血管神经复合体理论等。显微血管减压术也是一种颅底外科手术。

颅底肿瘤术后脑神经损伤，以及颅底创伤导致的脑神经损伤，这些情形经常会在临床遇见。脑神经功能重建是颅底外科发展的内在要求。李世亭教授在脑神经功能重建方面，做出卓越成绩。

无论在哪个级别的医院，无论是哪个发展阶段的神经外科医师，大家都会在工作中接触颅底外科内容，只是侧重点不同，有的侧重颅底肿瘤，有的侧重动脉瘤，有的侧重颅底创伤，有的侧重脑神经疾病。

　　什么是颅底外科？以上从工作内容、疾病谱分布，分享一己之见。仁者见仁，智者见智，供同道参考。

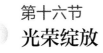

第十六节
光荣绽放

一、世界颅底外科大会

　　什么是世界颅底外科大会？笔者认为，不是说参会代表来自全球众多的国家才称为"世界颅底外科大会"，而应是颅底外科具有代表性的国际讲者到会发言即为世界颅底外科大会。

　　世界颅底外科的学术发展，主要看三个学术团体。

1. 欧洲颅底学术团体

　　（1）瑞士苏黎世　20 世纪 70 年代初，全球有志于显微神经外科技术的同道云集苏黎世，观摩学习 Yasargil 教授的显微神经外科手术。这些手术中不乏动脉瘤等颅底外科手术。即使 Yasargil 教授在 20 世纪 90 年代初离开苏黎世大学以后，近些年来在 Bertalanffy 教授等领导下，苏黎世大学神经外科在欧洲乃至全球依然赫赫有名。

　　神经外科专家朱贤立教授曾在 20 世纪 70 年代，赴苏黎世跟随 Yasargil 教授学习显微神经外科技术。朱贤立教授在苏黎世连续访学两年以上，系统学习了显微神经外科技术。归国后，朱贤立教授在推广显微神经外科技术，尤其是在翼点入路的推广方面，做出卓越贡献。朱贤立教授学有所成，并成功在国内广泛推广先进技术，这是 20 世纪我国神经外科历史上的一段佳话。

　　（2）德国汉诺威　据 Samii 教授简历，1979 年时的 Samii 教授是国际颅底外科协会的创建成员之一。从首届国际颅底外科大会来看，当时的 Samii 教授还是秘书长。首届颅底外科国际会议的主席是来自 Mainz 的 K. Schürmann 教授。

　　据笔者掌握的文献来看，Samii 教授的专著处女作是 1983 年的 *Traumatology of the Skull Base*。此专著也从侧面显示颅底创伤是颅底外科重要工作内容的思想。从此专著也能看出，颅底外科在 20 世纪 80 年代，就已经强调多学科协作了。在此专著，W. Draf 教授参与耳鼻咽喉部分的编写；H. Scheunemann 教授负责颅面部分的编写。

四十年来，德国汉诺威神经外科在 Samii 教授的学术引领下，尤其是在颅底外科方面，硕果累累，享誉全球。

（3）意大利那不勒斯　来自那不勒斯的 Paolo Cappabianca 教授，在颅底外科界享有极高的学术影响力。熟悉 *Neurosurgery* 杂志的同道，在许多经典文章末尾会经常见到来自 Paolo Cappabianca 教授的评论。Cappabianca 教授主编的图书 *Cranial, Craniofacial and Skull Base Surgery*，堪称颅底外科的经典教材之一。此图书的特点：一个入路即一个章节，以入路为中心，紧密联系临床。

（4）芬兰赫尔辛基　Juha 教授娴熟使用眶上外侧入路进行颅咽管瘤切除、前循环动脉瘤夹闭等，深受世界同道赞赏。Juha 教授亦是世界闻名的脑血管外科专家。近些年来，很多中国学者前往芬兰赫尔辛基访学深造，如华山医院徐斌教授、同济医院郭东生教授等。

笔者曾学习人类科技发展史。欧洲科技曾引领世界几百年。欧洲神经外科史，无疑要比北美神经外科史更悠久，内容也更丰富。长期以来，北美学欧洲，日本也学欧洲。

2. 北美颅底学术团体

自 Harvey Cushing 教授组建 Cushing 学会，以及随着世界科技中心逐渐转移到美国，北美神经外科，目前在全球独具特色、卓有成绩。北美颅底外科会议更是值得全球颅底外科同道关注。

Rhoton 教授、Sekhar 教授、Al-Mefty 医师等，他们的学术主张对世界颅底外科的动向产生深远影响。

3. 日本颅底学术团体

从历史上看，日本颅底外科医师在海绵窦解剖、中颅窝手术、经岩入路等方面，居于世界领先地位。

日本大阪 Hakuba 教授的扩大中颅窝底入路，东京庆应大学 Kawase 教授的岩前入路，是颅底外科入路研究的重点内容之一。

二、颅底解剖研究室的建设

（1）正常颅底解剖阶段　先前的颅底解剖研究室仅仅是配备显微镜。近些年来，随着鼻内镜技术的发展，国内越来越多的颅底解剖研究室正逐步增加经鼻内镜颅底解剖内容。

（2）颅底病理环境下解剖阶段　颅底外科专家张力伟教授曾在 2012 年 04 月《中华神经外科杂志》撰文《颅底外科对我们的挑战》。在此文中，提及重视颅底病理环境下解剖的学习。

笔者认为，学员在学习正常颅底入路显微解剖时，要多看用此入路施行的临床手术录像。如颞下入路解剖时，重点观看颞下入路施行的基底动脉尖动脉瘤夹闭、三叉神经鞘瘤切除等。学习颅底病理环境下解剖，直面临床。

（3）虚拟现实手术模拟系统　颅底解剖研究室的建设要与时俱进，充分结合当代科技发展，配备虚拟现实手术模拟系统。

（4）颅底解剖、入路经典文献阅读　从事颅底解剖学习，要用至少一半的时间进行经典文献的阅读、思考。比如，从事额外侧入路解剖，如果没有读过 5 篇以上的额外侧入路经典文献便开始解剖尸头，那是对标本的极大不敬与浪费。

（5）争取用英文撰写颅底外科专著，这样有利于当前中青年颅底外科医师走向国际学术殿堂。不但要写颅底外科有关的 SCI 文章，也要致力于颅底外科专著的编撰出版。

三、光荣绽放

自 1980 年至今，已有多部颅底外科专著问世。笔者从这些专著中也看出一些趋势，例如，术有专攻，有的专家侧重前颅窝底，有的专家侧重侧颅底，有的专家侧重中央颅底，也有的专家侧重后颅底。又比如，影像学、计算机技术与颅底外科深度融合等。

美国 William T. Couldwell 教授 2017 年编写出版的 *Skull Base Surgery of the Posterior Fossa*，专门针对后颅窝进行系列研究。

为什么鼓励大家写专著？做体系化的工作，做细致具体的工作。

新中国神经外科史，颅底外科研究，一直进行着，如火如荼。向颅底外科前辈们致敬。光荣与梦想，正在光荣绽放。

推荐来自《中华神经外科杂志》的三篇文章。

（1）2007 年 04 月，周定标教授《颅底外科的历史、现状与未来》。

（2）2009 年 12 月，张俊廷教授《积极倡导颅底外科的多学科合作》。

（3）2012 年 04 月，张力伟教授《颅底外科对我们的挑战》。

最后，愿用如下几句与诸位同道共勉：

知识圣化为能力
能力圣化为艺术
朝圣的路漫长
远方的圣塔圣旗
只有一个字
勤

神经外科大师系列

第一节
缅怀 Rhoton 教授一

一、从科研视角缅怀 Rhoton 教授

1. 坚持一个科研方向

Rhoton 教授四十年始终如一，坚持一个科研方向——显微神经解剖学研究。中青年神经外科医师要学习 Rhoton 教授的科研精神，争取在一个科研方向上坚持不懈。专注于某一研究方向，有利于展开深入研究。

2. 密切联系临床

Rhoton 教授的显微神经解剖研究针对临床、面向临床、服务临床。Rhoton 教授显微神经解剖学具有明显临床手术解剖学的特征。显微神经解剖与手术入路应用紧密结合，为临床手术服务。

解剖学研究，越是密切联系临床，就越是具有生命力。

3. 分享之大爱

Rhoton 教授把自己的研究成果、精美图片等，毫无保留的分享给世界同道。Rhoton 教授的无私分享体现着对世界神经外科的深情厚谊。

二、Rhoton collection

培训项目"Rhoton collection"是主要针对美国住院医师设置的显微神经解剖培训项目。Rhoton 大师的讲座视频从佛罗里达传遍北美，传遍世界。

反复学习"Rhoton collection"系列视频，如同"书读百遍其义自见"，必将在不知不觉中提高自己。巨大收获，不仅仅有显微神经解剖知识、医学英语，更是有对 Rhoton 大师人格魅力的感触。

1. 学习 Rhoton 大师的专注

几十年如一日，始终专注于显微神经解剖研究。实践已经证明，并将继续证明，专注是所有大师的基本品性。朝秦暮楚者很难做出成绩。这一点，很值得广大的中青年神经外科医师学习、反思、自省。

2. 学习 Rhoton 大师的细致与耐心

看看 Rhoton 大师对头颈解剖标本的利用，对视网膜中央动脉的灌注，对脑室脉络丛的完整保留，便知道什么是细致与耐心。细节决定成败。解剖的细节体现着解剖学的高度。

三、形态与功能

长期以来，神经外科医师虽然重视解剖形态的学习，但是对结构的功能掌握却相对不足。这种认知思维的延伸，便是注重术后的影像学完美。事实上，术后影像学完美不等于功能学完好。

第三脑室病变切除、鞍区病变切除，术后影像学完美，功能却严重受损，如意识障碍、内分泌紊乱等，这些情形在临床实践中经常遇见。

曾遇到这样的病例：青年男性，延髓背侧实性血管母细胞瘤，手术全切，术后影像学完美，没有脑干出血，没有脑干梗死，也没有脑积水。患者神志清楚，语言流利，下地活动，在术后约 14 天拟出院。出院前夜，睡眠中过世。考虑可能的原因：脑干功能受损、迟发性正常灌注压突破，抑或睡眠呼吸暂停、呼吸抑制等。

反思该病例，出院标准应增加新的内容，不单单是神志清楚、语言流利、肢体活动良好。如有条件，应行呼吸睡眠评估，加强呼吸功能评估。

推荐 2011 年 Peter P. Urban 在 Springer 出版的图书 *Brainstem Disorders*，呼吁同道加强对脑干功能的学习。同时，也建议国内有关脑干手术的专著加强对脑干功能部分的编写。

解剖形态的保护，其最终目的是保护功能。提高对功能学的认知，手术技术精益求精，永远在路上。

四、Rhoton 学术团体中的中国学者

在 Rhoton 大师的文献中，有四位中国学者的名字值得广大中青年神经外科医师知道，他们是石祥恩教授、李小勇教授、刘庆良教授、佟小光教授。以上四位专家皆是在佛罗里达 Rhoton 解剖实验室连续学习两年以上的中国学者。

这四位专家归国后，积极推动中国显微神经解剖工作，多次举办显微神经解剖学习班，出版多部显微神经解剖学书籍。部分图书如下。

（1）2004，刘庆良，《实用颅底显微解剖》，中国科学技术出版社。

（2）2007，刘庆良，《神经外科手术入路解剖与临床》，中国科学技术出版社。

（3）2009，石祥恩，《显微神经外科解剖与手术技术要点》，中国科学技术出版社。

（4）2010，刘庆良，《Rhoton 颅脑解剖与手术入路》，中国科学技术出版社。

佟小光教授，自 2005 年回国以来，先后在天津、银川、深圳、北京建立显微神经解剖实验室。这些实验室项目有的是佟小光教授主导创建，有的是与当地神经外科合作共建。以显微神经解剖实验室为培训基地，佟小光教授多次举办培训班。培训班的时长通常为 6 个月。佟小光教授的讲座高屋建瓴，切中要义，临床实用，很值得我们学习。

我国神经外科从业人员数量远远超过日本神经外科从业人员数量。可是，在访问 Rhoton 解剖实验室的学者名单中，我们只有四名学者被提及，而日本学者却有二十余名被提及。从显微神经解剖的普及推广来看，我国同日本比较尚存差距。

同道们：雄关漫道真如铁，而今迈步从头越！缅怀 Rhoton 教授，让我们携手奋进，为中华神经外科走向世界，不懈努力！

第二节
缅怀 Rhoton 教授二

——Rhoton 教授显微神经解剖学文献下载

一、阅读经典、原典

笔者始终认为：一名神经外科医师要想提升业务水平、升华思想灵魂，必须首先学会静心。有耐心地、体系化阅读专业经典、原典。

阅读，需伴随着思考、反思。阅读文献、聆听报告，皆属于获取"间接经验"范畴。神经外科医师深入临床实践，参与大量手术以及主刀多例手术则属于获取"直接经验"。将间接经验与直接经验有机结合，形成自我智识，练就自身独特的手术风格，这无疑标志着提升与升华。

海量文献，需要甄选。参考专业经典、原典，获取可靠间接经验。同理，直接经验的验证也需参考专业经典、原典。

学习显微神经解剖学，首推 Rhoton 系列著作。分享传播 Rhoton 教授体系化的显微神经解剖学文献，让经典流传，让原典流传，是非常有意义的工作。

二、传播载体与创作选题

笔者亦是"神外资讯"的忠实读者。但不能总当读者，应向读者与作者双重身份转变。这种转变，也是自身的提升。于是，从 2017 年 12 月起，笔者先后创作多篇文章在"神外资讯"分享。截至目前，笔者已在"神外资讯"分享 100 篇原创作品。

创作如何选题？洞察细微。笔者发现：迄今为止，"神外资讯"还没有 Rhoton 教授体系化的显微神经解剖学文献下载链接。做前人没有做的工作，这便是笔者的创作选题之处。

笔者创建此文献下载链接的考虑如下。

1. 结合国情

全国不同地域的神经外科医师拥有的图书馆资源存在很大差别。譬如，下载渠道存在多寡之分。

仅以北京为例，其至少存在 5 种权威下载渠道。北京五大医疗系统，"北医、协和、首医、军医、清华医疗"皆可提供 Rhoton 教授体系化的显微神经解剖学下载服务。直接检索 *Neurosurgery* 杂志即可。

北京地区、上海地区、广州地区等发达区域，其神经外科从业者（特别是中青年神经外科医师），绝大多数都拥有 Rhoton 教授体系化的显微神经解剖学文献。

中西部地区，特别是那些县级医院的神经外科医师，通过图书馆获取专业经典文献资源相对困难。需求多，供给少，存在供需矛盾。

笔者的想法，在网络广覆盖的时代发展中，只要拥有一部智能手机，只要关注"神外资讯"，就可以轻松拥有专业经典、专业原典。Rhoton 教授体系化的显微神经解剖学下载终于就要和大家见面了。

2. 分享传播

缅怀 Rhoton 教授可以有多种形式。其中，分享传播 Rhoton 教授的经典作品、体系化作品，让这些作品方便可及，让这些作品拥有更多受众，极具意义，值得去做。

3. Rhoton 解剖视频听译系列

众所周知，上海新华医院神经外科唐寅达博士，曾在"神外资讯"推出 Rhoton 解剖视频听译系列。此系列主要是颅底解剖培训内容。笔者认为，为了更好地学习理解此系列，应进行 Rhoton 显微神经解剖学体系化阅读，尤其应精读 Rhoton 后颅窝解剖系列文献、颞骨解剖系列文献。

三、Rhoton 教授体系化的显微神经解剖学

Rhoton 教授四十年科研专注于显微神经解剖，著作等身，硕果累累。多数同道公认，其体系化的作品主要是以下内容。

（1）后颅窝显微神经解剖与手术入路系列。

The Posterior Cranial Fossa: Microsurgical Anatomy and Surgical Approaches, *Neurosurgery*, 2000.

（2）幕上部分显微神经解剖系列，详见 2002 年 *Neurosurgery* 杂志增刊。

（3）颞骨解剖与手术入路系列。

Anatomy and Surgical Approaches of The Temporal Bone and Adjacent Areas, *Neurosurgery*, 2007.

第三节
致敬 Juha 教授一

一、眶上外侧入路

众所周知，Juha（尤哈）教授的技术标签之一便是眶上外侧入路。Juha 大师运用此入路成功开展对嗅沟脑膜瘤、鞍结节脑膜瘤、颅咽管瘤、床突旁动脉瘤、前交通动脉瘤等疾病的手术治疗。

Samii 教授宣讲的额外侧入路与 Juha 教授的眶上外侧入路基本内核是相同的。如何深刻理解 Juha 教授的眶上外侧入路？笔者认为，应站在欧洲神经外科史的高度，特别应理解 20 世纪后半叶欧洲神经外科界的主流思潮。其中便有瑞士苏黎世大学 Yasargil 翼点入路的传播与演化。

斯洛文尼亚 Dolenc 教授通过切断眶颧，将翼点入路的骨窗向前外侧、向下方拓展，并使用眶颧开颅前床突磨除技术，将翼点入路演化为眶颧 Dolenc 入路。

芬兰赫尔辛基 Juha 教授则通过将翼点入路的骨窗缩小、前移，骨窗后界在外侧裂，将翼点入路演化成眶上外侧入路。Juha 教授有时会磨除眶顶突起的骨质，以便增加显露，减轻额外侧牵拉。

二、再谈眶上外侧入路

Juha 教授应用眶上外侧入路切除颅咽管瘤，主要通过第二间隙将病变向外前方牵拉，逐步分块切除肿瘤。应用眶上外侧入路切除颅咽管瘤，在病例选择上需注意以下几点。

（1）病变接受首次手术切除，无先前不当治疗遗留的损害。没有经历 P³² 内放疗，没有经历伽玛刀治疗。这样的病例，肿瘤边界粘连较轻，易于分离、切除。

（2）肿瘤质地较软，不硬韧，钙化少。应学会观察 CT、MRI 等，综合影像评估，了解肿瘤质地。

（3）术者具有沿蛛网膜界面操作的高超本领。这样的分离牵拉才相对安全。

国际学术交流中，要学会分析大师所展示病例的特点。只有这样，选择合适的病例，我们使用大师倡导的入路，模仿大师的操作，才不至于盲目，才有助于成功。照搬无用，活学活用。

三、颞下入路

众所周知，基底动脉顶端动脉瘤开颅夹闭常用手术入路有 Yasargil 翼点入路、Drake 颞下入路。Juha 教授曾向 Drake 教授学习。

Juha 施行的颞下入路：①切口走行自然、柔滑，颇具抛物线之美；②骨窗位置及大小，类似耳前直切口颞下入路的显露，有利于 Labbe 静脉的保护；③使用迷你夹将切开的小脑幕卷起固定。

国内专家多在小脑幕切开后切除部分小脑幕，而 Juha 教授则将小脑幕切开后卷起，术毕再放下小脑幕，实现小脑幕解剖复位。有人将此做法比喻为"卷珠帘技术"。这体现着对人体结构的爱护，也体现着 Juha 的手术境界。

通过温习 Juha 的眶上外侧入路与颞下入路，不禁联想到多年以来学界有关"锁孔技术、小骨窗开颅"的争论。笔者赞同这样的观点，即锁孔技术、小骨窗开颅，不是微创理念的目的，而是微创理念的结果。

四、病变包裹一侧颈内动脉

1. 妙用 Sundt 夹

例如，鞍上脑膜瘤将一侧颈内动脉包裹，术中颈内动脉破裂，出血汹涌，此时应用 Sundt 夹有助于控制出血。

2. 使用多普勒，测定血流状态

既要控制术中出血，又要预防术后脑梗死。也就是既着眼当下紧急处理（控制出血），也着眼未来的神经康复（预防梗死）。步步推进，步步确实。

Juha 教授处理包裹颈内动脉的病变，多在术前准备 Sundt 夹，术中使用多普勒超声。成功出色的外科工作来自精心的手术设计，以及切实可行的风险应对。

另外，若应用经鼻内镜技术切除包裹颈内动脉的病变，如何术中防控颈内动脉损伤出血？提前将颈内动脉斜坡段显露，以备临时阻断用。

五、再从 Sundt 夹谈起

芬兰赫尔辛基 Juha 教授在手术室常备 Sundt 夹，以应对颈内动脉破裂之处理。美国芝加哥 Ausman 教授从事颅内动脉瘤开颅手术三十余年，亦常使用 Sundt 夹进行颈内动脉巨大动脉瘤的手术处理。美国亚特兰大 Barrow 教授针对颈内动脉血泡样动脉瘤，常使用包裹、直角夹夹闭技术。

其实，Ausman、Juha、Barrow 均是擅长脑血管外科的大师级教授。如何对颈内动脉破裂出血有效防控，反映出大师的手术境界。

作为神经外科医师，谁不担心术中颈内动脉破裂。防胜于治，做好手术预案，颈内动脉近端显露充分，以备必要时临时阻断。

第四节
致敬 Juha 教授二

一、Juha 教授简历

笔者的文献资料库中有一本 2009 年出版的精品图书，名曰 *Practical Handbook of Neurosurgery From Leading Neurosurgeons*，其血管部分开篇便是 Juha 教授撰写的 *Principles of microneurosurgery for safe and fast surgery*。文末的 Juha 教授简历引起笔者极大的学习兴趣。笔者读罢，谈两点感想。

1. Juha 教授站在巨人的肩膀上继续努力

Juha 教授曾师从 Yasargil 教授、Drake 教授。

众所周知，Yasargil 教授与 Drake 教授，皆是擅长颅内动脉瘤手术的大师级教授。从动脉瘤开颅入路角度，Yasargil 教授主要贡献是采用翼点经侧裂入路处理前循环动脉瘤；Drake 教授则是采用颞下入路处理基底动脉尖动脉瘤。

Juha 教授，承继大师智慧、大师技艺，站在巨人的肩膀上继续努力。典型的例证便是：Juha 教授的眶上外侧入路，是基于 Yasargil 教授翼点入路的新发展。

2. Juha 教授四十余年勤勉，至今依然奋斗在路上

Juha 教授自 1979 年在赫尔辛基从事神经外科以来，四十余年勤勉，四十年余笔耕不辍，四十余年的基本总结尽在 Juha 教授手术理念——简单、干净、快速、安全。

观其学习生涯，Juha 教授曾在二十余家神经外科中心学习、访问。真可谓集众家之长，方立尤哈之说。

笔者读其简短简历，不禁感慨：显微神经外科医师，十年入门，二十年成熟，三十年谈艺，四十年培养一代大师。

2018 年 05 月，Juha 教授来到河南省人民医院全职工作。若干年后，当我们再读 Juha 教授的简历时，在中国的这段工作经历将是 Juha 教授的重要经历，这也是 Juha 教授事业发展的新阶段。

二、Juha 教授手术理念

Juha 教授手术理念简单、干净、快速、安全。

1. 简单

Juha 教授倡导的眶上外侧入路，淋漓尽致地体现着"简单"的理念。一刀到底至颅骨，皮肌瓣一并翻起，颞线钻孔、单孔开颅等，处处体现着"简单"。简单必然实现"快速"。

2. 干净

无血视野（bloodless fields），此理念并非 Juha 教授首次提出。早在 20 世纪 70 年代，以 Yasargil 教授为代表的显微神经外科先驱们便已强调无血视野、无血手术了。Juha 教授是贯彻"无血理念"的杰出代表。Juha 教授倡导的"干净"应理解为"无血"。

3. 快速

在笔者掌握的文献中，文章标题出现"fast surgery"字眼的只有 Juha 教授一人。Juha 教授认为，实现快速，需要两个基本前提：娴熟的显微神经外科技术，以及良好的团队合作。因而，Juha 教授特别强调应加强手术人员的显微神经外科技术培训，以及加强团队协作。管中窥豹，枚举一处。Juha 教授团队的时间管理已经细化到器械的摆放、传递，以利于缩短手术时间。

4. 安全

不伤害原则（Do no harm）是医学发展的伦理根基。任何先进的手术理念都应建立在保证安全的基础之上。那么，如何做到安全？这其实又回到了上述的内容：加强培训，提高技艺；优质管理，团队协作。

简单、快速是 Juha 教授在手术干净、安全基础之上着重表达的新亮点。

三、Juha 教授与 Yasargil 教授、Drake 教授

众所周知，Yasargil 教授自 1993 年在苏黎世大学神经外科退休后，应 Al-Mefty 教授邀请来到美国阿肯色州小石城神经外科工作，开启事业发展的新征程，为北美乃至全球的神经外科发展继续贡献力量。笔者认为，Yasargil 教授的赴美工作一定程度上推动了北美颅底外科协会的发展与壮大。

Juha 教授于 1973 年在苏黎世大学医学院获得博士学位。恰在同年（1973 年），Yasargil 教授执掌苏黎世大学神经外科，成为科室主任。Juha 教授是 Yasargil 教授的优秀学生之一。学生仿效老师，以老师为榜样。Juha 教授在赫尔辛基退休后，虽已古稀之年，但是精神矍铄、精力充沛，志向更是壮心未已、远在万里。现应河南省人民医院的诚挚邀请，来到新时代的伟大中国，开启事业发展的新征程！

Juha 教授也是 Drake 教授的学生。Drake 教授推进了颞下入路的应用发展，并以擅长后循环动脉瘤夹闭术闻名于世。Juha 教授在会议发言时经常提到已经过世的老师 Drake 教授。在 2018 年中国脑卒中大会，Juha 教授发言时使用的一张图片便是 Drake 教授。

第四章

神经外科风云人物系列

第一节
Vinko V. Dolenc 教授

一、首届海绵窦论坛（卢布尔雅那）

2017 年 12 月，Kawase 教授应天津海河颅底论坛的邀请，如约再次来到中国。Kawase 教授的演讲题目依然是成就其一生的岩前入路。只不过本次演讲重点是岩前入路的历史。其中一张幻灯，笔者深感具有收藏价值，具有史学意义。此幻灯标注为：1986, First Cavernous Sinus Symposium in Ljubljana, organized by Dolenc。

笔者这样理解此张幻灯。

（1）Dolenc 教授是首次海绵窦病变论坛的组织者、召集人，其在海绵窦病变处理的学术地位显赫。自 1986 年至今，三十余年回头看，Dolenc 教授确实一直活跃在颅底外科学术领域，特别是在海绵窦区、中央颅底区病变的处理。

（2）1985 年，Dolenc 教授首先报告硬膜外前床突磨除技术。恰在同年，Kawase 教授首次报告岩前入路。Dolenc 三角与 Kawase 三角，从临床应用角度，可以看作是在相同年份、各自发展，一个从前方，一个从后方，共同指向海绵窦病变处理。

（3）记住 Dolenc 教授什么呢？从 Dolenc 教授的图书 *Anatomy and Surgery of the Cavernous Sinus* 谈起，应记住以下几点。

① 一个解剖名词，即 Dolenc 三角。Rhoton 教授称之为床突三角。

② 一个颅底区域概念，即中央颅底区。

③ 一种颅底磨除技术，即前床突硬膜外磨除技术。

二、Dolenc 教授与前床突磨除

Vinko V. Dolenc 教授的文章：**Evolution from the classical pterional to the contemporary approach to the central skull base**，值得仔细阅读、体会。文章讲到前床突磨除时，特别强调：视柱是前床突的一部分。视柱需要原位磨除，而非暴力撕拽。撕拽视柱，极有可能造成颈内动脉损伤。Dolenc 教授多数情况下施行硬膜外磨除前床突，这一点值得我们注意。

三、Dwight Parkinson 教授

Dolenc 教授高度赞赏 Parkinson 教授在海绵窦病变处理方面做出的贡献。现简要介绍 Parkinson 教授。

文章 Dwight Parkinson, M.D., 1916-2005，*J Neurosurg*, 2005, 103: 1105-1106. 是一篇非常好的人物传记性史学文章。

据此文可知，于 1965 年 Parkinson 教授开展治疗颈内动脉 - 海绵窦瘘，成绩显著、闻名于世。1981 年，Parkinson 教授结束了为期三十一年的科室主任工作。退休后的 Parkinson 教授转向教学与研究。Parkinson 教授长期致力于鞍旁海绵窦解剖研究，主要成果有 "Parkinson 三角" 的命名与利用。Parkinson 三角（滑车神经下三角）是鞍旁海绵窦十余个三角中命名较早的三角。

1981 年，Parkinson 教授退休的时候，德国 Samii 教授参与创建的国际颅底协会才刚刚成立。截取时间横断面，研究颅底外科发展史，笔者得出这样的认识：Parkinson 教授，其实是颅底外科的先驱历史人物。

Parkinson 教授是海绵窦直接手术的先驱。早期的海绵窦直接手术探索如同打开 "潘多拉" 魔盒，引发了海绵窦手术的串串争议。应该说，这些争议促进了海绵窦显微解剖的研究。海绵窦三角命名的竞赛不断上演，高潮迭起。竞赛的结果使得争议转变为共识。海绵窦十余个解剖三角的确立，使神经外科医师知道如何安全进入海绵窦，以及如何利用深部手术间隙。

历史的车轮滚滚向前，向着新发展、新成就前进。当前，广大同道早已不再惧怕进入海绵窦，而且有时还把海绵窦作为手术通道的一部分。经海绵窦入路夹闭基底动脉尖动脉瘤，便是很好的例证。

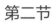

第二节
George J. Heuer 教授

文章 George J. Heuer: forgotten pioneer neurosurgeon at The Johns Hopkins Hospital, J Neurosurg, 2002, 96: 1139-1146. 是一篇非常好的研究额颞入路的史学文章。笔者谈几点读后感。

（1）约翰霍普金斯医院是北美地区现代神经外科的主要发源地之一。熟悉医学史的同道都知道，Johns Hopkins 其实也是现代医学的圣殿之一。大名鼎鼎的 William Halsted 曾在该院任外科主任。腹股沟疝修补术、加强后壁修补之 Halsted 法，这是必学必考、必须掌握的内容之一。

Harvey Cushing，在 William Halsted 教授指导下完成住院医师培训。Harvey Cushing 在神经外科声名早著，这与 William Halsted 教授的支持是密不可分的。

（2）Walter Dandy 教授与 Harvey Cushing 教授在工作上存在竞争关系，在相处中存在关系紧张。从师承 Harvey Cushing 着眼，Walter Dandy 可以被视为 George J. Heuer 的师弟。但是，Walter Dandy 与 George J. Heuer 亦是存在工作竞争、相处紧张。现大体回顾一下 George J. Heuer 工作经历中的主要时间节点。

1912 年，Harvey Cushing 教授离开巴尔的摩，赴波士顿履新。

1912 年至 1914 年，George J. Heuer 执掌约翰霍普金斯神经外科。两年科室主任，时间不算很长。

1914 年，第一次世界大战爆发，George J. Heuer 远赴欧洲战场。

1918 年，第一次世界大战结束。

1919 年，George J. Heuer 返回约翰霍普金斯，其内心期望重新执掌神经外科。但是时过境迁。George J. Heuer 在欧洲战场时期，Walter Dandy 已被任命为科室主任。

（3）额颞开颅　在文章 The history of neurosurgery and its relation to the development and refinement of the frontotemporal craniotomy, *Neurosurg Focus*, 2014, 36(4): E12. 谈道："由于 Heuer 参加第一次世界大战，远在法国，不方便（或不能）撰文，为了不影响撰文出版，外科主任 Halsted 教授遂敦促（或命令）Dandy 应尽快总结 Heuer 的额颞入路经验。"也就是 Dandy 总结了 Heuer 的工作，并首先撰文发表额颞入路。

在文章 George J. Heuer: forgotten pioneer neurosurgeon at The Johns Hopkins Hospital, *J Neurosurg*，2002, 96: 1139-1146. 谈道："在 1912 年至 1914 年，尽管 Heuer 与 Dandy 因工作关系而密切合作，但之后的两篇文章却引发了 Heuer 与 Dandy 关系紧张、甚至敌意。"是哪两篇文章呢？正文中没有说明。笔者认为，应是附录文章。

Heuer GJ: An operation of hypophyseal tumors. Exhibition of case. *Bull Johns Hopkins Hosp*, 1915, 26: 54.

Dandy WE: A new hypophysis operation. *Bull Johns Hopkins Hosp*, 1918, 29: 154-155.

纵观人类科技史，牛顿与莱布尼茨有关微积分创立优先权之争，是一场著名的学术专利权之争。Walter Dandy 与 George J. Heuer 围绕额颞入路，产生分歧、隔阂，甚至敌意。

先前，笔者曾表达这样的观点：手术入路的首先报告者，不一定是该手术入路的首创实践者。Walter Dandy 是额颞入路的首先报告者；George J. Heuer 是额颞入路的首创实践者。

笔者认为，Walter Dandy 在 George J. Heuer 额颞开颅的基础上，将其骨瓣缩小，切口隐于前额发际内，是额颞入路发展史上的大事件。Walter Dandy 拉开了额颞入路需注意整形美容操作的序幕。接下来，Gazi Yasargil 教授将在面神经颞支保护、颞肌处理等方面继续做文章。

笔者将 Harvey Cushing、George J. Heuer、Walter Dandy 称为"约翰霍普金斯神经外科三人组"。1912 年，当 Harvey Cushing 作为冉冉升起的明星离开 Johns Hopkins 履新波士顿时，George J. Heuer 与 Walter Dandy 都表达了跟随 Cushing 一同前往的良好意愿。这两位学生未能如愿。"约翰霍普金斯神经外科三人组"最终解体。

倘若"三人组"一直团结走下去，或许，北美神经外科的历史将是另一番景象。或许，也将不会有 Harvard 神经外科系统与 Johns Hopkins 神经外科系统一度存在的隔阂。

学科历史，神经外科那些事儿，其实很有趣，很玄妙。

第三节
日本颅底外科风云人物

世界颅底外科风云变幻，人才辈出。日本颅底外科，群星闪耀，影响世界。笔者遴选四位日本颅底外科专家进行简要介绍，分别是：Sugita 教授、Hakuba 教授、Kawase 教授、Fukushima 教授。尽管 Fukushima 教授曾长期在美国工作，本篇依然将其视为日本颅底外科明星成员之一。

以上四位教授，总体具有什么共性特点？笔者谈几点认识。

一、临床神经解剖研究（实用神经解剖研究）

具体表现在以下几点。

（1）鞍旁海绵窦解剖研究　如 Kawase 三角、Hakuba 三角、Fukushima 三角等。

（2）中颅窝底菱形区研究　菱形区，包括 Kawase 三角、Fukushima 三角。这里的 Fukushima 三角也可称为 Day 三角，即内听道前三角、内听道后三角。

（3）Fukushima 教授　颈内动脉分段逆血流七分法。

（4）Fukushima 教授　乳突外三角、乳突内三角、Macwen 三角。

（5）岩骨斜坡区临床解剖等。

在四位教授中，Fukushima 教授是继 Sugita 教授之后，最具颅底解剖热情、最具争先命名意识、最具学术表现意识的大师级教授。

二、显微器械发明者

1973 年，Mayfield 和 Kees 教授发明 3 钉固定的 Mayfield 头架；1978 年，Sugita 教授发明 4 钉固定的 Sugita 头架。Sugita 头架至今仍在广泛使用。

Sugita 动脉瘤夹、Yasargil 动脉瘤夹、Spetzler 动脉瘤夹，这三套动脉瘤夹在临床经常使用，共同谱写出动脉瘤夹的应用历史。详见文章 Aneurysm clips, *J Neurosurg*, 2003, 98: 638-641.

Sugita 牵开器、Fukushima 牵开器，这些处处显示着日本颅底外科专家"器械发明者"的身份标签。

三、手术入路的探索者、完善者

Hakuba 入路，即扩大中颅窝底入路。此入路并非 Hakuba 教授首先报告，也并非 Hakuba 教授首创应用。但是，扩大中颅窝底入路确实因 Hakuba 教授的改进与推广，被多国神经外科医师所熟悉并应用。渐渐地，"Hakuba 入路"的称谓也随之诞生。

Kawase 入路，也称岩前入路。但是，此入路的核心技术岩尖磨除则最早是由美国洛杉矶神经耳科 House 团队应用报告。如果研习磨钻使用的历史，House 教授的工作排在先驱位置，功不可没。

经岩入路，无论是岩尖切除、迷路切除，还是迷路后切除，日本颅底外科专家的研究目的，大体为以下几种。

① 实现从中颅窝向后颅窝的突破。

② 实现幕上下联合。

③ 实现岩骨斜坡区良好显露。

④ 实现脑干腹外侧、脑干腹侧的显露等。

日本颅底外科专家充分承继耳鼻喉侧颅底的研究思路，着眼岩骨处理，从中颅窝推进（如 Hakuba 入路、Kawase 入路），挺进岩斜区，这是日本颅底专家的群体特征之一。

四、挑战自我，技术全面

这四位大师级教授具有不畏困难、挑战自我的工作精神。千锤百炼，练就一身本领。技术全面，因而在处理复杂疑难颅底病变时，游刃有余、如鱼得水。

Sugita 教授在日本长野信州大学任神经外科主任期间，处理众多复杂的颅内肿瘤、脑血管病变。Sugita 教授堪称是开颅手术治疗颅内动脉瘤的大师级教授。

Fukushima 教授亦是技术全面，不但擅长颅底肿瘤（尤其是海绵窦、岩斜病变），还擅长脑血管搭桥。Fukushima 搭桥分为以下几种。

Ⅰ型搭桥：颈内动脉 C6 段与 C3 段搭桥。

Ⅱ型搭桥：颈外动脉与颈内动脉 C6 段颞下搭桥。

Ⅲ型搭桥：颈外动脉与大脑中动脉 M2 段隐静脉搭桥。

笔者曾在《颅底外科学习随笔：终极之问》中提到颅底外科的工作内容：除颅底肿瘤外，还包括颅内动脉瘤、颅底创伤、脑神经疾病等。笔者这样的行文思想从哪里来？从学习大师们的文献中来，从临床工作总结中来。颅底外科大师级教授必然是多种颅底技术综合运用的能手。技术全面，艺不压身。

五、成就大师之路

仅从国际撰文发表的角度，浅谈"大师的养成"。日本颅底外科专家，总体具有以下几点内容。

（1）英文写作、国际发表，让知识在世界传播，特别是在欧美英语国家传播。例如，1978 年 Sugita 撰文 A newly designed multipurpose microneurosurgical head frame. Technical note. *J Neurosurg*, 1978, 48: 656-657. 文章详细介绍 Sugita 头架。

又如，1985 年，Kawase 撰文 Transpetrosal approach for aneurysms of the lower basilar artery. *J Neurosurg*,1985, 63: 857-867. 文章系统阐述岩前入路。

第二次世界大战后，世界的科技中心由欧洲转至美国。日本颅底外科专家英文撰文在美国神经外科协会主流杂志发表，无疑有助于向美国、北美乃至全世界的同行推介自己。

（2）极强的首发意识、专利意识。日本颅底外科专家在海绵窦十余个解剖三角的命名竞赛中，表现出极强的首发意识、知识产权意识。海绵窦曾被喻为"无人区"。但是，谁抢先注册命名，便是谁的专利。

（3）时间沉淀，历史的累积、强化，造就大师气象。Sugita 头架已有四十年历史。介绍 Sugita 头架的文章不断被引用，不断在国际会议展示，影响着一代又一代的神经外科医师。历史的累积，正不断强化着 Sugita 教授的大师冠名。

Kawase 三角，Kawase 入路，也是类似的情形。自 1985 年至今，三十余年过去了，Kawase 教授越来越以"世界颅底外科大师"的身份标签出现在众多的国际会场。

几点共性分析之后，看看四位教授的花絮片段。

1. Sugita 教授

Sugita 教授成名于 20 世纪 70 年代，与 Malis 教授、Sundt 教授、Jannetta 教授等齐名并列，是显微神经外科的先驱之一。Sugita 教授也被视为日本神经外科的元老级教授。曾举办 AANS-Sugita 国际研讨会，这足可见 Sugita 教授的国际影响力。临床神经解剖研究，首推 Sugita 教授的工作。

2. Hakuba 教授

Sugita 教授闻名世界之时，Hakuba 教授在 20 世纪 70 年代末才刚刚开始学习神经外科。Hakuba 教授最初并非神经外科医师。Hakuba 教授曾师从 Malis 教授。Hakuba 教授的主要学术贡献有 Hakuba 入路、乙状窦前经部分迷路入路等。

3. Kawase 教授

有关 Kawase 教授、Kawase 三角、Kawase 入路，笔者在本书中多次提及，此处不再赘述。

4. Fukushima 教授

在这里，主要谈 Fukushima 教授对 Kawase 三角的看法。

（1）Kawase 三角，并非 Kawase 教授本人命名，而是由 Fukushima 教授命名。

（2）1985 年，Kawase 教授报告岩前入路；1986 年，Fukushima 教授命名 Kawase 三角。先有岩前入路，后有 Kawase 三角。

（3）注意区分解剖学概念，如菱形区与 Kawase 三角，Kawase 三角仅是菱形区的一部分。

（4）岩前切除，最早由美国洛杉矶神经耳科 House 团队报告。之后，Kanzaki 教授在报告扩大中颅窝底入路时，又进一步阐述了岩前切除。按照 Fukushima 教授的说法，Kawase 教授仅是首先在神经外科移植应用了岩前切除技术。

第四节
Harvey Cushing 教授

从管窥经蝶入路历史入手，浅谈 Harvey Cushing 教授。

一、以小见大，管窥学科历史

曾有西方学者提出：经蝶入路的发展史，可以视为现代神经外科发展历史的一个缩影。此处，笔者想谈谈自己的认识。

（1）现代神经外科发展史，如果以人物为主线，当首推 Harvey Cushing 教授。Harvey Cushing 教授是经蝶入路的先驱，也是经蝶入路的主要贡献者之一。

（2）在 20 世纪前半叶，经蝶入路经历了萌动探索、初步发展、发展受挫等阶段。在 20 世纪后半叶，经蝶入路则逐步迎来大发展，逐步走向广泛应用。从经蝶手术到扩大经蝶探索；从手术显微镜到经鼻内镜使用；从病变影像切除到垂体功能保护等，这些都是经蝶入路探索取得的进步。

（3）自 20 世纪 60 ～ 70 年代以来，通过贯彻显微神经外科理念，借助显微神经外科技术，显微镜经鼻蝶入路取得跨越式发展。经鼻蝶入路与手术显微镜、显微器械深部操作、鞍底重建技术等，密不可分，融合一体。

（4）经蝶入路与其它入路比较，其历史悠久，内容丰富，入路评价曾鲜明对立。在 21 世纪，经蝶入路不断出现新发展、新气象。运用经鼻内镜技术，施行眼动脉瘤夹闭术，这早已不是技术神话。南昌大学洪涛教授曾有学术报告：内镜经鼻入路前循环动脉瘤夹闭术初探。

笔者认为，按时间先后顺序，垂体腺瘤手术入路发展演化大体经历：经颅手术阶段、经蝶手术阶段、再次经颅手术阶段以及目前的再次经蝶手术阶段。在这里需注意的是，这四个阶段不是简单的彼此替代关系。这是因为经颅手术与经蝶手术相伴互补，只不过在某个时代内，大家更多的倾向开颅或者倾向经蝶而已。

这便是笔者对经蝶入路历史学习的基本总结。在学习具体的手术入路历史时，要注意培养整体观、大局意识。

有关垂体病变切除，从手术入路历史角度，普遍认为是以下过程。

① Victor Horsley 医师在 1889 年首先报告了经颅入路（经额）切除垂体腺瘤。

② Schloffler 医师在 1906 年首先采用经蝶入路切除垂体病变。

③ Cushing 医师采用唇下经蝶入路。Hirsch 医师采用经鼻蝶入路。Cushing 医师与 Hirsch 医师都是探索经蝶入路的先驱人物。

④ 随着 Cushing 医师对经蝶入路的态度转变，从大力提倡到负面评价、搁弃，经蝶入路于 1929 年进入没落时代。

⑤ Guiot 医师与 Hardy 医师致力于显微镜经蝶技术的应用。经蝶入路自 20 世纪 60 年代末起，开始逐渐使用显微神经外科技术。

⑥ 在 20 世纪 80 年代，已有扩大经蝶入路的探索。

⑦ 在 20 世纪 90 年代，已有经鼻内镜垂体外科的探索。

学习具体入路历史时，阅读文献，需注意体味字里行间，思索其"欲言又止"之意味。学会在阅读中产生疑问，并需尝试建立自我智识。例如，经蝶入路的复兴，为何等待了近四十年的时光？

笔者认为，部分原因是以下几点。

① Cushing 以及 Cushing 主导的学会，在特定的历史阶段对经蝶入路持有负面评价。

② 自 20 世纪 60 年代起，逐步进入显微神经外科时代。显微神经外科技术，促进了经蝶入路的复兴与发展。

③ 等待了四十年。显微神经外科时代姗姗来迟了吗？这需要辩证看待。

再来看 Cushing 教授的基础研究。神经外科大师 Harvey Cushing 教授是如何与诺贝尔奖得主、著名生理学家 Ivan Petrovich Pavlov（巴甫洛夫）教授相遇相知的？

Harvey Cushing 教授也是研究垂体病理生理的先驱。从基础到临床，从垂体生理到垂体外科，这是逻辑与历史的统一。Harvey Cushing 教授谱写了这段光辉历史。

从历史来看，优秀的神经外科医师历来都是医疗、教学、科研，三者协调发展。

二、溯本求源，阅读原始文献

笔者认为，硕士、博士研究生毕业后，应坚持每周阅读 2 篇英文文献。每年 100 篇，坚持至少 10 年。相信有 1000 篇英文文献的阅读量，这样的医师也便具有了新生代行业翘楚的基本资质。

不是我们读得太多，而是我们读得太少。阅读促使我们谦虚。

溯本求源，阅读原始文献至关重要，这也有助于我们理清知识脉络，培养史学思维，建立学科的宏大叙事思考。那些二次解读的文献，有时偏颇，有时断章取义。

余秋雨先生曾著有《千年一叹》。笔者面对现代神经外科史，一叹再叹，深感有太多的内容需要了解，需要研究。让我们在学科历史的长河中，徜徉、敬畏。让我们在学科历史的星光璀璨中，感受我们的黯淡与无知。

第五节
Spetzler 教授与冯栋侠教授

——2018 深秋中国行

一、Robert F. Spetzler 教授

1. Spetzler 教授简历

Spetzler 教授是享誉世界的神经外科大师。有关 Spetzler 教授的简历，已有很多文章介绍。其中，较有影响力的文章是北京三博脑科医院雷霆医师的手笔：《向 Dr. Spetzler 致敬！写在 Barrow Neurological Institute 成立 55 周年之际》。现简要复习一二。

1962 年，John Green 医师创建巴洛神经外科研究所。

1983 年，Spetzler 教授担任巴洛神经外科主任。

1986 年，Spetzler 教授担任巴洛神经外科研究所主席。

1986 年，Spetzler-Martin 动静脉畸形分级。

1987 年，海绵状血管瘤的磁共振表现。

2017 年，Spetzler 教授在巴洛神经外科研究所成立 55 周年之际宣布退休。

笔者结合相关资料，在此谈两点认识。

（1）Spetzler 教授与巴洛神经外科研究所的关系　Spetzler 教授并非巴洛神经外科研究所的创建者。Spetzler 教授的出色工作与卓越领导使得巴洛神经外科研究所从小到大，从弱到强，并逐步突显动脉瘤、动静脉畸形等治疗特色，进而享誉国内外。

巴洛神经外科研究所"从无到有"是 John Green 医师的贡献。巴洛神经外科研究所"从有到强"是 Spetzler 的贡献。

（2）世界神经外科大师地位的逐步确立　1986 年是 Spetzler 教授事业发展的重要时间节点。从学术上，发表 Spetzler-Martin 动静脉畸形分级；从管理上，担任巴洛神经外科研究所主席，直至 2017 年退休，可谓三十一年兢兢业业，三十一年辉煌历程。1986 年，奠定 Spetzler 世界神经外科大师的雏形。

历史的累积，时间的沉淀，逐步养就大师气象。Spetzler 教授之 Spetzler-Martin 动静脉畸形分级实际是致力于建立行业标准，致力于理念引领。三十一年，白驹过隙，飘逝如烟。世界各国神经外科医师，在临床实践中不断运用 Spetzler-Martin 动静脉畸形分级，在科研撰文中不断引用 Spetzler-Martin 动静脉畸形分级，历史的累积、强化，逐步养就 Spetzler 教授的大师气象。

凡事，皆需循序渐进。大师风骨，岂是一日练就！

2. Spetzler 教授讲学

Spetzler 教授在西京医院的发言题目为 *My Evolution in Skull Base Surgery*。Spetzler 教授表达的观点：①从大骨瓣开颅，到小骨瓣开颅；②从使用牵开器，到无牵开器技术运用；③眶颧开颅的个体化设计；④减少经岩入路使用，多使用乙状窦后入路；⑤远外侧入路小骨瓣开颅。

Spetzler 教授在北京大学医学部的发言题目为 *Management of deep seated Cavernous Malformations*。Spetzler 教授表达的观点：①脑干海绵状血管瘤，应考虑外科切除；②合理选择手术入路；③充分显露；④借助影像导航定位、术中最小牵拉组织；⑤掌握相关解剖，选择微创的径路。

Spetzler 教授两次精彩发言给笔者留下深刻印象，至今回味。用两个关键词进行总结：无牵拉技术及充分显露。学习手术入路其实就是在学习显露。显露，是系统工程，是团队任务。

3. 向 Spetzler 教授学习

（1）显微神经外科技术　Spetzler 教授首先是一位显微外科技术卓越的神经外科医师。Spetzler 教授与其他神经外科大师（Yasargil、Drake、Sugita、Juha）的不同点之一：在动脉瘤开颅手术之外，Spetzler 教授还对动静脉畸形的处理做出巨大贡献。

大师多爱发明。例如，Yasargil 动脉瘤夹、Drake 动脉瘤夹、Sugita 动脉瘤夹、Spetzler 动脉瘤夹等。Juha 教授目前也在研制动脉瘤夹。

（2）行业标准、理念引领　Spetzler 教授又是一位优秀的学者、学者型医师。Spetzler-Martin 动静脉畸形分级，无论是过去，还是现在，一直被视为评估处理脑动静脉畸形的"行业标准"。历史将铭记那些建立行业标准的医师，铭记那些经得起时间考验的行业标准。

Spetzler-Martin 动静脉畸形分级体现着功能区保护理念。近十余年来，国内学术交流会场常有"功能区手术"专题。其实，早在 1986 年问世的 Spetzler-Martin 动静脉畸形分级就已经显露出功能区保护的理念。

Simpson 脑膜瘤切除分级、Spetzler-Martin 动静脉畸形分级，已经在世界各国神经外科广泛应用着。Samii 听神经瘤分级正在逐步推广着。

（3）巴洛神经外科研究所　Spetzler 教授更是一位优秀的管理者，一位优秀的医学教育家。巴洛神经外科研究所有今日之辉煌，离不开 Spetzler 教授的掌舵指引。依托巴洛神经外科研究所，Spetzler 教授及其团队培养了众多来自全球的神经外科医师。

二、冯栋侠教授

冯栋侠教授，知名专家、学者，美国 Texas 大学颅底外科中心主任。冯教授在西安举办的颅底手术入路解剖培训班，可谓盛况空前、反响热烈。

冯栋侠教授主要讲授了 5 个手术入路：①额眶颧入路；②岩前入路；③极外侧入路；④乙状窦后经天幕入路；⑤双额开颅、基底 - 纵裂 - 终板入路。

笔者认真聆听了冯教授的精彩讲座。笔者现结合自身工作体会，从词汇"latetal"着眼，发散思考，大体谈谈颅底外科手术入路培训。

（1）前外侧入路培训（Anterior lateral approach）　主要指眶颧入路培训。在眶颧入路中，需讲到三种技术：①眶颧开颅前床突磨除技术；②眶颧开颅经海绵窦入路；③眶颧开颅岩尖磨除技术。

（2）侧方入路培训（lateral approach）　主要围绕岩前入路进行培训。这其中需讲到硬膜外岩尖磨除、硬膜内岩尖磨除。无论哪种磨除方式，均需讲到内听道定位，因为岩尖磨除的后界不超过内听道。

（3）后外侧入路（Posterior lateral approach）　主要指乙状窦后入路、乙状窦前迷路后入路的培训。施行乙状窦前迷路后入路应掌握 Trautman 三角磨除技术。保护面神经、迷路等，体现对功能的重视。

（4）极外侧经髁入路（Extreme far lateral approach）　主要需讲到骨膜下分离、椎动脉 V3 段移位、枕髁磨除等。在枕髁磨除过程中，需考虑舌下神经管是否需要开放或已经开放的问题。

从颅底外科培训角度，笔者始终认为侧颅底入路（包括经岩入路）是学员最难理解的内容。

冯栋侠教授是全国中青年神经外科医师的榜样。冯教授声名早著，硕果累累。现推荐阅读经典巨著 *Schmidek & Sweet Operative Neurosurgical Techniques*, Chapter 38: Tumor involving the Cavernous Sinus，本章海绵窦肿瘤手术治疗便是冯栋侠教授参与编写。

熟悉冯栋侠教授的神经外科同道都知道出国发展前的冯教授，已经在国内拥有令人敬佩的学术成就。但是，冯教授不断挑战自己，不断激发更加优秀的自己，向世界级优秀神经外科专家不断努力。

十年光阴，弹指一挥。冯教授目前已是美国 Texas 大学颅底外科中心主任。很多同道都知道赴美访学、访问，相对容易。但是扎根发展却十分困难。冯教授做到了扎根发展，其中之艰辛，想必只有冯教授自知也。

冯栋侠教授与 Fukushima、Spetzler、Al-Mefty 等教授有着紧密的学术合作，多年的友好交往。2018 深秋，Spetzler 教授与冯栋侠教授的中国之行引起西北、华北、甚至全国神经外科界极大的反响。

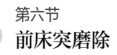

第六节
前床突磨除

——Masahiko Wanibuchi 教授

一、attached 与 supporting

2005 年 01 月，*Neurosurgery* 刊发 Rhoton 教授的文章 Microsurgical Anatomy and Approaches to the Cavernous Sinus，其中有如下几句话，值得反复体会。

The anterior clinoid process is attached to the cranial base at three sites: first, to the lesser sphenoid wing; second, through its anterior root, which forms the roof of optic canal; and third, through its posterior root or optic strut, which forms the floor of the optic canal.

Drilling the lesser sphenoid wing extradurally detaches the clinoid from the lesser wing, and the other attachments are released by opening the optic canal roof and drilling the optic strut.

根据 Rhoton 教授，前床突在颅底有三处附着分别是：蝶骨小翼、视神经管顶壁、视柱。磨除前床突就是游离这三处附着的过程。此处笔者想表达的重点不是如何磨除前床突，而是其英文用词的精彩。

Rhoton 教授前后使用词汇 "attached" 及 "detaches"，用词之考量，前后平行之对比，押尾韵之阅读美感，令笔者拍案叫绝。

相应地，让我们再看看日本学者撰文时的用词。

2005 年 05 月，*Journal of Neurosurgery* 刊发 Akio Noguchi 的文章 Extradural anterior clinoidectomy，其中也有几句话，值得体会。

The *extradural anterior clinoidectomy* procedure coupled with the opening of the optic sheath was introduced into the neurosurgical armamentarium in *1985 by Dolenc.*

One can safely disengage the ACP from its three supporting structures: the lesser wing of the sphenoid bone; the roof of the optic canal; and the optic strut.

日本学者 Akio Noguchi 在讲述前床突磨除时，使用的词汇是 Supporting。三个支撑结构分别指蝶骨小翼、视神经管顶壁、视柱。

描写相同的内容，各自的用词实有细微差别。Rhoton 教授使用的 Attached，汉译为"附着"，有从上向下观察前床突的意味；而日本 Akio Noguchi 使用 Supporting，汉译为"支持、支撑"，有从下向上观察前床突的意味。

前床突是颅底骨质的一部分。理解词汇 Supporting，理解前床突的支撑组成。硬膜外磨除前床突，眶颧入路与翼点入路比较，眶颧入路手术轴向更低，更利于观察前床突的各个组成部分。

想到 Rhoton 解剖学的学习，从学习解剖图片走向学习 Rhoton 教授的文字，这是学习的深入，是学习的高级阶段。仅看解剖图片或仅看图片注释，是远远不够的。

硕博研究生、青年医师，专业英语如何学？笔者认为，精读 Rhoton 解剖学文献，便是一个很好提高英语水平的途径。

请大家思考 Albert L. Rhoton 教授的文章 Microsurgical Anatomy and Approaches to the Cavernous Sinus，其中提到中床突的概念，那么中床突是否也属于前床突的支撑结构呢？前床突与中床突，有时参与构成颈内动脉床突环。

二、前床突磨除的步骤

外科操作讲究先后层次、先后顺序。不同的先后层次、先后顺序安排体现着不同的手术理念。前床突磨除步骤化是量化思维的延伸。

Akio Noguchi 的文章——Extradural anterior clinoidectomy，用硬膜外前床突磨除的 10 个步骤进行衡量，分别比较。

（1）1985 年，Dolenc 教授采用翼点入路前床突磨除方法。

（2）1994 年，Day 教授采用眶颧入路前床突磨除方法。

（3）1997 年，Yonekawa 采用翼点入路前床突磨除方法。

（4）2005 年，Akio Noguchi 采用眶颧入路前床突磨除方法。

日本学者确实具有量化精神、比较意识。Akio Noguchi 将前床突磨除步骤化，并与其他专家的前床突磨除方法进行比较，该研究值得我们关注。

日本北海道札幌医科大学 Masahiko Wanibuchi 医师是 Fukushima 的学生之一，曾著有图书 *Photo Atlas of Skull Base Dissection*。Masahiko Wanibuchi 医师施行硬膜外前床突磨除时，将前床突磨除也分为 10 个步骤，分别是：①切开眶脑膜韧带；②磨平眶外侧壁；③切开眶上裂附近的硬膜；④确认前床突基底；⑤磨空前床突的中央区域；⑥磨除前床突的外侧（动眼神经侧）；⑦磨除前床突的内侧（视神经侧）；⑧游离视柱；⑨去除前床突的尖；⑩去除残留的视柱。

三、硬膜内前床突磨除与硬膜外前床突磨除

无论过去还是现在，何时选用硬膜内前床突磨除，何时选用硬膜外前床突磨除，这样的讨论、争论，此起彼伏，没有胜利者。

来自西雅图的 Laligam N. Sekhar 教授在给文章 Refinement Of The Extradural Anterior Clinoidectomy: Sugical Anatomy Of The Orbitotemporal Periosteal Fold. *Neurosurgery*, 2007, 61[ONS Suppl 2]: ONS179-ONS186. 进行评论时表达这样的观点：对于前床突附近的动脉瘤处理，建议使用硬膜内前床突磨除。

来自凤凰城的 Robert F. Spetzler 教授在给此文章进行评论时，表达类似的观点：眼动脉瘤处理，建议使用硬膜内前床突磨除。

Vinko V. Dolenc 教授是前床突磨除的权威大家。此文章的评论部分，其压轴之作便是来自 Dolenc 教授。Dolenc 教授认为，硬膜内前床突磨除处理血管病变是极其危险的。因而，针对血管病变应避免使用硬膜内前床突磨除。

请有志于学的同道仔细体会 Sekhar 教授、Spetzler 教授以及 Dolenc 教授的观点，体会他们观点的不同之处。

第七节

Carolina Martins 教授

2018 年 06 月 29 日至 07 月 01 日，天津环湖医院隆重举办 Rhoton Society 首届学术会议。此次会议，高手云集，内容丰富精彩，盛况空前。

一、理解特定词汇 "Rhoton Society"

1. 纪念 Rhoton 教授为显微神经外科发展做出的巨大贡献

从历史来看，北美神经外科曾有 Cushing 学会（Cushing Society）。Cushing 学会是美国神经外科协会（AANS）的早期形态。至今，美国神经外科协会的图标仍有 Cushing 教授的肖像。

词汇 Rhoton Society 有仿效词汇 Cushing Society 之义。

众所周知，1999 年，*Neurosurgery* 杂志评选的世纪人物分别是 Cushing 教授与 Yasargil 教授。但是，Yasargil 教授成名于欧洲，其工作开展主要在瑞士的苏黎世。

若是仅仅着眼北美区域、拉丁美洲区域，Cushing 教授之后，除去 Dandy 教授以外，哪位教授最具世界影响力呢？论及世界影响力以及对显微神经外科发展的巨大贡献，笔者认为 Rhoton 教授享此荣誉，当之无愧。

特定词组 Cushing Society 以及 Rhoton Society，显露着北美神经外科界发展历程的时代划分思潮。

2. 纪念 Rhoton 教授为显微神经解剖发展做出的巨大贡献

单词 Society，词典解释为 particular large group of people who share laws, organizations, customs etc，志同道合的特殊群体。

Rhoton Society，其狭义理解是有志于显微神经解剖的研究群体。再狭义些理解是指解剖工作具有 Rhoton 解剖风格的专家群体。

3. 学术联谊会、学术交流平台、学术团体

单词 Society 亦有俱乐部之义。特定词组 Rhoton Society，也可理解为 Rhoton 俱乐部、Rhoton 联谊会。

Rhoton 解剖实验室已培养百余名访问学者。Rhoton 教授的学生虽遍及多个国家，

但主要在日本、北美、拉丁美洲。Rhoton 教授真可谓桃李满天下。创建 Rhoton 俱乐部，增进友谊，推广学术。美国斯坦福医院的 Miranda 教授、天津环湖医院的佟小光教授则是优秀的召集人。

二、Rhoton Society 的优秀成员——Carolina Martins 教授

来自巴西累西腓的 Carolina Martins 教授早年师从 Evandro de Oliveira 教授，后又师从 Rhoton 教授。在这次环湖医院主办、佟小光教授主持的会议上，Carolina Martins 教授，其知识女性的端雅、精彩的演讲内容，给笔者留下深刻印象。

见面如同闻名。笔者在几年前建立文献资料库时就曾存有 Carolina Martins 教授的文章、讲座视频等。例如，Carolina Martins 教授的精彩视频 *Microsurgical Anatomy Applied to Sellar Surgery*。

另外，在本次会议上，Carolina Martins 教授的演讲题目之一为《硬脑膜动脉显微解剖》，可谓精彩、精致，不容错过。笔者愿推荐该题目的英文原文: Microsurgical Anatomy Of The Dural Arteries. *Operative Neurosurgery*, 2005, 56: ONS-211.

第五章

神经外科历史研究

第一节
中国神经外科史一

推荐赵克明教授供稿、赵以成教授撰写的《中国神经外科发展的简单经过》，此文发表在中华神经外科杂志 2013 年 3 月第 29 卷第 3 期。笔者读罢此文，感慨万千，谈几点学习体会。

一、院所模式

文中记载，中苏友好时期，苏联政府于 1954 年 10 月派阿鲁秋诺夫教授来我国，目的是帮助中国设立一个神经外科研究院。阿鲁秋诺夫教授系苏联三大神经外科研究院负责人之一，既有卓越的神经外科临床及研究经验，又有组织此种研究院的宝贵经验。

可以看出，新中国神经外科学科建设从赵以成教授时代，一开始就在摸索建立医院与研究所相结合的模式、临床与科研相结合的模式。1960 年建成北京市神经外科研究所，赵以成教授兼任所长。

此模式得到延续，尊敬的王忠诚院士曾担任天坛医院院长、研究所所长。几十年来，各区域神经外科中心大体也是延续了院所发展模式。

新中国神经外科事业在临床实践的同时，科研探索的脚步，从未停歇。当代神经外科医师要临床与科研并举，继承光荣传统。仅搞临床不搞科研，或者仅搞科研不搞临床，都是有悖传统，终将被职场竞争淘汰，被历史潮流淘汰。

二、专业组发展模式

自 1960 年创建北京市神经外科研究所以来，该所逐步设置神经组胚、神经生理、神经生化、神经病理等研究方向。天坛医院神经外科临床则逐步分为颅脑外伤、肿瘤、小儿和脊髓等专业组。

根据 2008 年 02 月王忠诚院士的文章《怀念我的老师赵以成教授》记载：实践证明，老师的决策是高屋建瓴的，在神经外科发展过程中技术专业化更有利于人才培养和学科进步，北京市神经外科研究所是我国第一个神经外科研究机构，开创了神经外科临床与基础研究相结合的新时期。

专业组发展模式，人才脱颖而出。如天坛医院小儿神经外科，先后有白广明教授、罗世琪教授、马振宇教授、张玉琪教授等；颅底脑干组有张俊廷教授、张力伟教授、吴震教授等；脊柱脊髓组有杨俊教授、王贵怀教授等等。

自 1949 年起，新中国七十余年神经外科发展史，各区域神经外科中心大体也是延续了专业组发展模式。

笔者认为，当代中青年神经外科医师经历宽广的基础培训后，要致力于专业组的发展模式。即使没有明确分组，自身也要有重点地学习文献，有重点地参会交流，有重点地关注科室病例。

三、赵以成教授对行业现象的忧虑

赵以成教授是中国神经外科杰出的奠基人，《中国神经外科发展的简单经过》中有几句话值得我们深思："……当时医学院毕业的青年不顾从各方面出发而为人民服务，不肯选择神经外科学为终身工作，认为难学又无什么前途，不如选其他科门，学习二、三年即可成为专门人才。至 1936 年协和医学院领导始有训练此科工作人员一人的计划。认为应有神经内科，包括神经解剖、生理及病理为基础，配合一般外科熟练的技术，始能更好地进攻神经外科学，此为当时多数人所不能理解。同时还警告从事神经外科者必须有坚强的意志，因工作上经常是失败多而成功少……"。

据此看来，新中国成立前的医学生很少选择学习神经外科。新中国成立后，有志于从事神经外科专业的医师依然明显不足。

改革开放伊始，80 年代初期依然严重缺乏神经外科医师。熟悉石祥恩教授的同道都知道，那时石教授从事神经外科是因为工作的医院神经外科极其缺少医师，石教授是被外科主任派到神经外科方向的。石教授从事神经外科，一路热爱，乃成大家。缺少神经外科医师，此种现象，在 21 世纪的今天依然没有明显改观。

开启新时代。在此，鼓励优秀的医学生投身神经外科事业。

四、《怀念我的老师赵以成教授》

神经外科医师需要铭记九月三十日。纪念与回忆王忠诚院士。让我们从王忠诚院士 2008 年 02 月在《中华神经外科杂志》发表的文章《怀念我的老师赵以成教授》读起，从一个侧面感受王忠诚院士那"慎终、追远、厚德"的高贵品质。

五、《忆尊师——赵以成教授》

推荐赵雅度教授在 2008 年 02 月《中华神经外科杂志》发表的文章《忆尊师——赵以成教授》。让我们再次体会新中国神经外科事业前辈对自己的老师赵以成教授的缅怀与感恩；让我们再次体会那"慎终、追远、厚德"的高贵品质；让我们熟悉那些珍贵的老照片并镌刻于脑海，这是新中国神经外科事业的珍贵记忆。

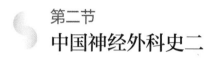

第二节
中国神经外科史二

一、历史起点

赵以成教授所撰写的《中国神经外科发展的简单经过》一文，由赵克明教授供稿，发表在《中华神经外科杂志》2013 年 3 月第 29 卷第 3 期。文末的专家点评栏由北京市神经外科研究所赵雅度教授撰写，其部分内容如下。

赵以成教授 (1908—1974)，福建漳州人。1934 年毕业于北京协和医学院，1938 年赴加拿大蒙特利尔神经病学研究所深造，师从神经外科、神经生理学先驱 Penfield。1940 回国后任协和医学院讲师。1943 年移居天津行医。新中国成立后，于 1952 年在天津总医院建立了国内首家神经外科。1960 年在北京建成了国内第一个神经外科研究所。他技术精湛，治学严谨，为全国培养了大批专业骨干人才，将其毕生精力献给了中国神经外科事业，被国内外誉为"中国神经外科杰出的奠基人"。

笔者认为，研究中国神经外科史，应建立"历史节点"思路。也就是阶段性划分，如新中国成立前、新中国成立后、改革开放前、改革开放后等。研究新中国成立后的神经外科史，其历史起点应从 1952 年天津总医院建立国内首家神经外科谈起。

学术交流中，有关"某某历史起点"的争论往往源于对阶段性划分没有达成共识。各自选用自己的标准，怎么能搭建对话平台。历史起点之争，实为"何为第一，何为最早"之争。

二、第一届神经外科培训班

赵雅度教授在《中华神经外科杂志》2008 年 02 月第 24 卷第 2 期曾发文《忆尊师——赵以成教授》。据此文以及中华医学会神经外科分会编纂的《中国医院神经外科发展史》可知，第一届神经外科培训班，于 1955 年由赵以成教授与苏联的阿鲁秋诺夫教授执教，在北京同仁医院举办。学员有王忠诚、赵雅度、蒋大介、杨德泰、蔡振通、柴万兴、詹名抒等。

中国神经外科史的研究，在人才培养、出国留学、设备引进、外籍专家邀请等方面，应结合当时的历史环境，结合当时的国内外形势。

1955 年，第一届神经外科培训班的举办是中苏关系友好的一个例证。但是，国与国之关系时而风和日丽，时而风雨如磐。

江西南昌刘泉开教授，在《中华神经外科杂志》2009 年 12 月第 25 卷第 12 期，曾撰文发表《髓海守望者——我的神经外科生涯》。文中记载：（1959 年以后）时间一秒一秒地流逝，中苏关系也一天一天地阴暗起来。把我们也当作炮轰的目标，兄弟成了冤家。老大哥背信弃义，一夜撤走了在中国的苏联专家，老大哥的一意孤行，在限制培养中国留学生的条件。我们成了不受欢迎的人，分期分批提前回国成了必然。于是，我们中的许多学习其他专业的同学，便带着愤怨提前回来，而我们几位神经外科研究所的同志则还算正常，按照双方协议完成了学习计划，也算画上了一个句号。但意想不到的是，我们这个第三批却成了最后一批。中苏交流友好的大门，从此尘封了 20 个春秋。

自 1955 年首届神经外科培训班开始，至 1962 年前后，在长达 7 年的时间里，中国神经外科的发展深受苏联模式的影响。那段时期，我国神经外科医师留学潮不是去欧美，也不是去日本，而是去苏联。

留学苏联，归来后，建功立业的专家代表除刘泉开教授外，还有天津总医院的李庆彬教授等。

归结为一句话：中国神经外科史的学习与研究，应结合当时的历史环境。行业发展是国家发展、社会发展的缩影。

三、宰相必起于州部，猛将必发于卒伍

纵观几十年神经外科发展史，就医师个体的成长轨迹而言，下乡锻炼、基层锻炼是必修课。必修课不及格，肯定不能提拔任用。

宰相必起于州部，猛将必发于卒伍。这就是灿烂的中华传统文化。

一代又一代的神经外科人，如果将各自的下乡经历进行整理、记录，进而汇总编纂，这将是非常有价值的中国神经外科史研究资料。

医师个人的成长经历亦可从侧面反映本行业的发展。

四、专业组发展模式与新时代要求

总体来看，在20世纪90年代中后期，各省市区域神经外科中心陆续推行专业组模式发展。经过近二十年建设后，在新时代继续推进专业组模式发展的同时，又出现新气象，例如复合式发展、复合型人才培养等。

以动脉瘤治疗为例，常有这样的情形，即介入医师不会开颅夹闭；开颅医师不会介入治疗。这必将导致治疗选择上的偏倚、失当，甚至错误。一个医师，既会开颅，又会介入，两手抓、两手硬，自身脱颖而出的同时，最终获益的将是患者。

当前，许多已经成名显微颅底外科医师正在积极地学习经鼻内镜颅底技术、血管搭桥技术。掌握经鼻内镜技术、血管搭桥技术必将有助于治疗决策的合理优化。

第三节
中国神经外科史三——学习刘泉开教授的来信

赵博士：您好！

我和你不相识，现冒昧写信给你，请你理解。

最近我在网上阅读了你的有关中国神经外科（CNS）现代史的论述文章，还引用了我的一些资料，很受启迪。年轻的你能够主动关心自己专业的历史，不忘初心，确实难得。只是你写的仅是CNS现代史的一部分。其实，任何一件事物，都有它的历程，或长或短展示在浩渺的时空里。

CNS的历史也一样，它是一条河流，有源头、有流程、有弯曲、有跌宕。我在退休之后的20多年里，也在不时饶有兴趣去探索了解CNS的长河历程，并且追踪至5000多年前的远古时代，其中有① 5000年前的"开颅"事；②《史记》里俞跗医师的"搦髓脑"；③唐初医师秦鸣鹤的"开颅出虫"的纪录等，我已写成短文，刊发在我写的《大脑纪事》（2014 年出版，江西科学技术出版社）。是耶，非耶？只有待能人去深入论证、争鸣。

其后，偷闲又看了些书刊，发现殷商年代也有"开颅手术成功案例"，且不止 1 例，皆是从颅骨之洞考研证实的。这些远古"开颅"事，算不算源头？成不成立？我也不敢断言否定或肯定。但也提示我们中国的神经外科历史是值得我们从事这一专业的后人关注留心的。CNS 应该有一个比较一致的看法，可以争鸣，但不可我行我素，因为真理只有一个。历史只有一部。

谈到 CNS 的近现代史，翻阅不少专业巨著似乎都会多少提到，但文字间似乎都有些迂回绕弯或比带一些倾向。CNS 的新中国成立后流程比较好写，我这些七老八十的老人都熟悉，只是现在仍活着、认知能力正常的不多了。这次 9 月份太原年会上可以见证。所以尽管是现代史也应抓紧时间，找一些人，开几次小、短的专题会，征集一些现身说法，更加完善自己专业的现代史，考查一下古代史。我想也是一件善事。前人总得留下一些真实史料给后代，才算完整交班。

至于近代史部分、新中国成立前旧中国的 CNS 历史，也很值得讨论。首先要有一个比较统一的认识是神经外科的定位及内涵，是以什么为基点？是科室，还是个人？如果是个体从事了神经外科疾病的处理，且有据可查，有病例档案和文章发表，那么，就有多个老前辈如关颂韬、赵以成、张查理、张同和、沈克非等，都该是中国神经外科的"拓荒者"。如果以"科室"作为底线，那就只能是 50 年代中期才是 CNS 的起跑点。我想，只要我们尊重事实，尊重历史，那么，CNS 的正史，不久一定会呈现在我们面前。

此信只作一点感言和补充。敬请批评、指正。观点可以转载。

刘泉开，2018 年 11 月 04 日于诊室

笔者的读后感：

我静静地坐在书桌旁，内心无比感动。因为我收到一封极不平凡挂号信，这封亲笔信来自南昌大学医学院刘泉开教授。刘泉开教授在 1990 年至 2002 年曾任江西省神经外科主任委员。刘泉开教授早年曾留学苏联，是江西省神经外科事业的开拓者，现已八十多岁高龄，退休二十余年。目前，刘泉开教授依然坚持出门诊，依然关注中国神经外科事业，依然关心着年轻人的成长。

前辈刘泉开教授在退休之后，二十多年来，一直关注"CNS 的历史"。先后曾有 3 篇文章，发表在《中华神经外科杂志》，它们是 2008 年 06 月的《写好中国神经外科发展史》、2009 年 12 月《髓海守望者——我的神经外科生涯》、2011 年 11 月《扬起学术争鸣的风帆》。这 3 篇文章，对于研究中国神经外科近现代史，是非常珍贵的参考资料。

八十多岁高龄，亲笔工整书写，文笔那么流畅，用词那么考究，条理那么清晰，说理那么有据，这些，令我这个年轻的无知后生深感敬仰、敬畏。刘老前辈关注到我写的《中国神经外科史学习随笔》，这更令我深受鼓舞。

当我读到"前人总得留下一些真实史料给后代，才算完整交班"之时，我不禁流下感动的热泪。这就是老一代知识分子的历史担当！这就是中国神经外科老前辈们的历史担当！

当我读到"神经外科的定位及内涵，是以什么为基点？是科室，还是个人？"之时，我不禁精神为之一振，为刘前辈的睿智而叹服！因为中国神经外科史的研究路径，既可以"个人"为主线，亦可以"科室"为主线。

当我读到"赵博士，您好！现冒昧写信给你，请你理解"，当我读到"此信只作一点感言和补充。敬请批评、指正"，我为老前辈的谦恭而感动，为老前辈的风范而感动！

当我读到信尾"刘泉开，于诊室"之时，我更是充满无限敬佩。刘老前辈视神经外科为毕生之事业！如果把神经外科仅当作职业，那么退休后，何需坚持出诊，何需关注学术交流，何需关注新媒体专业文章！

另外，刘泉开教授，在信中提出两点殷切希望：①建议神经外科学会，召开有关中国神经外科史的专题研讨会，充分发挥老专家的作用；②建议更多的中青年神经外科医师，参与中国神经外科史的学习与研究。

我辈年轻人，当有"为往圣继绝学，为万世开太平"的雄心壮志，勇担光荣历史使命，薪火相传，努力，再努力，推进神经外科事业。

祝刘泉开教授康顺！

赵英杰，2018/11/13

第四节
学习罗世琪教授的文章有感

往期杂志，是沉睡的金矿。中青年神经外科医师反复学习往期杂志文章具有重大实践意义。大体而言，当前中青年神经外科医师写文章是在现实层面应对职称晋升。而新中国神经外科事业的老前辈们写文章则是用心血书写，记录的是刻骨铭心的中国神经外科发展史，记录的是一代人的集体回忆。鼓励中青年医师反复阅读学习老前辈们的文章。

一、"忆苦思甜" 话神经外科

阅读罗世琪教授在 2008 年 11 月《中华神经外科杂志》发表的文章《"忆苦思甜"话神经外科——早期神经外科疾病诊断方法》，谈几点读后感如下。

1. 定位诊断，是神经外科早期发展阶段遭遇的主要难题

从影像学视角看定位发展史，大体经历四个阶段：①利用脑血管造影定位病变；②利用脑室充气造影定位病变；③利用 CT 检查定位病变；④利用 MRI 检查定位病变。

目前，国内的神经外科中心多数有一条科室规矩：没有近日 MRI 资料，不允许开颅。有的神经中心则更加严苛，没有本院的 MRI 资料，不允许开颅。规矩是要求大家定位准确，尤其是杜绝开错侧别。

2. 从 X 线暴露，看专家梯队

可以这样说，长期暴露在 X 线下，依靠血管造影定位、脑室充气造影定位的那些老专家，是新中国神经外科事业的先行者。

3. 从 X 线暴露，看献身奉献

那一代老专家，无论是从当时，还是从后期的身体健康，主要是受到 X 线照射的危害。王忠诚院士，因早年长期从事脑血管造影导致白细胞降低和多次肺部感染。

那些神经外科学老专家，长期暴露于 X 线下开展工作，为工作需要而献身的精神永载中国神经外科学史册！

4. 夯实基本功，寄语中青年神经外科医师

当时影像技术不发达，主要依靠临床症候学定位。那些老专家全面、认真、细致的查体，不放过任何蛛丝马迹，值得广大中青年神经外科医师不断学习。

老专家的临床基本功，如叩诊锤使用、眼底镜观察等，需要中青年神经外科医师学习并传承。

5. 重新认识 Dandy 教授

Dandy 教授的脑室充气造影定位技术，在那个时代，在世界各国广泛应用，这是对神经外科发展的巨大贡献。

二、怀念白广明医师

阅读罗世琪教授在 2009 年 05 月《中华神经外科杂志》发表的文章《怀念中国小儿神经外科奠基人白广明医师》，谈几点读后感如下。

1. 重视中国神经外科史的学习

当前，中青年神经外科医师，强化英文学习，轻视中文提高；强化阅读英文文献，轻视阅读中文文献；关注国外"大师"，却不了解中国的老专家。

正如罗世琪教授文中寄语：青年医师应当知道一点中国神经外科的历史，并从中了解创业之艰难和汲取一些有益的经验，使之成为激励自己前进的动力。

2. 感恩前辈

罗世琪教授撰文怀念白广明医师，是在缅怀自己的老师。师恩，永世难忘。喝水不忘挖井人，行路不忘铺路人。

中国老一代专家，慎终、追远、厚德的精神要传承下去。当前的中青年医师，要学会感恩，在感恩中工作。感恩，使得我们工作有定力，有发展。

三、下丘脑错构瘤治疗

阅读罗世琪教授在 2009 年 04 月《中华神经外科杂志》发表的文章《下丘脑错构瘤治疗选择的建议》，谈几句读后感如下。

众所周知，小儿神经肿瘤多位于鞍区、第三脑室、松果体区、第四脑室等中线区域，因此中线区肿瘤选用中线入路，合乎逻辑，是应有之义。

做合格小儿神外医师，必须掌握中线手术入路，例如，额底 - 纵裂入路、胼胝体 - 穹隆间入路、枕下经小脑幕入路、枕下后正中入路等。

颅脑中线区肿瘤，可选用中线手术入路。但是，前外侧入路等（如翼点入路），仍大有用武之地。翼点入路并不过时，适合绝大多数下丘脑错构瘤的切除，也适合一些颅咽管瘤的切除等。

四、笔者对小儿神经外科的几点认识

1. 小儿神经外科的患者数量继续保持递增趋势

这是因为：①妇产、围生医学的进步，新生儿存活率提高，小儿脑瘫、儿童癫病等数量也相应增加；②现代影像技术的提高，影像检出率增加，比如早期发现的无症状先天性神经畸形；③二胎政策、医学进步、家属要求积极治疗的社会心理等，使得小儿神经外科患者的数量将逐年递增。

2. 强调首诊治疗的规范性

首诊治疗规范具有十分重要的意义。争取让患儿接受最佳治疗，而非接受医师个人仅会的治疗。例如，脑干背外侧局限生长的占位病变，首诊应考虑施行手术切除，而非姑息性分流手术。医师和患者均需知道风险与价值同在。

3. 小儿神经外科面临"过度诊疗、诉讼频发"等诸多问题

以癫痫起病，影像发现的蛛网膜囊肿为例，许多单位在没有仔细评估是否存在因果关系的情况下施行囊肿腹腔分流，术后囊肿影像学短期完美，但是却不能缓解癫痫。诊疗方向偏移，分流并发症不断涌现，争议纠纷不断。

4. 有关儿童脑积水、蛛网膜囊肿的治疗，是应用脑室腹腔分流手术，还是应用脑室镜手术，仍将是讨论的热点

慎重选择分流管植入性手术。实属必要时可施行脑室腹腔分流手术、腰大池腹腔分流术。应积极尝试脑室镜手术。脑室镜第三脑室底造瘘、透明隔造瘘、导水管成形等，这些脑室镜常用技术，可使很多脑积水患者获益。

5. 弥漫性脑干胶质瘤，我们能做些什么

医师应力争有所作为，不建议消极对待。在指南与个体化之间寻求平衡。虽然影像诊断提示弥漫性脑干胶质瘤，但影像诊断不能替代病理诊断。随着理念革新和技术进步，那种没有病理诊断便开展试验性放化疗的处理，已经在临床实践中越来越少见了。

通过机器人脑干病变活检或立体定向脑干病变活检，获得病理诊断，可为放化疗提供依据，并有利于提高治疗的精准性。

许多治疗选择，诸如影像随访、立体定向活检后外放疗、立体定向电极毁损、分流手术，抑或开颅活检、肿瘤部分切除等，以上种种治疗措施，我们要三思而后行。

6. 针对儿童患者，因鼻腔狭小等因素，应稳妥开展经鼻内镜手术

不可冒进，不可急于求成。认真进行颅底重建，尽最大努力减少脑脊液鼻漏的发生，预防逆行性颅内感染。

7. 从镇痛与镇静，从耐心与爱心，看从医境界

针对小儿患者，做 MRI 检查或行腰穿时，常需镇静与镇痛。此时，神外医师要有足够的耐心。越有耐心，就越有爱心。神经外科医师也要学会观察患儿，掌握诊疗节奏，以便诊疗工作顺利进行。

8. 小儿神经外科不是成人神经外科的翻版

要重视小儿的全身状况，做好围手术期处理。高度重视小儿补液、先天性心脏病、血液系统疾病、全麻后肺部感染、心力衰竭等诊疗。

9. 临床科研标书

鞍区病变手术、松果体区病变手术、脑干病变手术，这些是小儿神经外科的讨论热点。因此，临床科研标书要突出如下重点：下丘脑功能保护、深部引流静脉保护和（或）脑干功能保护。

10. 医师的社会责任

做好健康筛查工作，必要时治疗时间窗前移。遵守核心医疗制度，理性选择治疗方案。降低病死率、病残率。为患儿谋健康，为家庭谋福祉，为国家谋未来。

11. 巨大缺口

当前，极缺儿科医师，更极缺小儿神经外科医师。呼吁出台相关政策扶植，呼吁提高儿科医师的待遇。鼓励医师从事小儿神经外科专业。

第五节
听神经瘤外科治疗的历史及其它

推荐阅读：

1. Madjid Samii, Surgery of Cerebellopontine Lesions, 2013, Springer, Chapter 1 History of Cerebellopontine Angle Surgery.

2. Nicholas C. Bambakidis, Surgery of Cerebellopontine Angle, 2009, BC Decker Inc, Chapter 1 Historical Perspectives.

3. Anil Nanda, Principles of Posterior Fossa Surgery, 2012, Thieme, Chapter 1 Surgery of the Posterior Cranial Fossa: Historical Aspects.

4. Mahdi Malekpour, Making the "inoperable" tumors "operable": Harvey Cushing's contributions to the surgery of posterior fossa tumors, *Neurosurg Focus*, 2014, 4(36).

5. Aaron A. Cohen-Gadol, Inauguration of pediatric neurosurgery by Harvey W. Cushing: his contributions to the surgery of posterior fossa tumors in children, *J. Neurosurg: Pediatrics*, 2004, 2(100).

笔者将以上 5 篇专著文献进行梗概，再结合其它相关文献，拓展思考一二。

据笔者所查，文献标题为"听神经瘤外科治疗历史"的文章少之又少，十分罕见。但是，在后颅窝手术、桥小脑角区手术的相关专著文献中，开篇却又常常以"听神经瘤手术史"为蓝本，进而阐述后颅窝病变手术史、桥小脑角区手术史。

谈及听神经瘤的外科治疗史，国内同道常常参考德国汉诺威 Madjid Samii 教授的专著 *Surgery of Cerebellopontine Lesions*。该专著已被陈立华教授、张洪钿教授翻译，详见《脑桥小脑角区病变手术学》。品读 Samii 教授版桥小脑角区手术史，笔者认为有以下几点值得读者思考。

（1）针对桥小脑角区手术入路 耳科医师的经侧方迷路入路与神经外科医师的经后外侧枕下入路，几乎同时起步，彼此各自发展。从历史上来看，针对听神经瘤切除，耳科医师与神经外科医师同时起步，各自迈进，发展至今，不存在彼此替代。只是在行进的方向上，彼此存在不同。

神经外科医师，在后外侧方向上实现桥小脑角区显露。从切除小脑半球外侧脑组织，到保护小脑半球、减轻小脑牵拉，再到无牵开器技术，始终在后外侧方向上发展行进是基本特点。

耳科医师，在侧方方向上实现桥小脑角区显露。1895 年，德国耳科医师 Albert Jansen 施行首例迷路切除术。1912 年，荷兰乌德勒支市 Franciscus H. Quix 医师首次使用经迷路入路切除听神经瘤。但是，由于照明、解剖、器械等因素的时代局限，经迷路入路切除听神经瘤在长达半个世纪的历程中，陷入低迷状态，并未得到广泛认可应用。直至 20 世纪 60 年代美国耳科医师 William F. House 才将经迷路入路焕发出勃勃生机并发扬光大。对于经迷路入路的发展，磨钻的使用发挥重要作用。

（2）Samii 教授——桥小脑角区外科治疗史的阶段划分。

① Ⅰ period——description of CP angle tumors and first attempts at surgery.

② Ⅱ period——improvement of the surgical outcome and introduction of the standard of complete tumor removal.

③ Ⅲ period——development of operative techniques to preserve the facial nerve。

④ Ⅳ period——modern period of function preserving safe CP angle surgery。

以上分期其实也是听神经瘤外科治疗史的阶段性分期。有必要指出，听力保护由来已久。听力保护理念不是在Ⅳ period才出现的新气象。比如，1954 年，Elliot 医师与 McKissick 医师首次报告了枕下入路听神经瘤切除听力保护的成功案例。通常认为，1957 年，Theodore Kurze 医师实施首例显微镜神经外科手术。自 1957 年以后，迎来显微神经外科时代。何谓"modern period"，即从显微神经外科开展算起，进入 Samii 教授所说的现代阶段。

一种理念，由来已久；一项技术，由来已久。只不过是在某一个阶段，该理念技术才得以大力发展。学科历史常常呈现出思想认知先行，临床实际行为相对滞后的特点。突破时代技术条件的限制，必然迎来先进理念的大力贯彻。

读者理解桥小脑角区外科治疗史的阶段划分，要体会其中的"模糊性准确"，要建立四个阶段的连续性统一认识。硬性分割，割裂看待，便是形而上学，便是背离唯物辩证法。

（3）Samii 教授对经迷路入路、经岩入路、中颅窝入路的态度　Samii 教授是神经外科大师。无论是在其学术著作，还是在学术会议宣讲，他都不推崇侧方的经迷路入路、经岩入路，也不推崇中颅窝入路。意大利耳鼻喉侧颅底大师 Mario Sanna 教授，曾有专著 *Atlas of Acoustic Neurinoma Microsurgery*，该书则主要介绍经迷路入路、经中颅窝入路切除听神经瘤，相应地用很少篇幅介绍乙状窦后入路。

围绕某一疾病，打破学科界限，建立全貌性整体认识，是新时代多学科协作医学模式的必然要求。读者在阅读大师们的著作时，要考虑到每个大师自身的局限，争取建立全面客观的认识。不因大师自身的喜好而影响我们的判断与行为。

Samii 教授版桥小脑角区外科治疗史，使用欧洲的素材权重较大。在回顾欧洲专家的历史贡献时，又是似乎偏重于德国专家的历史贡献介绍。

在这里需要引起注意的是，有关神经外科历史，欧洲学者常常重点谈及欧洲学者对世界学术的贡献，相应地在一定程度上弱化了北美学者的学术贡献。北美学者则常常轻描淡写欧洲学者的贡献，转而浓墨重写北美学者对世界学术的贡献。选取 Harvey Cushing 教授与 Dandy 教授的贡献，进行重点论述，更是多数北美学者的行文惯例。

欧洲学者与北美学者，两者既有"同根统一"意识，也有"分家独立"意识。因而，在学术论著的撰写上，特别是围绕历史章节的撰写，欧洲学者与北美学者都表现出既有彼此顾及，又有明显的各自侧重。

从人类科技发展史来看，自 20 世纪以来，特别是自二战以来，美国逐渐成为世界的科教中心。科教中心在哪里，学术话语权便在哪里。Cushing 教授与 Dandy 教授的历史贡献能够在世界范围广泛传播并影响深远，与美国处于世界科教中心的地位有关系。但是，一部现代神经外科史，不应仅是北美现代神经外科史。北美不能代表世界。

现针对听神经瘤外科治疗史，笔者谈几点认识。

（1）体位　法国神经外科先驱 Thierry De Martel 医师（1875—1940）率先采用坐位（半坐位）进行后颅窝手术。坐位（半坐位）在欧洲神经外科历代医师中得到传承。Samii 教授大力宣讲半坐位听神经瘤切除，其实是在弘扬欧洲神经外科的文化传统。

北美神经外科大师 Harvey Cushing (1869—1939) 采用侧俯卧位进行后颅窝手术。侧俯卧位在北美神经外科得以传承。亚洲国家神经外科，以中国、日本为例，在近几十年来，多是跟进北美、效仿北美。

从历史上来看，欧洲与北美，各自有各自的体位选择，各自延续各自的文化传统。平行发展，不存在彼此替代的问题。半坐位与侧俯卧位，体位之争是不应该存在的争论。从哲学上来看，凡事皆有两面，各自有其优缺。

相信未来在我国神经外科界，半坐位听神经瘤切除将呈现出小幅增长趋势。有关半坐位的利弊，笔者在讲解乙状窦后入路时已有详细阐述，在此不再赘述。

神经外科医师与麻醉医师进行有效沟通、加强彼此合作，有助于半坐位手术的推广。从管理层面进行改革，区域大型神经外科中心配有自己的麻醉医师，也将有助于半坐位手术的推广。

（2）后颅窝手术（包含桥小脑角区手术）开展的必要准备　开展后颅窝病变手术有赖于三个必要准备：体位、显露、呼吸管理。没有上述三个准备，手术技巧讨论将无从谈起。

体位是具体手术入路的重要组成部分。绝大多数讲解手术入路的章节及文献，常常从体位讲起。中青年神经外科医师常常重视"头位"，却忽略"体位"。体位包括头位、肢体摆放等内容。

从发育进化角度，越是重要的结构，越是需要坚硬的铠甲保护。枕部发达的肌群、厚且坚硬的枕骨，保护着重要的脑干、小脑。从开颅显露角度，后颅窝开颅的历史折射出开颅动力设备的应用发展。从咬骨钳轴节的精心设计，到电钻、磨钻的动力参数优化，处处体现着后颅窝骨质处理的进步。在这里，仅是从骨质去除角度，看待后颅窝显露的历史演变。

复习后颅窝病变手术历史文献，或多或少会谈及呼吸的管理，如体位与气管插管的方式，又如术中呼吸管理，再如术后呼吸支持、气管插管拔除指征等。从近些年的多个版本的专家共识来看，论及后颅窝、颅底脑干、桥小脑角等，也常常设置呼吸管理的内容。

听神经瘤手术历史的研究，可以从多个侧面展开，如体位的历史、显露的历史、呼吸管理的历史等等。多个侧面彼此融合交叉，构成宏阔丰满的听神经外科治疗史。

（3）后颅窝病变手术空间的开放与拓展　用历史的眼光回顾过去、立足现在、预测未来，理顺后颅窝病变手术空间的开放与拓展脉络，其实也是复习听神经瘤的外科治疗史。实现良好显露的历程，充满着艰辛探索。多种途径的综合利用，方可实现良好显露。听神经瘤手术体现着多重技术的应用。

显露的途径主要有：①体位与重力利用，如采取半坐位，有利于释放脑脊液，有利于减少出血积滞脑池；②幕上脑室穿刺，如Cushing教授使用枕角穿刺技术，释放脑脊液，进而帮助后颅窝的显露；③后颅窝脑池利用，如Rhoton教授专门有后颅窝脑池章节介绍；④分块切除、瘤内减容，利用肿瘤通道推进手术进程；⑤磨除后颅窝的骨性隆起，如道上结节、颈静脉结节等；⑥向上突破小脑幕至中颅窝，向下切除寰椎后弓至颅颈交界；⑦根据情况选择枕下双侧骨瓣、过中线的枕下骨瓣、枕下单侧骨瓣等等。

听神经瘤的外科治疗史，应体现出后颅窝（含桥小脑角区）手术空间的开放与拓展进程。

（4）听神经瘤切除开颅骨瓣的演化变迁　Cushing教授采用枕下双侧骨瓣开颅，术中不追求肿瘤全切，以期能够保护面神经，并减少术后并发症。笔者认为，枕下双侧骨瓣开颅是符合那个时代技术发展的产物，其优势如下。

① 探查后颅窝双侧，减少漏诊。那年那月，医学影像技术尚不发达，没有CT，更没有MRI，只有X线平片。术前仅有的影像检查不能完全排除双侧听神经瘤。枕下双侧骨瓣开颅，探查后颅窝双侧，自然有利于减少漏诊。因此，早期的后颅窝开颅术，其骨瓣设计，含术中探查寻找病变之义。

② 骨瓣下界至枕骨大孔后缘，便于开放枕大池，释放脑脊液，进而有利于桥小脑角区的显露。

③ 充分牵开小脑，实现桥小脑角区显露。在Cushing时代，磨钻尚未得以发明应用，那时的枕下乙状窦后开颅，并不强调乙状窦的显露，也不强调外侧方向的乳突骨质切除。那么，行枕下大骨瓣，去除颅骨限制，扩大牵开小脑的空间，便是自然而然的临床行为了。

Dandy 教授采用枕下单侧骨瓣开颅，术中追求实现肿瘤全切。但是，Dandy 教授认为，切除听神经瘤过程中，将不可避免地损伤面神经，因而 Dandy 坦然接受术后面瘫的发生。

从历史进程来看，Dandy 教授的枕下单侧骨瓣是顺应历史发展潮流的，代表着先进的方向。巨人站在巨人的肩膀上。Dandy 教授最初也是效仿 Cushing 教授行枕下双侧骨瓣，之后才加以改进施行枕下单侧骨瓣。

（5）听神经瘤手术入路的历史　乙状窦后入路的历史、经迷路入路的历史、经岩入路的历史等，在此不再复习。至于听神经瘤分级、内听道后壁磨除、面听神经保护、小脑前下动脉及其分支保护、人工耳蜗植入等内容，也是听神经瘤外科治疗史的重要组成部分，笔者在此不再展开讨论。

第六节
脑膜瘤外科治疗的历史

一、Harvey Cushing 时代以前的脑膜瘤外科治疗史

1536 年，瑞士医师 Felix Plater 首次采用文字形式描述脑膜瘤；1730 年，法国医师 Antoine Louis 首次采用图绘形式描述脑膜瘤；1743 年法国医师 Francois Quensay、德国医师 Kaufman-Heister Crellius 首次尝试外科治疗脑膜瘤；1813 年，意大利医师 Andrea Vcca Berlinghieri 首次阐述脑膜瘤与外伤的相关性；1835 年，意大利医师 Zanobi Pecchioli 首次全切颅内脑膜瘤 1 例；1864 年，英国医师 John Cleland 阐述脑膜瘤发生与蛛网膜颗粒的关系；1885 年，意大利医师 Francesco Durante 成功全切除嗅沟脑膜瘤 1 例；1887 年，美国医师 Robert Fulton Weir 进行美国的首次尝试切除脑膜瘤；1887 年，美国医师 William Keen 完成美国的首次成功切除脑膜瘤 1 例；1902 年，美国费城医师 Milis 和 Pfahler 首次对脑膜瘤进行影像描述。1905 年，美国医师 Harvey Cushing 为伦纳德·伍德（Leonard Wood）将军实施脑膜瘤切除；1922 年，Harvey Cushing 提议使用"meningioma"一词为规范的学术术语。

笔者认为，应重视针对节点式人物意大利医师 Francesco Durante 的研究与考证。围绕 Francesco Durante 是否为史上第一位成功切除脑膜瘤的医师仍存争议，仍需探讨。

在专著 Al-Mefty's Meningiomas，就曾有这样的表述：Durante's success in the total resection of an olfactory groove meningioma in 1885 began paving the way for treatment of meningiomas，其中文大意为，1885 年，Francesco Durante 成功全切嗅沟脑膜瘤 1 例，开创了脑膜瘤外科治疗的先河。

意大利医师 Francesco Durante，是历史上目前有证可查的成功切除颅底脑膜瘤的第一人。这样的理解，似乎更确切。在杂志 Neurosurgery，曾有史学文章——Francesco Durante: The History of Intracranial Meningiomas and Beyond，对 Francesco Durante 的生平以及其对脑膜瘤治疗所做出的贡献进行了详细地描述。详见 Neurosurgery，2006，59: 389-396。在这篇文献中，Francesco Durante 医师施行嗅沟脑膜瘤切除术的时间是 1884 年 06 月 01 日。在 Al-Mefty 脑膜瘤专著中，该例嗅沟脑膜瘤切除术的时间是 1885 年，存在时间上的细微差异，需要引起注意。

现将此例嗅沟脑膜瘤病例进行简要复习。

患者表现：女性，35 岁，嗅觉丧失、记忆障碍、左眼外凸 1 年余。运动、痛温觉正常。诊断：左侧颅内肿瘤，破坏嗅神经、压迫额叶、侵入眶内。

手术情况：氯仿麻醉。切口自左眶内侧，向上沿发际，弧形向外下，至左颞部。额眶骨瓣，大小约 5cm²。肿瘤位于左侧前颅窝，并沿筛板上方向右生长。肿瘤侵及硬膜，呈分叶状，苹果大小，重约 70g。眶顶受压，未见骨质破坏。左额叶受压移位。肿瘤基底附着于颅底硬膜。小心切除肿瘤，术中出血不多。术腔留置引流管 1 根，经肿瘤侵蚀形成的筛窦破口、左鼻孔引出。手术历时 1h。

术后情况：术后清醒，无手术并发症。术后第 4 天，停用鼻腔引流管。术后 15 天，患者出院。术后 3 个月，患者嗅觉功能、高级神经功能逐步恢复。

1884 年 09 月，Francesco Durante 医师在佩鲁贾举行的外科协会大会上，对此嗅沟脑膜瘤病例做了报告。1887 年，杂志《柳叶刀》（The Lancet）发表了此嗅沟脑膜瘤病例。1887 年 09 月，在华盛顿哥伦比亚特区举行的世界医学会外科分会大会上，Francesco Durante 医师又将此病例进行了大会报告。

1896 年 03 月，该患者因肿瘤复发行二次手术切除，术后病理为硬膜纤维肉瘤。患者术后恢复良好。对此例患者的最后一次报告是在 1905 年。

Francesco Durante 施行的此例嗅沟脑膜瘤手术，在脑膜瘤外科治疗史上具有重要意义。基于如下几点：①根据嗅觉减退、记忆障碍等临床表现，外科医师独立确诊患者疾病；②首次治疗硬膜内病变；③颅底病变，而非凸面病变；④病变是脑膜瘤，病理性质明确；⑤首次将不连续的颅骨碎片进行骨成形术；⑥根治性切除，术后 12 年内没有复发。

二、Cushing 时代脑膜瘤外科治疗史

1999 年 11 月，杂志 Neurosurgery，刊发文章——Neurosurgery's Man of the Century: Harvey Cushing-The Man and His Legacy。Harvey Cushing 教授被评选为 20 世纪神经外科世纪人物。Cushing 教授在现代神经外科学术的诸多方面发挥着重大作用，做出了很多重要的学术贡献。Cushing 教授也是脑膜瘤外科治疗史上的重要节点式人物。

1922 年，Cushing 教授提出应按照肿瘤的组织起源规范学术命名，首次创造性使用"meningioma"一词。当时，针对"脑膜瘤"的描述命名，多种多样，杂乱无章。"Meningioma"一词的规范使用，无疑有利于学术发展。

1938 年，Cushing 教授推出经典巨著《脑膜瘤：分类、局部特性、生长史、外科治疗效果》（*Meningiomas: Their Classification, Regional Behaviour, Life History, and Surgical End Results*）。该书堪称世纪经典，深受广大神经外科医师的喜爱。

Cushing 教授的巨著《脑膜瘤》，于 1914 年开始起笔撰写，直到 1937 年才罢笔成书，历时约 23 年。此书所用的很多临床资料是基于 Cushing 教授的 313 个脑膜瘤病例。

在这些病例中，最著名的名人病例是患有镰旁脑膜瘤的伦纳德•伍德将军。曾有人断言，伍德将军脑膜瘤的发生与其有头部外伤史有关。当然，这仅是一种推测。即使是在今日，头部外伤与脑膜瘤发生具有怎样的关联，依然也还没有弄清楚。

1910 年，Cushing 教授为伍德将军施行了镰旁脑膜瘤分期切除术。术后的伍德将军恢复良好，在十七年内没有出现肿瘤复发。1927 年，伍德将军因肢体抽搐查出肿瘤复发，遂接受再次开颅手术。不幸的是，伍德将军因术后颅内出血而过世。

Cushing 教授的巨著《脑膜瘤》，被后世很多神经外科医师视为教科书。针对 Cushing 教授《脑膜瘤》的解读与研究，陆续产生了一些颇有价值的史学文献。如，2003 年 10 月，杂志 *Journal of Neurosurgery* 刊发文章——Harvey Cushing 版教科书《脑膜瘤》与上矢状窦前 1/3 脑膜瘤切除标准的历史起源（Harvey Cushing's Meningiomas text and the historical origin of resectability criteria for the anterior one third of the superior sagittal sinus，*J Neurosurg*, 2003, 99: 787-791.）。

在 Cushing 教授的巨著《脑膜瘤》中共有 2 个章节是关于镰旁脑膜瘤的治疗，分别是第 20 章与第 21 章。其中，Cushing 教授用绘图形式清晰说明了凸面脑膜瘤、镰旁脑膜瘤以及窦旁脑膜瘤这三者之间的起源部位差异，进而回答了什么是真正的镰旁脑膜瘤。

Cushing 教授在从事脑肿瘤切除的早期阶段，常常因术中大量出血而被迫中止手术。

1925 年，在美国医学会会议上（American Medical Association meeting），Cushing 教授首次接触到电切外科技术。Samuel Harvey，Cushing 教授的一名学生，建议 Cushing 教授应在开颅手术中尝试使用电凝止血技术。果不其然，Cushing 教授在应用电凝止血技术后，患者的术后病死率从 27.2% 降至 8.9%。

Harvey Cushing 教授对电切、电凝等外科技术在神经外科中的推广应用做出了引领性的历史贡献。2005 年 04 月，杂志 *Journal of Neurosurgery* 曾刊发史学文章——Battling blood loss in neurosurgery: Harvey Cushing's embrace of electrosurgery，对 Cushing 教授的贡献进行了详细地描述。由于电切、电凝止血技术等应用，脑膜瘤切除过程中的出血明显减少。

三、显微神经外科脑膜瘤治疗史

1998 年，*Neurosurgery* 刊发文章——手术显微镜的历史：从光学放大到显微神经外科（History of the operating microscope: from magnifying glass to microneurosurgery）。此文详细介绍了手术显微镜的历史。笔者认为，类似的文章是为 1999 年该杂志"神经外科世纪人物"（Man of the Century）的推出进行了前期酝酿与铺垫。

2007 年 12 月，张玉琪教授在《中华神经外科杂志》撰文：手术显微镜在神经外科的应用历史和作用。2009 年 09 月，*Neurosurgery Focus* 刊发文章——手术显微镜：过去、现在与将来（Operating microscopes: past, present, and future）。

2010 年，来自 Yasargil 教授的文章 Personal considerations on the history of micro-neurosurgery（*J Neurosurg*, 2010, 112: 1163-1175.），开篇即撰写显微镜与手术显微镜，什么是显微神经外科。文中，从"显微"，到"显微镜"，再到"手术显微镜"，步步深入阐述，"显微神经外科"的概念与理念渐渐明晰，渐渐阐明。

手术显微镜的前世今生，这无疑是一个极具吸引力的研究命题。Rudolf Fahlbusch 教授，在会议演讲中曾展示——What do you consider the biggest neurosurgical invention in the last 100 years? 调查问卷显示，半数以上的受访者选择手术显微镜。

自 20 世纪 50 年代中后期起，手术显微镜在神经外科逐步得到推广应用。由于良好的深部照明与放大，手术显微镜的应用使得脑膜瘤的外科治疗发生革命性、划时代性发展。

借助手术显微镜，神经外科医师可以更好地沿肿瘤界面进行分离显露，可以更好地观察肿瘤与血管神经的关系，进而达到切除病变、保护血管神经。显微神经外科技术的大发展、广普及，使得脑膜瘤在切除过程中的出血明显减少，也使得脑膜瘤残留与复发现象日趋减少。

有关脑膜瘤切除程度与复发关系的研究，可以检索到多篇相关文献，其中最著名的文献是 1957 年 Simpson 脑膜瘤切除程度分类，详见 Simpson D. The recurrence of intracranial meningiomas after surgical treatment. *J Neurol Neurosurg Psychiatry*, 1957, 20(1): 22-39。

Simpson 脑膜瘤切除程度分类如下。

① Ⅰ级切除：彻底切除，脑膜瘤及其附着的硬膜、受侵的颅骨均切除。

② Ⅱ级切除：全切除，肿瘤瘤体完全切除，但与其附着的硬脑膜没有切除，仅做电灼。

③ Ⅲ级切除：肉眼切除，瘤体切除，但与之粘连的硬脑膜及颅骨未做处理。

④ Ⅳ级切除：次全或部分切除，有相当一部分瘤体未切除。

⑤ Ⅴ级切除：开颅减压，肿瘤仅活检。

1993 年，Al-Mefty 医师在 *Neurosurgery* 撰文提出 "Grade zero removal"，即 0 级切除，连将肿瘤周边 2cm 的硬膜切除。0 级切除，适用于凸面脑膜瘤，不适用于颅底脑膜瘤。0 级切除，进一步减少了凸面脑膜瘤切除术后的复发。详见原始文献：Kinjo T, Al-Mefty O, Kanaan I. Grade zero removal of supratentorial convexity meningiomas. *Neurosurgery*, 1993, 33(3): 394-399。

手术显微镜的应用、显微神经外科器械的发展、显微神经颅底解剖的研究、颅底外科手术入路的发展，更是为颅底脑膜瘤的手术切除带来革命性突破、历史性进步。

颅底脑膜瘤手术切除的历史，其实是颅底外科发展的缩影。颅底脑膜瘤的手术切除策略，主要有两点：①争取早期切断肿瘤基底血供；②肿瘤分块切除、瘤内减压。如何实现颅底脑膜瘤的最大限度安全切除，如何良好地显露肿瘤基底，如何早期切断肿瘤基底血供，如何对硬韧的脑膜瘤进行分块切除，这些临床问题的提出与解决，促进着颅底外科手术入路的不断发展。

总体来看，自 20 世纪 80 年代起，颅底外科手术入路研究进入日益蓬勃开展阶段。在 20 世纪 80 年代，日本颅底外科团体，以 Hakuba 教授、Fukushima 教授、Kawase 教授等为代表，在海绵窦、中颅窝解剖研究方面卓有成绩，走在世界前列。相应地，日本颅底外科团体在中颅窝入路、经岩骨入路等方面，做出很多创新性贡献，进而受到世界神经外科同道的广泛关注。Hakuba 教授的扩大中颅窝底入路、Kawase 教授的岩前入路，以及 Fukushima 教授经常展示的岩前后联合入路，这些入路从侧方突破岩骨之阻碍，近距离直达岩斜区，进而有助于早期显露岩斜区脑膜瘤的基底，有助于早期切断肿瘤血供，减少出血。

同样是在 20 世纪 80 年代，斯洛文尼亚的 Dolenc 教授在前床突磨除、床突三角利用、安全进入海绵窦等研究方面成绩斐然，走在世界前列。通常所说的 Dolenc 三角、Dolenc 入路，冠以"Dolenc"，都是在纪念 Dolenc 教授的主要学术贡献。Dolenc 教授依然健在，至今依然活跃在国际学术界。

在翼点入路蝶骨嵴磨除基础之上，通过"切断眶颧 + 前床突磨除"，进而发展出"眶颧 Dolenc 入路"形式。眶颧 Dolenc 入路是前床突脑膜瘤切除、海绵窦脑膜瘤切除的常选入路。在前外侧方向上，沿蝶骨小翼由浅入深，从蝶骨嵴磨除推进到前床突磨除，眶颧 Dolenc 入路无疑是翼点入路的一种拓展形式。

自 20 世纪 80 年代中期起，以 Heros 教授、Sekhar 教授、Spetzler 教授等为代表人物，逐步开展远外侧入路的探索研究。基础远外侧入路，以及其经髁、髁上、髁旁等拓展应用，为枕骨大孔区脑膜瘤切除带来新突破、新发展。远外侧入路，是在后外侧入路方向上探索枕骨大孔区病变的处理。

自 20 世纪 90 年代起，Rhoton Society 显微神经解剖团体对颅底解剖、颅底手术入路等进行了一系列的研究。这些研究的成果集中体现在 2000 年后颅窝显微解剖系列、2007 年颞骨解剖与入路系列。值得注意的是，在 2007 年颞骨解剖与手术入路系列中，有两个章节是有关乙状窦前入路解剖的内容。迷路后入路、经迷路入路、经耳蜗入路，是乙状窦前入路的三种表现形式。目前，临床实践中多使用乙状窦前迷路后入路形式。乙状窦前入路为传统经典的手术入路，是颅底外科入路培训的必备内容。全斜坡宽基底附着的脑膜瘤切除常常首选乙状窦前入路。

工欲善其事，必先利其器。在显微神经外科时代，脑膜瘤外科治疗的历史进程中，处处可见显微器械革新应用的影子。借助手术显微镜，实现深部照明与放大；借助双极电凝器，实现精确止血、确定性止血；借助高速磨钻，实现颅底骨质磨除，达到良好显露。

早在 20 世纪 60 年代，美国的耳科医师 House 就已大量使用磨钻，磨除乳突骨质、磨除骨性半规管等，进行耳科疾病的治疗。House 医师可谓是使用磨钻的先驱代表人物。耳科医师使用磨钻是耳鼻喉侧颅底发展史上浓墨重彩的一笔。

瑞士苏黎世大学耳鼻喉医师 Ugo Fisch，曾师从 House 医师学习磨钻的应用。Ugo Fisch 教授开创的颞下窝入路 A 型、B 型、C 型，奠定了耳鼻喉侧颅底手术入路的发展框架。1988 年，Ugo Fisch 教授推出经典巨著——*Microsurgery of the Skull Base*。没有磨钻的使用就没有耳鼻喉侧颅底的发展。

自 20 世纪 80 年代起，神经外科颅底专业日益发展壮大。神经外科人探索颅底手术入路的研究蓬勃发展，如火如荼。高速磨钻开始在神经外科广泛应用。Dolenc教授硬膜外磨除前床突、Kawase教授硬膜外磨除岩尖，Fukushima教授菱形窝磨除等等，都是利用磨钻推进颅底外科入路研究的典型例证。

磨钻在颅底脑膜瘤切除术中的作用，主要有两点：①开颅阶段，通过磨除前床突、后床突、岩尖、道上结节、颈静脉结节、枕髁等，实现相应区域的良好显露；②选择合适的病变，在肿瘤全切、电灼附着的硬膜后，再次使用磨钻磨除肿瘤基底骨质至骨松质出血，再用骨蜡止血，以求达到根治性切除。

借助磨钻的使用，既往很多专家比喻的"无人区"（no man's land）现在已经不再是手术的禁区了。通过选择合适的手术入路、内镜辅助切除、借助影像导航、借助电生理监测等，海绵窦脑膜瘤、岩斜脑膜瘤等多数颅内肿瘤可以实现全切。复杂病变，如蝶岩斜型脑膜瘤等，通过一期手术或分期手术、使用联合入路等，多数也可实现全切或者得到有效控制。

"颅底无人区"的消失，有磨钻使用的一份功劳。当然，显微神经解剖学的发展、显微手术器械的改进、显微操作技术的提高等，也是攻克"颅底无人区"的重要作战力量。

体积巨大的脑膜瘤、位置深在的脑膜瘤、颅底脑膜瘤等，多采用分块切除策略。在分块切除过程中，双极电凝的使用对于控制出血、减少出血、精准止血，做出巨大贡献。

如同Yasargil教授一样，美国纽约Leonard J. Malis教授也是显微神经外科的先驱代表性人物之一。Malis教授早年在神经生理学方面颇有造诣，是知名的神经生理学家。自1970年至1991年，Malis教授担任纽约Mt. Sinai医学中心神经外科主任。20世纪80年代，Malis教授将自己研制的双极电凝样品，在自己的实验室内进行反复测试、改造，之后再批量生产并向神经外科界推广应用。Malis教授对双极电凝器在神经外科的推广应用做出了巨大贡献。

对于需要分块切除的脑膜瘤以及血供丰富的脑膜瘤，双极电凝的使用能够有效控制出血，实现出血点的精准性、确定性止血。手术显微镜与双极电凝器，无疑是开展显微神经外科工作的两大利器。

对于质地硬韧的脑膜瘤，常常需要借助超声吸引器进行分块切除；对于与颅底血管密切的脑膜瘤，常常使用术中超声、术中影像导航等。换言之，一部脑膜瘤的外科治疗史，其实也是一部手术器械革新应用的历史。自进入显微神经外科时期以来，显微手术器械的革新应用在脑膜瘤外科治疗进程中都能发现它们的存在。

四、内镜神经外科治疗脑膜瘤的历史

20 世纪 90 年代中期，德国美因茨大学 Axel Perneczky 教授逐渐提出锁孔外科、内镜辅助显微外科等新理念。1999 年，Axel Perneczky 教授推出经典著作——*Keyhole Concept in Neurosurgery with Endoscope-Assisted Microsurgery and Case Studies*。从内容上看，该书主要在展示锁孔显微神经手术，病例选择也多为颅内动脉瘤的处理。经颅内镜辅助显微锁孔手术，以使用显微镜为主，必要时使用内镜为辅，是该书在技术手段上的特点。该书展示了额底脑膜瘤、蝶骨嵴内侧脑膜瘤、岩斜脑膜瘤的锁孔外科治疗，但展示的图片多为显微镜下术野图片，没有给出经颅内镜辅助脑膜瘤切除的图片。

20 世纪 90 年代中后期，意大利那不勒斯的 Paolo Cappabianca 教授团队开始大力发展经鼻内镜颅底外科技术。与此同时，美国匹兹堡内镜团队也开始大力发展经鼻内镜颅底外科。经鼻（口）内镜颅底技术经过二十余年的发展，陆续涌现出一些知名专家，如 Cappabianca 教授、Kassam 教授、Gardner 教授、Miranda 教授等等。

自 2000 年以来，Rhoton Society 亦是与时俱进，围绕经鼻（口）内镜颅底解剖研究，产生了多篇颇具临床指导意义的文献。经鼻（口）内镜颅底入路培训也已经成为目前颅底解剖培训的必备内容。

以内镜经鼻蝶入路为基础，向前拓展的入路主要有经鞍结节 - 蝶骨平台入路；向下拓展的入路主要有经上中下斜坡入路；向旁正中方向拓展的入路主要有经后床突入路、经上颌窦 - 翼突入路等等。

经鼻内镜颅底解剖与手术入路研究，为临床开展经鼻内镜颅底脑膜瘤切除提供了必要准备、巨大支撑。从颅底中线区脑膜瘤切除，到旁中线区脑膜瘤切除；从前颅窝底脑膜瘤切除，到鞍旁脑膜瘤、岩斜脑膜瘤、枕骨大孔脑膜瘤切除；从侵及单一颅窝脑膜瘤切除，到侵及多个颅窝的复杂脑膜瘤切除；从乏血的脑膜瘤切除，到高血运脑膜瘤切除等等，以上所述特点，也体现了经鼻内镜颅底脑膜瘤切除的大体发展历程。

经鼻内镜前颅窝底中线区脑膜瘤切除，如鞍结节脑膜瘤、嗅沟脑膜瘤切除等，目前在技术上已经非常成熟，也已经有多家国内外单位进行了临床病例报告。江西南昌洪涛教授团队，在国际上率先开展经鼻内镜前床突脑膜瘤切除术，值得广大同道高度关注。

从颅底外科入路发展史来看，显微镜下基底入路的使用，促进了前颅窝底重建研究。这是从颅底上方进行的前颅窝底重建，主要使用骨膜、钛板等进行重建，预防脑脊液漏。经鼻内镜前颅窝底手术，从颅底下方进行前颅窝底重建，主要使用鼻黏膜瓣、人工硬膜、脂肪等。应该说，经鼻内镜颅底技术，从另一个方向维度上，进一步促进了颅底重建研究。

自 20 世纪 80 年代起，日本颅底外科专家团体对经岩骨入路切除岩斜脑膜瘤展开了一系列的临床研究。时至 21 世纪，日本内镜颅底专家对经鼻内镜处理岩斜脑膜瘤表现出浓厚的学术热情。2019 年 04 月 27 日，北京内镜神经外科国际学术研讨会在人卫酒店隆重开幕。日本内镜专家 Masahiro Shin 教授的报告题目为 Innovative Endoscopic Approaches for Petroclival Tumors，就曾展示内镜经鼻蝶岩前入路岩斜脑膜瘤的处理。

经鼻内镜切除颅底脑膜瘤的突出优势如下。

① 早期显露肿瘤基底，进而早期切断基底血供，减少出血。

② 肿瘤附着的颅底骨质，在肿瘤显露过程中已经被磨除，进而实现一定意义上的"Simpson Ⅰ级"切除。

③ 颅底脑膜瘤，常常将颅底的血管神经推挤至上外方向。在颅底血管神经内侧、下方，分块切除肿瘤，有利于血管神经的保护。特别指出，经鼻内镜切除脑膜瘤，术毕进行良好的颅底重建，减少脑脊液漏、颅内感染依然是任重而道远。

自 20 世纪 90 年代至今，经颅内镜技术经过二十余年的发展，已经取得了令人瞩目的辉煌成就。从经颅内镜辅助神经外科，到全程使用内镜神经外科，这种发展景象体现着内镜器械设备的改进，体现着内镜操作技术的提高，也体现着神经外科人对"内镜"地位的再认识。

经颅内镜脑膜瘤切除术的手术通道，通常有两种方式：①经皮质造瘘进入脑室系统，分块切除脑室内脑膜瘤；②利用脑内自然裂隙，如利用后纵裂、幕下小脑上间隙，切除松果体区脑膜瘤等。

经颅内镜手术的发展与经颅内镜解剖学研究，相辅相成，彼此促进，彼此融合。例如，Rhoton Society 在 2017 年 06 月 JNS 推出文章——Midline and off-midline infratentorial supracerebellar approaches to the pineal gland，对幕下小脑上入路处理松果体病变进行了深入的经颅内镜解剖学研究。类似的内镜解剖学文献，对于松果体区脑膜瘤切除、小脑幕脑膜瘤切除具有一定的指导意义。

复旦大学中山医院张晓彪教授团队，在经颅内镜技术方面，于国内外处于领先水平。张晓彪教授团队利用经颅内镜幕下小脑上入路处理松果体区脑膜瘤，已经治愈了大量患者，积累了丰富的治疗经验。

内镜充分发挥抵近观察、多角度观察、多通道观察等优势，内镜看到的绝不是管窥的狭小视野，而是全景式、无视野死角的手术图景。

利用经鼻内镜、经颅内镜切除脑膜瘤，对分块切除肿瘤过程中控制出血提出了更高的要求。镜下精彩的手术视界是无血的视界。对合适的病例进行脑膜瘤血供介入栓塞，有利于减少术中出血。

近两年来，机器人、人工智能与内镜技术相融合的研究已经在进行之中，其结果值得期待。

五、有关脑膜瘤的学术著作、学术会议、学术组织

现枚举书名中出现"Meningioma"字样的几部图书。1938 年，Harvey Cushing 教授编写专著《脑膜瘤》（*Meningiomas*）；1963 年，Jules Calvin 编写专著《侧脑室脉络丛脑膜瘤》（*Choroid plexus meningiomas of the lateral ventricle*）；1991 年，Ossama Al-Mefty 编写专著《脑膜瘤》（*Meningiomas*）；2011 年，Ossama Al-Mefty 又编写第 2 版《Al-Mefty 脑膜瘤》（*Al-Mefty's Meningiomas Second Edition*）。

国际脑膜瘤协会是围绕脑膜瘤专题研究而成立的国际性学术组织。国际脑膜瘤协会大会（International Congress on Meningiomas）定期召开，其中第 2 届国际脑膜瘤大会在美国阿肯色州小石城召开。2017 年 11 月 02 日，在北京国家会议中心，天坛医院牵头承办了世界脑膜瘤大会（国际脑膜瘤协会大会）。2017 年，国际脑膜瘤协会时任主席是日本大阪的 Kenji Ohata 教授。

六、学习脑膜瘤外科治疗史的意义，以及脑膜瘤外科治疗面临的挑战

现代神经外科的每一项技术进步，都可以在脑膜瘤治疗中得到体现。同时，脑膜瘤治疗中遇到的问题与解决又促进了现代神经外科的技术进步。这一观点也是 Al-Mefty 教授的学术观点。

脑膜瘤外科治疗史研究，其实是一个庞大的学术问题，很难用几页文字说清道明。脑膜瘤外科治疗史研究，涉及很多方面：①脑膜瘤外科治疗史上的关键人物研究；②脑膜瘤外科治疗中手术器械革新应用研究；③有关脑膜瘤切除程度把握的历史流变，如，从肿瘤残留，到肿瘤全切，再到充分权衡肿瘤全切与生命质量的关系，这种切除程度把握的变化，体现着"以人为本"，而非"以肿瘤切除为本"；④ Simpson 切除分级的适用与局限，特别是针对经鼻内镜颅底脑膜瘤切除，Simpson 切除分级体系面临着哪些挑战；⑤脑膜瘤外科治疗中控制出血的历史演变研究；⑥脑膜瘤外科治

疗史，与介入栓塞术、立体定向放射外科之间的历史关系；⑦脑膜瘤外科治疗进程中，脑膜瘤外科病理学分类的演变史；⑧脑膜瘤外科治疗与医学影像利用，如 MRV 的术前评估意义等等。

脑膜瘤外科治疗中依然存在的严峻问题：①海绵窦脑膜瘤、岩斜脑膜瘤、颅鼻眶沟通脑膜瘤等，如何实现安全且最大限度地切除；②复杂脑膜瘤切除，如蝶岩斜型脑膜瘤等，是一期切除，还是分期手术；是单一入路切除，还是联合入路切除；是否接受残留，以及残留肿瘤行放射治疗的利弊；③复发脑膜瘤、多次复发脑膜瘤的治疗选择，是否依然推荐首选手术切除；④高血运脑膜瘤，术前行介入栓塞，存在合理性、必要性，那么，激进的对绝大多数脑膜瘤行术前栓塞，效仿北美，是否适合我国的国情；⑤如何掌握特殊人群脑膜瘤如老年脑膜瘤、儿童脑膜瘤的治疗时机；⑥颅内多发脑膜瘤的治疗抉择；⑦无症状脑膜瘤的处理策略，以及干预时机等等。

文无第一，武无第二。针对脑膜瘤外科治疗史，不同的学者有着不同的行文，真可谓仁者见仁，智者见智。以史为鉴，把握好现在，争创脑膜瘤治疗的美好未来。

第七节
西方现代神经外科史研究

如何研究西方现代神经外科史，如何撰写神经外科史学文章？笔者就研究的切入点、行文主线等，谈谈一己之见。本文分五个部分，以某某主线为标题。这其中，实际也蕴含着研究的切入点等。

一、以人物为主线的历史

1. 神经外科世纪人物

1999 年 11 月，在权威杂志 *Neurosurgery* 有 2 篇经典史学文献，分别如下。

（1）Neurosurgery's Man of the Century: Harvey Cushing——The Man and His Legacy。

（2）M. Gazi Yasargil: Neurosurgery's Man of the Century。

20 世纪西方神经外科百年历史，前半叶代表人物为 Harvey Cushing 教授，后半叶代表人物为 Gazi Yasargil 教授。这两篇文献是以人物为主线叙述历史的典型例证。学习这两篇文献，有助于总体把握 20 世纪西方神经外科发展史。

2. 人生三个阶段

1999 年 11 月，在杂志 *Neurosurgery* 还有 3 篇有关 Harvey Cushing 的史学文献，分别如下。

（1）Harvey Cushing The New Haven Years。

（2）Harvey Cushing at Johns Hopkins。

（3）Harvey Cushing at the Peter Bent Brigham Hospital。

这三篇文献，从 Harvey Cushing 的大学时代开始，至其工作退休，按照时间先后顺序分别撰写。Harvey Cushing 教授在美国康州纽黑文时期（The New Haven Years），是其就读耶鲁大学的阶段；在巴尔的摩约翰霍普金斯时期（Johns Hopkins），是其在科主任 William Halsted 教授指导下开始进行外科训练、住院医师培训、研究垂体病理生理的阶段；在波士顿布莱汉姆医院（The Peter Bent Brigham Hospital），是其作为神经外科医师的成名与辉煌阶段。

3. 不同的侧面

在 *Journal of Neurosurgery* 检索文章标题中出现 "Harvey Cushing" 的文献，约有 915 篇。这些文献，从不同的侧面，记录、回忆并纪念着 Harvey Cushing 教授。

（1）具体手术入路的历史，以经蝶入路垂体腺瘤切除为代表，如文章 Harvey Cushing and Oskar Hirsch: early forefathers of modern transsphenoidal surgery 等。

（2）区域病变的外科处理，如后颅窝肿瘤外科处理，文章 Making the "inoperable" tumors "operable": Harvey Cushing's contributions to the surgery of posterior fossatumors 等。

（3）Cushing 教授与神经外科亚专业，如文章 Harvey W. Cushing and cerebrovascular surgery: Part Ⅰ, aneurysms 等。

（4）Cushing 教授与其他神经外科杰出人物的友谊，如文章 "The art is long and the life short": the letters of Wilder Penfield and Harvey Cushing 等。

（5）Cushing 教授与美国乃至北美地区主要神经外科中心的历史渊源，如文章 California's Cushing connection: Harvey Cushing trained California's first neurosurgeons 等。

（6）Cushing 教授与 AANS 学会的建立与发展等。

以代表人物 Harvey Cushing 教授为主线，从不同的侧面，纵横交叉，立体构建，研究 20 世纪前半叶神经外科史，大有文章可为。

二、以单位团体为主线的历史

瑞士苏黎世大学神经外科具有悠久的历史，灿烂的文化。Yasargil 教授自 1973 年至 1993 年担任科室主任二十年。二十年心血，二十年建设，二十年辉煌成就。苏黎世大学神经外科，在相当长的一段时间是世界神经外科的圣殿之一。访学何处去？当属苏黎世大学神经外科！

观海内外，纵览百年。具有八十年历史的神经外科中心确实为数不多，屈指可数。因而，文章 Universitäts Spital Zürich: 80 years of neurosurgical patientcare in Switzerland, *Acta Neurochir*, 2018, 160: 3-22，颇具史学意义，值得学习研究。

在笔者掌握的文献中，中国具有八十年历史甚至近百年历史的神经外科单位只有北京协和医院神经外科。依据何在？请参见赵以成教授的文章《中国神经外科发展的简单经过》，中华神经外科杂志 2013 年 3 月第 29 卷第 3 期。

以单位团体为主线，撰写历史，这样的文章还有 The history of neurosurgery at the University of Rochester, *J Neurosurg*, 2014, 121:989-994，等等。

三、以显微器械为主线的历史

1. 手术显微镜

2017 年 11 月，CHINA-INI 大师班盛况空前。其中，Rudolf Fahlbusch 教授的一张幻灯，引起笔者的极大兴趣。幻灯内容是 What do you consider the biggest neurosurgical invention in the last 100 years? 调查问卷显示，半数以上选择的是手术显微镜。

1998 年，在 *Neurosurgery* 杂志，文章 History of the operating microscope: from magnifying glass to microneurosurgery，在世纪之交，横空出世，叙说着手术显微镜历史。笔者认为，类似的文章是为 1999 年该杂志神经外科世纪人物的评选进行前期酝酿、铺垫。

2007 年 12 月，张玉琪教授在《中华神经外科杂志》撰文：手术显微镜在神经外科的应用历史和作用。

2009 年，文章 Operating microscopes: past, present, and future, *Neurosurg Focus*, 2009, 27(3):E4, 相对详细地介绍了手术显微镜的过去、现在及将来。

2010 年，来自 Yasargil 教授的文章 Personal considerations on the history of microneurosurgery, *J Neurosurg*, 2010, 112:1163-1175，开篇即撰写显微镜与手术显微镜。What is microneurosurgery? 从词汇构成 "micro"，从 "microscope"，从 "operating microscope"，步步深入阐述，"显微神经外科" 的概念、理念，渐渐明晰。

手术显微镜的前世今生，这无疑是一个极具吸引力的研究命题。

2. 其它显微手术器械的历史

其它显微手术器械的历史，例如牵拉器的历史，有文章 The history of brain retractors throughout the development of neurological surgery, *Neurosurg Focus*, 2014, 36 (4):E8 等；又如动脉瘤夹的历史，有文章 A brief history of aneurysm clips, *Neurosurg Focus*, 2001, 11(2):Article 4 以及文章 Aneurysm clips, *J Neurosurg*, 2003,98:638-641 等。

阅读史学文章，激发学习者进一步思考。如 Yasargil 教授、Sugita 教授、Spetzler 教授，三位动脉瘤治疗大师，各自使用的动脉瘤夹有哪些优缺点？又如，何谓 Sundt 夹，何时应用？

研究动脉瘤夹的历史，还可以继续细化研究，如专门研究窗式动脉瘤夹的历史等。

四、以具体疾病为主线的历史

如，听神经瘤手术历史，如文章 History of acoustic neurinoma surgery, *Neurosurg Focus*, 2005,18(4): E9。

又如，垂体外科病例记录的历史，文章 Harvey Cushing and pituitary Case Number 3 (Mary D.): the origin of this most baffling problem in neurosurgery, *Neurosurg Focus*, 2016, 41(1): E6 等等。

五、以具体手术入路为主线的历史

从具体手术入路着眼，作为史学文章的行文主线，这样的文章可谓层出不穷、铺天盖地。

如额颞开颅的历史演化，文章有 The history of neurosurgery and its relation to the development and refinement of the frontotemporal craniotomy, *Neurosurg Focus*, 2014, 36(4): E12 等；又如，经蝶入路的历史，文章有 The history and evolution of transsphenoidal surgery, *J Neurosurg*, 2001, 95: 1083-1096 等；再如，幕上下联合入路的历史，文章有 The history of the combined supra- and infratentorial approach to the petroclival region, *Neurosurg Focus*, 2012, 33(2): E8 等。

颅底外科入路历史，文章有 Skull base approaches in neurosurgery, Scholz et al. Head & Neck Oncology, 2010, 2: 16 等等。

为什么要重视神经外科史学文章的学习与研究？笔者认为有以下几点原因。

1. 文化传承的需要

中华文化，尤其是国学文化，具有明显的史学文化传统。

前些年，央视《百家讲坛》推出的王立群教授读史记、易中天教授品三国等，深受广大人民的喜爱，掀起国学热潮，原因何在？笔者认为，节目自身其实是契合了几千年来炎黄子孙的史学文化心理。在各个行业内部，其史学文化研究也是如火如荼。我国神经外科行业亦是如此。欧美西方文化其实也具有史学文化传统。从现代神经外科行业历史来看，仅在 *JNS* 检索 Harvey Cushing，就有 915 篇文献之多。西方学者对行业历史探究的热情逐年高涨。

研究学科历史，知晓过去，把握现在，创建未来。

2. 人才培养的需要

当前对硕博生培养、中青年医师培养应进一步加强学科历史的教学、培训。先有这些方面的知识，建立历史知识体系。久而久之，圣化于心，表达于行。

从国际学术交流来看，目前活跃的这些大师级教授，其幻灯片总不免会引用 Harvey Cushing 资料、Yasargil 资料等，其幻灯片的人文历史感、文化传承感、仪式感扑面而来，值得我们学习。何为大师？大师的气场在哪里？深厚的人文底蕴是共性特点之一。

第六章

神经外科哲学思维及其它

第一节
诊断思辨、治疗与时俱进

一、选言肢

神经外科术后，患者病情急剧恶化，从病理生理角度分析可能的原因：①脑出血、颅内血肿；②脑水肿、脑肿胀；③脑缺血、脑梗死；④脑积水；⑤其它全身性因素。这5个选言肢，总体而言，是医学相容选言命题。怎么理解呢？譬如，脑缺血、脑梗死的同时也伴有不同程度脑水肿。选言肢之间并非"非此即彼"，可复合存在。

仅仅考虑前4个选言肢，也就是仅在神经科范畴考虑问题，常常使我们徒劳无功，甚至深受其害。思维定向局限在神经科范畴，遗漏全身性因素，如糖尿病酮症酸中毒、高血压急症、水电解质紊乱（低钠血症、低钾血症）等，常常使我们无法及时救治患者。

遗漏全身性因素，遗漏选言肢，体现着逻辑思维不缜密，不全面。

二、定向诊断

临床诊断强调定位、定性。定向诊断是定位、定性的前提。

患者是头晕，还是眩晕？是短暂脑缺血发作、梅尼埃病，还是癫痫发作先兆？是沿神经血管学评估，或沿耳鼻喉方向评估，还是进行癫痫评估？以上所列举的内容，都是定向问题。解决方向问题是首要任务。

又比如，眼眶剧痛伴视力下降及眼裂缩小，是不典型眶上裂综合征，还是青光眼？是沿神经外科方向，还是沿眼科方向？这很重要。

三、与时俱进

二十多年前，听神经瘤手术，有时切掉小脑半球外三分之一以方便显露；鞍旁肿瘤手术，有时切掉前颞叶以方便显露；松果体区肿瘤手术，有时切掉枕极以方便显露；额下入路垂体腺瘤切除，有时切掉额极以方便显露。牺牲正常脑组织，换取显露方便充分，这在当时不足为奇，屡见不鲜。很多人都这样做，我为什么不可以这样做？内心非但没有忏悔，反而有安慰自己的理论依据。教科书说：额极、颞极、枕极、小脑外三分之一，是功能哑区，可以切除。

在今天，我们肯定不像过去那样做了，而是千方百计尽量保护正常脑组织。在今天，教科书也不再提及功能哑区，编者越来越给自己留后路了。存在自有道理，怎么能没有功能呢？学问钻研到深处，是哲学。

另外，与时俱进的同时，临床上具体情况应具体分析。巨大海绵窦血管瘤切除受压菲薄的部分颞叶以方便显露，有利于切除病变，增加手术安全性，在今日之临床实践，时有所见，利弊总体权衡，有可取处。

四、当前与长远

从颅内蛛网膜囊肿的治疗选择看当前与长远。

从囊肿消失率及缩小比率上看，囊肿腹腔分流术效果更佳，"当前"效果最明显，"当前"影像学完美最迅捷，医患双方"当前"满意度最高。

然而，随着时间的延长，囊肿腹腔分流术远期并发症，诸如分流管梗阻、分流相关性感染、颅内出血等等不断显现，远期问题重重。

当前与长远的取舍，考验着医师，也考验着患者及家属。

学术争鸣围绕开颅囊肿切除、囊肿腹腔分流、神经内镜治疗、影像随访等展开。专家间的辩论其实也是围绕当前与长远效果展开。

五、有关 Dandy 医师

1979 年 *Neurosurgery* 杂志有一篇文章：Walter Dandy, MD. : His relationship to the society of Neurological surgeons。笔者谈几点读后感，管窥之见，或有偏颇。

1. 真理往往掌握在少数人手中

距今七十余年前，Dandy 教授主张听神经瘤应全切，而 Cushing 教授却主张听神经瘤次全切除（部分切除）。当时绝大多数神外医师追随着 Cushing 大师的理念。Dandy 教授曲高和寡。

七十余年后的今天，听神经瘤无论大小与形态，均可被全切除。面神经保护技术也有极大提高。Dandy 教授听神经瘤全切除的理念得到时间的检验，得到历史的印证。

学科历史表明，真理往往掌握在少数人手中。Dandy 教授的理念是超前的，在当时被认为是激进的。

2. 站在当时的历史环境，客观看待学术争论

Dandy 过世于 1946 年，无疑那时还没有迎来显微神经外科技术的大发展，还没有迎来术中电生理监测的到来。站在当时的历史条件，Cushing 教授主张次全切除听神经瘤，无疑会减少面瘫等并发症，有助于患者术后短期内的生活质量。Cushing 教授似乎更主张多次手术、部分切除，以减少并发症。这样想来，Cushing 大师在当时的学术主张，似乎也合情合理，也并不陈腐。

3. 求同存异、兼容并包

Cushing 与 Dandy 是师徒关系，但因各自学术主张不同，处事方式不同，误解不断加深，逐渐形成隔阂。Dandy 教授无疑是引领时代的神经外科大师，但却被长期排斥于学术行会之外。当时美国神外学术行会，由 Cushing 大师主导，人称 Cushing society。

在学术上，求同存异、兼容并包，永远值得提倡。

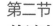

第二节
普遍性与特殊性、确定性与非确定性

一、普遍性与特殊性

外科"无瘤技术"通常为：①整块切除（病变＋周围淋巴结）；②尽早结扎相应静脉，避免扩散；③切除范围要求为标本的上残及下残，均没有肿瘤细胞。

神经外科"无瘤技术"具有特殊性如下。

（1）很多情况下，采取分块切除，逐步实现全切或接近全切。颅底肿瘤、位置深在的肿瘤、体积较大的肿瘤，更常采用分块切除。

（2）先切断肿瘤供血动脉，再切断肿瘤基底。针对颅底肿瘤切除，尤其是脑膜瘤切除，要重视硬膜外操作，肿瘤附着的颅底骨质要充分磨除，尽早切断颈外动脉分支供血等。

（3）切除范围精确划定，意在保护功能，提高生活质量。术中导航、术中核磁、术中电生理、术中荧光等，皆有精准切除之义。具体情况具体分析。笔者认为，针

对以癫痫为首发症状的少突胶质细胞瘤，不能仅着眼"影像灶"，还应着眼"致痫灶"，应在电生理指导下进行切除。

普遍性与特殊性，共性与个性，哲学的思维处处闪光，何其璀璨。

二、参照

神经外科临床实践需要建立"参照"意识。

比如外院转来的颅内动脉瘤破裂患者，本院术前一定要复查结构影像学，或 CT 或 MRI，意在了解再出血和（或）梗死情况，建立本院参照基线。必要时复查 CTA，或复查脑血管造影。

针对转移瘤患者、脑囊虫等患者，也要及时复查神经影像。用发展变化的眼光看待问题，解决问题。

神经外科医师应知情双臂血压的测量结果。左右臂血压相差 20mmHg，医师要考虑启动血管学评估了，以便除外锁骨下动脉狭窄。双臂血压，左右互为参照。

三、确定性与非确定性

从止血技术分类，有确定性止血与非确定性止血。

确定性止血方式：①电凝止血技术，如双极电凝法、单极电凝法等；②结扎止血技术，如缝线结扎、缝扎等。

非确定性止血方式：如明胶海绵、止血纱、温盐水纱布使用等。

从止血能力，看外科医师成长之路，历经"三步走"。

（1）"不知道"阶段　不知道采用何种止血方式。譬如静脉窦出血，常使用明胶海绵、悬吊、（有时）缝扎等止血技术。倘若采用双极电凝，常常徒劳无益。想想我们乙状窦后入路开颅，乙状窦损伤出血的处理，应学会妙用明胶海绵。

（2）"不会做"阶段　徒有书本知识，知道应采用何种止血方式，但实战技术操作不过关。因此，在实践中苦练基本技能，深刻反思失败，及时调整改进。

（3）"不采用"阶段　高年资医师认知水平高，基本技能扎实过硬，但因止血理念存在差异，因而采用的止血方式有所不同。譬如脊髓髓内肿瘤切除术，有的医师主张电凝止血，见血则电凝之，确定性止血，一路到底。术后复查 MRI 常有脊髓梗死，多半是电凝过度引起。也有的医师主张除必要时使用电凝止血外，常常使用海绵压迫、止血纱等。术后复查 MRI 常有术区渗血，此乃非确定性止血不确实所致。

一派重在预防血肿，另一派重在预防梗死，两派都打着保护脊髓功能的旗号，公说公有理，婆说婆有理，难分高下。"度"的把握，这是大学问。以此为指引，确定性止血与非确定性止血要合理使用，结合使用。

确定与非确定，没有明晰的分水岭。正如同这个世界，有时不能采用黑白二分法。

四、局部高压

（1）内听道高压　听神经瘤起病常先有内听道局部高压，之后随着肿瘤生长，逐渐出现脑积水，出现颅内高压。岩骨CT内听道"喇叭口"样扩张，便是内听道高压的证据之一。

磨去内听道后壁的目的：①切除肿瘤内听道部分，防止肿瘤残留复发；②早期查找识别面神经；③内听道局部减压。如果内听道局部压力不解除，那么术后无论用多少改善微循环的药物，也无助于听力改善，无助于面瘫改善。

（2）鞍内高压　垂体大腺瘤造成鞍内局部高压，因而头痛。肿瘤突破鞍隔后，头痛短时缓解。头痛再次出现并加重时，往往是因为肿瘤突向第三脑室造成脑积水的缘故。

头痛时轻时重、若隐若现，分析头痛特点，判断肿瘤生长态势。

不禁想起阑尾炎腹痛变化，从化脓性阑尾炎盲管高压造成右下腹痛，到阑尾穿孔压力骤减后腹痛暂时缓解，再到穿孔腹膜炎后腹痛重现，腹痛变化的背后是局部压力变化，是病理生理的演变。

眶内高压、颈静脉孔高压、枕骨大孔高压等，这些也是局部高压。

颅底外科手术，多涉及各孔裂减压的问题，因而颅底专家们极力主张充分磨除骨质，局部减压。

五、趋势与现实

（1）加强对脑动脉保护的同时，逐步关注到脑静脉保护。诸如，额底纵裂入路之额极静脉保护，颞下入路之Labbe静脉保护，功能区手术之中央静脉保护等等。

学术交流时，专家不愿展示那些静脉没有保留的录像，其心情是可以理解的，因为专家都在追求精益求精，都具有追求完美的高贵品质。

（2）从大脑皮质保护，到白质纤维束保护。是否广泛使用DTI技术，可以用来衡量一个神经外科中心的手术理念。

（3）以还原论为指导的结构形态学微观研究，转向系统论、大数据分析等。

六、全景式

表皮样囊肿的切除，从过去关注囊内容物的切除减容，到现在越来越重视囊壁的切除，走向源头治理。内镜配合显微镜，双镜联合，无观察盲区，兼具囊壁切除之利，两者结合运用，远超单一之功。困境在于，有时囊壁粘连紧密，强行剥离，牵拉撕拽，创面出血，即使术中电凝确定性止血，术后仍常有渗血，甚至血肿。而不切囊壁，或残留诸多囊壁，则极易短期复发。

内镜辅助显微外科，在讨论优点时，无一例外都谈及无视野死角，实现全景式照明观察。思绪从"全景式"发散。人类基因组计划便是全景式思维研究的典型例证。

七、内镜颅底外科

随着技术进步，特别是内镜颅底外科的发展，以中颅窝底沟通巨大肿瘤的处理为例，治疗策略不再是颅面联合切口、扩大翼点联合面部 Weber-Fergusson 入路，而是采用内镜颅底外科技术切除侵及上颌窦、翼腭窝的病变。采用多种技术手段，用更微创的办法解决复杂的临床问题。

大家渐渐有这样的体会：外科医师达到一定年资，医师之间的差距不再是手术技巧，而是治疗策略的选择。

八、专业背景不同导致的处理差异

针对少突胶质细胞瘤、胚胎发育不良性肿瘤等导致的继发性癫痫，如果肿瘤治疗组手术，常常仅聚焦处理肿瘤本身，有时还不使用术中电生理监测；如果癫痫外科组手术，则不仅仅关注影像灶，而且使用术中电生理监测指导切除的范围。

不同专业背景的医师，面对同一个临床问题，临床处理有差别。

九、重视 CT 骨窗像

影像判读颅底病变时，要重视 CT 骨窗像。学会识别颅底骨孔、骨裂、骨管的位置。是内听道起源，是颈静脉孔起源，还是舌下神经管起源？CT 骨窗像，孔、裂、管的扩张或骨质破坏，有助于我们定位诊断。

近些年来，功能影像学、纤维束成像等，可谓风华正茂，势头强劲。大家越来越忽略基础的结构影像学了。

强调重视 CT 应用，重视基础结构影像学。

十、影像技术

现代影像技术的发展，无限逼近疾病的"病理、病原"。病理（Pathology）与病原（Pathogen），此为"双 P"。坚持"双 P"根基不动摇。也就是影像不能回答病理，影像不能回答病原。因此，手术切除，获得标本，究其病理。留取体液、分泌物，培养分离，究其病原。

影像之于"双 P"，持可知论者，其影像报告呈现更多定性描述话语；持不可知论者，其影像报告呈现更多定位描述话语。

影像之于"双 P"，可知与不可知，这两种意识流的存在，使得影像大会永远存在学术争鸣的空间。

第三节
轻重缓急、局部与整体

一、诊断

神经外科疾病诊断思路是"三定"方案，即定向、定位和定性。

定向诊断是根基、是方向，因此要重视定向诊断。如患者以恶心呕吐为主诉就诊，是消化系统疾病，是神经系统疾病，还是中毒等疾病，需要甄别明确，以避免不必要的检查，以避免延误诊断。

神经外科疾病诊断，要遵循"CRLEP"。

C：clinical，临床病史及查体。

R：radiology，主要是神经影像（Neuro-radiology），包含结构影像学、血管评估影像、功能代谢影像等内容。

L：laboratory，实验室检查，主要指脑脊液相关检验和鞍区病变内分泌检验。

E：electrophysiology，电生理，主要分为术前电生理评估和术中电生理监测两大类。

P：pathology，病理，包含冰冻切片、免疫组化、分子病理等内容。重视尸检，提高尸检率，是社会进步的表现。

正确的神经外科疾病诊断，需要综合"CRLEP"，切忌盲人摸象。老祖宗讲"望闻问切，四诊合参"，实际是在强调系统论、整体观。老祖宗又讲"卒持寸口，何病能中"，实际是在批判形而上学、机械片面观。东西方医学孕育的哲学之道，有相同或类似的内在要求，整体综合、动态发展的分析问题，解决问题。

二、病理

病理诊断是终极诊断。

影像诊断能推翻病理吗，不能。

实验室诊断能推翻病理吗，也不能。

笔者认为，只有两点能推翻病理。

（1）自身推翻自身，也就是病理推翻病理。

① 标本源头：取材时机（病理生理阶段）、取材位置、取材大小、标本的保存处理过程等。标本自身问题是需考虑的首要问题。

② 系统误差：标本切片送检外单位，同行会诊、多家会诊也可能存在系统误差。

③ 病理检查的纵深度：从冰冻到免疫组化，再到分子病理等。

④ 综合分析：病理医师，需从病理科走向病房；从切片观察走向结合询问病史；从显微镜旁走向床旁。

（2）临床进展转归之始末　但这需要足够的随访时间，往往只具有回顾总结意义，常不具有解决当务之急的指导意义。

三、轻重缓急

中青年神经外科医师常常在神经重症监护室（NICU）值班，经常会遇到胸痛的处理问题。如何处理胸痛，如何分清轻重缓急，这要从胸痛的鉴别诊断谈起。

排除那些致命性疾病比明确诊断更重要。

最常见的致命性疾病有：①心肌梗死，典型症状是压榨性胸痛伴憋气、出汗，疼痛向左颌、左上肢放射，伴恶心、呕吐、出汗，有心血管危险因素；②肺栓塞，典型表现为呼吸窘迫、低氧血症、胸膜性胸痛、咳血等；③气胸，常见于慢性阻塞性肺疾病、胸外伤、胸椎管内外沟通性肿瘤术后，叩过呈清音、呼吸音减低、低氧血症及气管向健侧移位等；④主动脉夹层，表现为撕裂样疼痛、伴高血压，疼痛向背部放射，双侧脉搏、血压不对称。

胸痛的其它原因：心包炎、肺炎或胸膜炎、胃食管返流、带状疱疹等。相对而言，这些原因虽不像心肌梗死、肺栓塞、气胸、主动脉夹层那样"急、重、危、致命"，但也不容忽视。遇到大量心包积液造成的急性心脏压塞或休克性肺炎等，倘若不及时正确处理，依然可以致命。同一疾病的不同病理生理阶段，其"致命性"大小不同。

临床实践中，当我们需要快速反应时，排除那些致命性疾病比明确诊断更重要。检查，是为排除那些致命性疾病，那一定要做；检查，不是为排除那些致命性疾病，那可暂且不做。暂时排除了那些致命性疾病，不等于永远排除了。用发展变化的眼光分析问题。

临床实践总要讲个"轻重缓急"。临床实践需要动态分析问题。

四、轻重缓急与整体观

绞窄性肠梗阻，当绞窄解除，循环恢复，肠腔毒素吸收入血，出现全身中毒症状。高热、低血压、营养不良、免疫力低下，痛苦缠身数天或数月，卒于脓毒血症、败血症。

挤压综合征，肌肉长时间受挤压，导致肌肉缺血坏死，当挤压解除，肌红蛋白尿、高血钾、急性肾衰竭纷纷袭来。透析数次后，人财两空，卒于肾衰竭、多脏器功能衰竭。

颅脑外伤脑疝，行去骨瓣减压，挫伤组织清除内减压，病情逐渐平稳，几个月后却因脑积水多地多次诊疗，诊疗失当，卒于脑室感染、循环衰竭。

解除绞窄的同时，如何减少肠腔毒素吸收入血？解除挤压的同时，如何尽早监测肌红蛋白在肾小球的沉积？解除急性颅内高压的同时，如何减少外伤性脑积水的发生？

深谙病理生理，整体把握，既着眼现在，也着眼将来，患者最终得到救治，使生命质量得到提高。针对患者的治疗而言，取得阶段性胜利，远远不够。强调轻重缓急的同时，仍需重视整体观、发展观。

第七章

中青年神经外科医师素养

第一节
学习与升华

中青年神经外科医师是神经外科事业发展的中坚力量。讲学习、促升华是中青年神经外科医师健康成长的迫切要求。

王忠诚院士曾撰文《中青年神经外科医师应树立正确的学风》，倡导学习。由此可见，行业学科建设，讲学习、会学习显得十分必要而且重要。本文就中青年神经外科医师如何学习，促进人生升华，管中窥豹，谈谈浅见，敬请同道批评指正。

1. 学习的必要性

简而言之，中青年神经外科医师讲学习、会学习，是知识经济时代发展的需要，也是医师执业生存竞争与发展的需要，也是提高医师自身专业素质、科学素质与人文素质的需要，更是修行"医乃仁术、大医精诚"实现人生升华的需要。

2. 重视神经外科发展史的学习

重视学习神经外科发展史，从中我们可以知晓神经外科的过去，洞察神经外科的现状，指引神经外科的未来。学习神经外科发展史，促使我们对创业先驱心生敬仰，进而追随先驱风范，传承学科精神。比如，中国神经外科杰出的奠基人赵以成教授，曾撰写《中国神经外科发展的简单经过》一文，笔者读过此文，深受教育，感慨良多。正如赵雅度教授的点评："本文是作者对我国神经外科在 20 世纪 30 年代至 50 年代的简介。文中记述翔实，可以体会当年创业时的困难以及前辈不畏艰辛，孜孜不倦、勇于创新的精神和毅力。读后深受感动和鼓舞，因此我认为这是一篇极具价值的医史文献。当前国内神经外科发展迅速，临床与科研水平不断进步与提高。为此，衷心希望，牢记创业先驱们的自强不息的精神，不断激励着我们朝向更高的目标前进，为人类做出贡献。"

既要学习中国神经外科发展史，也要学习西方神经外科发展史。学习神经外科发展史，与学习神经外科大师的著作（尤其是同行评述文献、追忆文章），是内在的统一，是逻辑与历史的统一。比如，学习对 Harvey Cushing、Gazi Yasargil 进行评述的两篇文献，我们可以概览挈领地了解 20 世纪西方神经外科发展史。这两篇文献均发表在 *Neurosurgery* 杂志 1999 年 45 卷 5 期，分别是 Neurosurgery's Man of the Century: Harvey Cushing—The Man and His Legacy，以及 M. Gazi Yasargil: Neurosurgery's

Man of the Century。

神经外科发展史的学习包含许多内容：神经外科各个专业组的发展史，如癫痫外科发展史、立体定向神经外科发展史、脑血管外科发展史等等；某一具体手术入路的演化发展史，如垂体腺瘤手术，经颅手术、经蝶手术、再次经颅手术、再次经蝶手术的时代演化史；某一具体手术器械设备的应用历史，如手术显微镜应用历史等等。学习学科历史，迸发写作灵感。张玉琪教授曾撰文《手术显微镜在神经外科的应用历史和作用》，受此启发，那么双极电凝、超声吸引器在神经外科的应用历史和作用又是怎样呢？

学习学科历史，敬仰前辈先驱。《论语》："慎终、追远，民德归厚矣。"慎终、追远、厚德，这是当代中青年神经外科医师应有的为人品格。为学与为人，先学为人。学习神经外科发展史的同时，鼓励广大中青年神经外科医师努力学习人类科学技术发展史，努力学习人类文明发展史。这是提高我国神经外科医师科学素质和人文素质的需要。

3. 重视学习神经外科专业经典

重视神经外科专业经典的学习。医书浩瀚如海，质量良莠不齐，而医师工作繁忙，精力有限，因此读书需有选择，读好书，就是读经典。经典，经得起历史的考验，经得起实践的检验；经典，贵在求真贵确，青春永在；经典，文采翩然，怡人怡情。

神经外科专业处处有经典。学习显微神经解剖学，Rhoton 教授的系列著作乃传世经典，不得不读；学习神经系统定位查体，*Duus' Topical Diagnosis in Neurology*，堪称经典，不得不学。全面学习神经外科，必读 *Youmans Neurological Surgery*；学习分支专业如癫痫外科，必读 *Text of Epilepsy Surgery*。学习翼点入路，Yasargil 教授的相关著作百读不厌；学习颅底外科，Samii 教授的相关文章回味无限。学习经典英文原版，也要学习经典中文著作，如周良辅院士的《现代神经外科学》等等。学习专业经典，有助于我们规范临床诊疗工作，提高我们的专业素养。

推崇学习专业经典，并不意味着厚古薄今、保守封闭。鼓励学习专业经典的同时，也鼓励学习国学经典，努力做到学习专业知识与学习一般知识的统一。唐代医学家孙思邈，在《千金要方》"论大医习业"篇强调：欲为大医，除医学知识外，还要学习五经三史，诸子庄老。学习国学经典，必将有助于提高我国神经外科医师的人文素质。

4. 重视英语学习、提高计算机应用能力

学英语、学计算机应用，这些都是辅助我们学习与工作的工具。提高英语、计

算机应用能力，迫在眉睫。十余年前，段国升教授曾撰文《加强国际学术交流，提高外语水平》，倡导加强专业英语的学习。转眼十余年流逝，目前尽管广大中青年医师在专业英语阅读、听力方面有了较大提高，但在专业英语口语、写作方面依然滞后。也就是说，专业英语应用能力有待加强。同时，提高计算机应用能力刻不容缓，否则我们就不能很好地开展图像融合技术、影像实时导航技术等。毋庸置疑，专业英语和计算机应用能力好比飞机的两翼，对于神经外科学习、工作及科研，不可或缺，缺一不可。

5. 学习方法

温故而知新，对事物需要反复认识，才能把握其真谛。比如神经外科病理生理基础理论——颅内压增高、Cushing 反应，相信我们就读本科、硕士研究生及博士研究生的不同阶段，对此理论理解是不一样的；相信我们做学生时的理解和参加工作后的理解是不一样的；相信我们行医的不同阶段，住院医师、主治医师、副主任医师及主任医师阶段，每每读起此基础理论，总会有新的理解和收获。

尽信书则无书，要培养学术质疑精神，只有这样，才有可能迸发科研创新的火花。不对国外图书盲目崇拜，不对英文图书盲目崇拜。

求真贵确。求真，追求真理，实事求是。贵确，贵在准确、精确。结合专业英语学习，谈谈准确与精确。如单词 cranioectomy 含义为去掉骨瓣，而单词 craniotomy 含义为骨瓣仍需还纳。再如 Sepsis 为脓毒败血症，而 bacteremia 为菌血症。又如 drainage 为向外引流，而 shunt 为旁路分流。每对单词意思有相近之处，也有细微差别，英汉互译时要注意选词准确。

做好读书笔记。每有会意时，欣然标注；每有疑问时，及时记录，以便查考。勤于总结归纳整理，横向拓展，纵向延伸。比如，学习颅内高压、Cushing 反应时，横向拓展学习 Cushing 溃疡，学习内分泌 Cushing 病、Cushing 综合征；而探索颅内高压、Cushing 反应是如何研究得来的，则属于纵向追溯学习了。追溯历史，是纵向延伸。向前看，前瞻未来，也是纵向延伸。

三人行，必有我师，不耻下问。中青年神经外科医师往往具有硕士博士学历，学历高，爱面子，羞于请教。高职称医师，资历深，爱面子，羞于请教。尺有所短，寸有所长，倡导取长补短，共同提高。

理论联系实践。临床医学科学总体来看是经验科学。徒有书本知识，没有实战经验，无法施行手术，无法治病救人。反对本本主义。同理，轻视理论学习，沉浸在匠人之技，则阻碍提高，难于贯彻"以患者为中心"的理念。反对经验主义。神经外科医师"学院派"与"经验派"在临床实践、学术交流中发出各自的立场声音，鼓励学术争鸣。

6.失败是成功之母，在失败中学习与升华

纵观人类科技发展史，无数事实表明"失败是成功之母"。比如，众所周知的英国科学家瓦特，历经数次失败后终于发明蒸汽机，推动了社会产业革命的进程；再比如，美国发明家爱迪生，经历无数次实验失败后终于发明电灯，为人类带来光明；又比如，波兰科学家居里夫人，同样历经数次失败后终于有了镭的发现，开启了放射性物质研究的时代。

纵观神经外科发展史，无数事实再次表明了"失败是成功之母"。比如，现代神经外科先驱 Harvey Cushing 教授，为减少开颅术后切口渗漏和继发感染等并发症，Cushing 反复琢磨，不断改进，最终探索出术毕要缝合硬脑膜，帽状腱膜应单层缝合的手术原则，从而成功减少了上述并发症的发生。再比如，现代神经外科大家 Gazi Yasargil 教授，曾于 20 世纪 60 年代，在伯灵顿（佛蒙特州）历时 14 个月之久，反复练习显微镜下吻合直径为 0.5～1.0mm 的动物血管，数次失败后终获成功。在此基础上，Gazi Yasargil 教授继续探索，不惧失败，不断改进，直至成功开展颞浅动脉 - 大脑中动脉端侧吻合术。又比如，垂体腺瘤手术入路演化史，按时间先后顺序，垂体腺瘤手术入路发展演化大体经历了经颅手术阶段、经蝶手术阶段、再次经颅手术阶段以及目前的再次经蝶手术阶段。在这里需注意的是，这四个阶段不是简单的彼此替代关系。这是因为经颅手术与经蝶手术，相伴互补，只不过在某个时代内，大家更多的倾向开颅或者倾向经蝶手术而已。围绕切除病变，保留功能，改善生活质量，神经外科医师们不惧失败，艰辛探索，最终使垂体腺瘤患者得到了较好的救治。这四个大体阶段的出现，不就从侧面再次印证了"失败是成功之母"吗？这四个阶段的出现，不也折射着对同一事物需要不断反复认识才能把握本质的哲学光芒吗？

失败是成功之母，经历风雨方能见彩虹。毫不夸张地说，成长为一名合格的医师，不可避免地要经历失败。从哲学层面来看，"失败"具有绝对性。这是因为失败无处不在，无时不有，普遍存在着。在我们的日常医疗实践中，失败常常伴随着我们，比如腰椎穿刺不成功，脑室外引流术置管失败；又比如帕金森病 DBS 术中靶核的反复寻找确认，癫痫致痫灶的反复定位等等。失败具有绝对性。因此，成长为一名合格的医师，经历失败是不可避免的，是"必修课"。

同时，"失败"也具有相对性。何谓失败，不同的医师有着不同的判断。这里面存在一个手术艺术和手术境界的问题。一名追求卓越的神经外科医师常常因颞浅动

脉的切断而心有不安，常常因桥静脉没能得以保留而心有余悸，也常常因有用听力没能保护而心怀歉意。这些情况对于追求卓越的医师而言就是失败，而对于安于平庸的医师而言可能就不是失败。失败具有相对性。

认识失败的绝对性有助于我们客观看待失败，勇于面对失败，不惧失败；认识失败的相对性有助于促使我们严格要求自己，不断学习并积累经验，提高手术技艺，追求卓越。

从自身行医实践失败的直接经验中汲取教训，从他人失败的间接经验中学习提高，提高我们专业技术水平的同时，更促使我们从心灵深处感谢我们的患者。因此，我们把从患者身上获取的宝贵知识和技能，毫不保留地还给患者，为他们治好病，改善他们的生活质量，就是我们对患者的最好回报。

失败贯穿着医师执业生涯的始末。当我们还是住院医师、主治医师时，常常在切口设计、皮瓣处理、骨窗位置及大小、硬膜缝合等方面，几乎天天经历着失败。这个时期的失败，往往是定位方面的，往往是由基本操作不当所造成的。当我们晋升副主任医师、主任医师后，又常常在病变性质、手术入路选择、病变切除程度、功能保留等方面，又在不断的经历着失败。这个时期的失败，往往是定性方面的，往往是由人文修养浅薄、循证医学掌握不够，以及临床决策失当所造成的。失败，打击着我们的工作热情，打击着我们的执业信心，但是我们直面失败，破浪扬帆，依然坚守和发展着神经外科事业。直面失败，反复自省体悟，使我们深刻认识到"学无止境、活到老学到老"；也使我们深刻认识到医疗工作是环环相扣的复杂系统工程，如同下棋"一步走错，满盘皆输"；更使我们深刻认识到医疗执业之旅，如同行军打仗"战战兢兢，如履薄冰"。

当我们还是住院医师、主治医师的时候，我们临床经验相对匮乏，技术操作不够娴熟，这时的我们"无知者无畏"，许多情况下尚不知道什么是失败，更不用谈惧怕失败了。当我们晋升副主任医师、主任医师以后，我们的临床经验相对丰富，技术操作也越来越稳健娴熟，十余年的临床砥砺磨炼，经历过失败的痛苦，享受过成功的喜悦，不过这时的我们却越来越惧怕失败了。此时的我们，心中有了太多的得失考量，有了太多的荣辱考量。因为惧怕失去声望与地位，惧怕失去权力与待遇，所以惧怕失败。这时的我们，在临床实践中往往表现出缩手缩脚，不敢挑战高难度复杂手术，进取开拓精神不强等等。当我们无论是做普通医师、科室主任、还是做医院院长，当我们无论是事业发展的如日中天，还是适逢低谷，我们都能以平和的心态，坦然面对失败，不惧失败，视成败如过眼烟云，此时我们的人生境界不知不觉中已达到了升华跃迁，超然物外，自由忘我。

经历失败，汲取教训，吃一堑长一智，勤于总结回味，必将有助于我们自身的提高和升华，也必将有助于推动学科的发展。总之，从失败中自省修正，从失败中学习升华，从失败中走向成功，为中国神经外科事业的发展，为广大人民群众的健康，不遗余力地奉献我们的智慧和力量。

第二节
基本技能

笔者先前著有《中青年神经外科医师成长：学习与升华》一文。该文重点谈及三个方面：重视学习专业历史，认真学习专业经典，以及如何在临床实践中不惧失败。

总体来看，《中青年神经外科医师成长：学习与升华》一文，主要是围绕"人文与学识培养"而行文展开。笔者现再次浅谈中青年神经外科医师成长，主要围绕"临床实践能力培养"进行讨论。

一、无菌、层次、止血

培养无菌意识，贯彻无菌理念，施行无菌操作，是对中青年神经外科医师的基本要求之一。

每位医师，早在大学实习阶段，就已经接受"无菌"教育了。诸如，在手术室，洗刷手训练，消毒范围与次数训练，铺手术单训练，转身背靠背移动位置训练等。在换药室，换药先后顺序的安排，遵循先无菌伤口，后污染伤口，至最后感染伤口的换药，以及操作过程中传递镊与操作镊的区分使用等等。

每位医师，早在大学实习阶段，就已经接受"层次"的教育了。解剖课，特别是局部解剖课，通常是采用"由浅入深、层层深入"的方式进行讲解。施行阑尾切除术、腹股沟斜疝修补术，练习按解剖层次切开，依次切开皮肤、皮下组织等。缝合也是讲层次，把相同的组织层次对位缝合，如筋膜对筋膜，皮下脂肪对皮下脂肪，皮肤对皮肤缝合等。

每位医师，亦是早在大学实习阶段，就已经接受"止血"的教育了。练习确定性止血，如练习止血钳使用，又如练习方结、外科结结扎；练习非确定性止血，如指压法，又如纱布绷带压迫等。

无菌、层次、止血，属于外科学的通识内容。笔者认为，外科学通识教育并不仅局限于本科与研究生学习阶段。中青年神经外科医师，应自觉加强外科学通识学习，苦练基本功，提高基本技能。手术技巧以扎实的基本功为基础。基本功不过关，何谈手术技巧。

当前，各种手术技能大赛如火如荼，在中华神经外科蓬勃开展。各路评委，如何量化打分？无菌、层次与止血。当然，缝合技术，也是重要的评分项。

异物植入性手术，如脑室腹腔分流、颅骨修补等，评委们对无菌的品评更是细致入微。分流管、钛板，打开包装的时机；手套是否存有血迹；手术单是否干燥等等，这些都是在对无菌以及预防感染进行评价。施行颅骨修补术，要注意解剖层次复位。颞肌，要分离，并应置于修补材料的上方。层次不对，将是主要减分项。止血彻底，术野干净，自然有利于预防感染。

层次的分离，通常提倡锐性分离。笔者认为，锐性分离，至少具有两个特点：①减少撕、拉、拽等动作，提高手术安全性；②利于实现原位操作。动脉瘤开颅手术，脑池蛛网膜的分离，历来强调锐性分离，这对于预防动脉瘤术中破裂具有重要意义。

层次的分离，在各种手术大赛中亦是重要评分项。以翼点开颅为例，如果没有筋膜间入路层次的展示，多半要扣分。任何大赛的基本初衷应是：致敬经典，走向规范。去经典化的内容展示，多半是不受欢迎的。

总体来看。神经外科手术止血，提倡使用双极电凝止血。单极电凝止血应少用，甚至不用。提倡确定性止血，如使用双极电凝。非确定性止血，如明胶海绵贴敷等，应少用、慎用。

已经出血了，再去止血应对，那是被动性医疗行为。应提高针对出血的预控能力，如解剖分离出血管，根据情况提前电凝或结扎，又如提前充分显露血管近端等。处理颈内动脉 - 眼动脉巨大动脉瘤，采用 Dallas 技术，显露颈总动脉，便是降低瘤内张力、预控出血的典型例证。

很多外科大家，要求自己的团队无血术野。即便出血，术野也只能存在一个出血点，不能同时存在两个出血点。这种要求并不过分。

零零散散，归纳起来：无菌、层次、止血，是中青年神经外科医师需要不断修炼的重要内容。显露与缝合，也很重要，在此不再展开。

临床实践能力包括诸多方面，如医学文书书写能力、医患沟通能力、管理患者能力、手术操作能力等等。外科医师应努力提高手术操作能力，向"大国工匠"进发！

二、治疗决策

治疗决策与医师的学识有关，与团队手术能力有关，与硬件平台支持有关，更与医院管理文化有关。

医院文化与科室文化，医院管理者与科室主任，如果都积极开拓、锐意进取、攻坚克难、砥砺前行，那么，手术医师则也将不惧挑战，其制订的治疗策略也更加积极，如争取施行根治手术、一期手术，又如敢于挑战复杂疑难手术等。

中青年神经外科医师成长，发展到一定阶段，如果想开展新项目，尝试新方法，要学会取得行政管理者的支持。担当，不仅是医师个人的担当，更是科室团队的担当、医院领导班子的担当。也就是要处理好个人与集体的关系。

治疗决策的制订也受制于平台硬件支撑。进修医师在区域大型神经外科中心学习结束后，回到所属医院，未必能够顺利开展所学技术。原因很多，其中平台硬件支撑不到位是主要原因之一。工欲善其事，必先利其器。

如何理解平台发挥主导作用的提法？笔者认为，此处的"平台"既指行政管理软环境平台，也指硬件器械设备平台。

在这里，重点探讨"管理与平台"对治疗决策的影响，这有利于养就学术兼容的胸怀。地市医院的神经外科医师，参加大型学术会议展示，其展示病例的治疗决策，绝大多数都是因地制宜的，是可取的。相应地，在区域大型神经外科中心平台工作的医师，要理解地市县域同道的治疗决策。

团队手术能力应特别强调整体配合，助手与术者要形成默契，开颅医师要充分理解术者意图等等。手术组成员具有手术热情，也应具有术后共同管理患者的热情。患者能否顺利如期出院，是评价治疗决策的一个侧面。

医师的学识也与治疗决策的制订密切相关。提高学识，有利于建立整体观、发展观，把握神经疾病与全身疾病的关系，把握治疗的当前与长远等。

三、积极且有针对性地参加学术会议与学习班

笔者就此愿分享几点想法，供中青年神经外科医师参考。

1. 端正学习态度

据笔者观察，那些靠科室出钱参会的同道，常常表现出"坐不住、四处遛、玩手机、逛景点、品美食、喝大酒、吹大牛"等特征，这其实是借外出开会之名进行休假旅游。那些自掏腰包参会的同道，多数表现出"屁股沉、坐得住、憋大尿、手

机静音、不接电话、就近钻小店用餐、会后回宾馆整理资料"等特征,这些同道是狂热的学习者,虔诚的奋斗者。

早早调班,自己出钱,奔波千里,肩扛录像机,这样的参会同道不认真听讲才怪呢!认真学习,终有收获!业,精于勤,荒于嬉。遛会者,久而久之,终将在竞争中失败。笔者从来不相信,那些遛会的同道会在日常工作中表现出兢兢业业、勤勤恳恳。

假若笔者是学科带头人,凡是那些科室资助开会的团队成员,会后归来,都必须在科室进行参会报告,制成 PPT 形式讲一讲,同时还要写一份参会笔记,留存科室学习档案库。

2. 往前坐,适当时机积极同前辈打招呼

中青年神经外科医师,绝大多数是听众,是聆听者,不是讲者,不是 VIP,因而通常很难坐到前几排。服从会议管理者的安排,在不影响 VIP 就座的情况下,鼓励中青年神经外科医师往前排正中就座。往前坐,就座,而不是抢座、霸座。

往前坐,有利于提高参会质量。其好处很多,至少有两点:①手机拍照,照片的角度、清晰度等,质量高。这样的照片,留存收藏才具有意义,可以用来制作 PPT 讲课等。②往前坐,孕育着更多可能与前辈大家相识交流的机会。前辈大家,虽曲高和寡、孤独在高处,但他们内心是很愿与年轻人们交流的。与年轻人们交流,有助于前辈大家了解行业发展图景。

中青年神经外科医师要学会积极适时与前辈大家们打招呼。少敬老,是中华文化的优良传统。年轻人,怎么能等来老一代向你打招呼呢?

唐代诗人朱庆馀《近试上张籍水部》:妆罢低声问夫婿,画眉深浅入时无?同理,中青年神经外科医师要学会自我推荐、自我营销。当然,打铁还需自身硬。一名年轻医师,越是有亮点,就越是能在行业内崭露头角。

上海新华医院的唐寅达博士、山西长治医学院的汤文龙医师,在显微神经解剖学习与理解方面,着实是行业同龄人中的佼佼者。显微神经解剖就是这两位优秀青年医师的亮点。关注过 *NeuroDADA* 神外笔记的同道,会感触到唐寅达博士那显露的才华;关注过侧颅底手术入路解剖视频的同道,会感触到汤文龙医师那喷薄的才情。有亮点,有标签认同,自然有助于青年医师融入相应学会组织。

3. 寻找差距、查找不足

中青年神经外科医师外出参会或参加学习班,要学会寻找自身差距与不足。自觉建立"比较意识",促进内心自省。

在科室内部，科室领导、高年资医师，未必会指出你（中青年医师）存在的问题。要么，已将你放弃；要么，碍于同事情面。没有批评，自我感觉良好，飘飘然，忘乎所以，这非常可怕。外出开会或参加学习班，看看同龄人在想什么，在做什么，做到了什么样的程度，比较见高低，比较见差距。让自己红红脸，出出汗，惭愧一番，开启内心的震撼之旅吧。

4. 大型会议与学习班

行业内曾有"Meeting for show, Course for education"的说法。Meeting for show，大型会议，供讲者秀晒；Course for education，学习班，供学员学习。

因此，鼓励中青年医师结合科室发展的布局，结合自己的专业方向，有选择、有重点地参加一些学习班。参加学习班，有利于体系化学习理论，并且有机会参加一些实际操作，进而体会知识转化为能力。在一个点上做突破，是学习班的应有之义。

5. 从听众向讲者转变

中青年神经外科医师不能仅满足于做合格的听众，要努力实现从听众向讲者的转变。跃迁，上台阶，在更高的层次上锻炼自己，发展自己。青出于蓝，而胜于蓝。长江后浪推前浪，一浪更比一浪高。中青年神经外科医师有责任也有义务，努力展示出中华神经外科发展的蓬勃生机。

积极且有针对性地参加学术会议与学习班，自然有助于提升中青年神经外科医师的临床实践能力。

想起各级医师的年终述职，通常的述职思路是：医疗、教学、科研。医疗第一。医疗，是医师工作的根本所在。因此，让我们为提高临床实践能力而不懈奋斗！

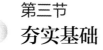

第三节
夯实基础

一、腰椎置管引流

中青年神经外科医师在病房日常工作中，常常进行腰椎置管引流，用于颅内感染、颅内动脉瘤开颅或介入术后的治疗等。此刻，笔者谈几点看法。

1. 颅底外科硬膜外入路与腰椎置管引流

前颅窝底、中颅窝底以及后颅窝底的硬膜外入路，尤以中颅窝底硬膜外入路为代表，术前常需腰椎置管引流。施行 Hakuba 入路、Kawase 入路，按照经典的做法，术前需要进行腰椎置管引流。

施行经典 Kawase 入路，如果没有进行术前腰椎置管，则常面临术中抬起颅底困难，硬膜外 Kawase 三角显露不佳，进而不利于 Kawase 三角的磨除。寄希望于同侧颞角穿刺放液，往往是不现实的。因为此时的侧脑室颞角常常被病变挤压变小、移位，抑或局限性颞角扩张、脑脊液循环梗阻，以致穿刺定位困难和（或）穿刺放液极其有限。

蝶骨嵴内侧 1/3 巨大脑膜瘤，施行硬膜外入路时，术前腰椎置管，有利于硬膜外磨除蝶骨嵴，以利早期切断肿瘤基底血供。经岩入路，无论是岩前入路还是岩后入路，术中需要硬膜外磨除岩尖或乳突，术前若行腰椎置管，将有利于硬膜开放后轻松抬起颞叶。

当一篇经典文献或一部经典著作摆在我们面前时，我们要学会有的放矢的阅读，学会紧密结合自己的日常工作。青年医师要重点阅读围手术期处理、体位、头架使用等；高年资主治或副主任医师要重点阅读颅底手术入路的开关颅细节、病变显露要求等；治疗组长、主任医师要重点阅读手术野的运用、切除程度的掌握等。

共读一部书，共做一个手术入路，共建一支颅底外科团队。中青年神经外科医师牢记：参与颅底硬膜外入路时，多想想、多问问需要术前腰椎置管吗？

2. 颅内感染与腰椎置管引流

此处仅谈分流管相关性感染、异物相关性感染。

笔者理解的外科感染处理通识是：①查找并取出异物；②充分引流；③抗生素合理使用；④补液及营养支持。异物相关性感染，首先去除异物，之后才是充分引流。

脑室腹腔分流术后颅内感染，寄希望于腰椎置管持续引流、大剂量长程抗生素使用的处理，往往事与愿违、徒劳无功，甚至适得其反、雪上加霜。因为腰椎置管也是异物植入，存在逆行性感染的可能。

笔者认为应考虑如下外科处理。

（1）取出异物　使用抗生素、腰椎置管引流，患者仍有反复发热，脑脊液化验、培养等指标不理想时，应果断取出分流管，切勿一拖再拖。正视问题，取出异物，源头治理。

（2）分流管取出、脑室镜技术、脑室外引流　运用脑室镜技术，清理脑室炎性沉积，冲洗之，并短期留置脑室外引流。重视外科感染的局部处理。想想外科各专业感染处理，如胸科包裹性脓肿、基本外科腹膜后脓肿、妇科盆腔脓肿等，其处理的基本原则是局部切除、切开、引流，加之全身抗生素使用、营养支持等。

航空总医院神经外科中心肖庆教授、郑佳平教授，运用软性内镜技术，处理分流管相关性感染，做了大量的工作，积累了丰富的经验，值得我们学习、关注。

3. 腰椎置管引流，与普通病房、神经重症病房

因腰椎置管引流不当引发的脑疝、癫痫、颅内出血等，在临床实践中并不少见。那么，腰椎置管引流的患者，是应滞留神经重症病房，还是转至普通病房，这需要我们不断地思考。

从外科学通识，细化到神经外科专业；从局部处理，到全身处理；从腰椎置管引流效率、效果，到腰椎置管与脑室外引流的比较；从病房腰椎置管的应用，到手术室颅底外科腰椎置管的准备。以上提及诸多方面，其实是中青年神经外科医师应思考的基本问题。

夯实基础，厚积而薄发。

二、从动脉瘤开颅手术基本原则想起

谈及颅内动脉瘤国际学术交流，大家常常想起目前活跃的 Juha 教授、Lawton 教授等。广大同道是否知道赫赫有名的来自 UCLA 的 James I. Ausman 教授？笔者翻阅自己的学习资料库时，惊喜发现了 Ausman 教授的 PPT：Principles of Aneurysm Surgery。此刻，愿分享该幻灯片的部分内容。

1. Ausman 教授动脉瘤开颅手术三个基本原则

（1）You must have control of the aneurysm at all times。

（2）Your operation strategy is planned to gain more and more control of the aneurysm。

（3）You need to see all of the anatomy of the aneurysm and understand that anatomy before clipping。

笔者读及以上三点基本原则时，开始觉得写得很宽泛，并没有写具体的内容，但是细细品来却觉得写得极其高屋建瓴、切中要害。按照 Ausman 教授的观点：①动脉瘤开颅手术，是不允许术中破裂的，术中动脉瘤破裂，则说明手术技术存在问题；

②从控制动脉瘤，到越来越有把握控制动脉瘤，手术团队要步步确实，一切尽在掌控；③笔者理解的动脉瘤所有解剖，着重需认清那些进出动脉瘤的血管。

2. 临时阻断

Ausman 教授在谈及临时阻断夹时，其中一点是 Apply temporary clips to all vessels to and from aneurysm. There should be no blood flow into aneurysm; it should be collapsed。

国内部分同道在进行巨大动脉瘤夹闭时，仅是注意载瘤动脉近端血管的临时阻断，而常常忽略临时阻断从动脉瘤发出的血管，因而瘤体张力高，造成显露瘤颈困难、夹闭困难，存在破裂风险。笔者认为，将那些进出动脉瘤的血管全部临时阻断，是"孤立"理念的延伸。

颈内动脉 - 海绵窦巨大动脉瘤的治疗常采用孤立术和（或）搭桥术。大脑中动脉复杂巨大动脉瘤，将那些进出动脉瘤的血管全部临时阻断，这也是一种孤立，只不过是临时的孤立罢了。

Ausman 教授主张的许多原则并不过时，依然值得我们借鉴学习。夯实基础理论、基本技能，学习、掌握、运用之，贯穿神经外科执业始末。

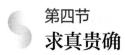

第四节
求真贵确

一、关键孔

额颞开颅翼点入路，准确理解关键孔。

Dandy's keyhole（DKH）与 MacCarty's keyhole（MKH）均是关键孔。这颠覆了笔者先前认为关键孔仅有一处的认知。

准确理解这两个关键孔。其位置彼此不同，钻孔后，彼此显露的范围也不同。在 DKH 钻孔时，眶顶未开放。标准翼点开颅，需在 DKH 钻孔。在 MKH 钻孔时，可显露前颅窝底与眶周组织。额颞眶颧开颅时，需在 MKH 钻孔。

司空见惯，大家自认为都知道都熟悉的知识，其实理解并不准确。治学之巨大差距，毫厘之间。理论指导实践，理解不同，手术境界不同。

二、星点

乙状窦后入路开颅，寻找并确认星点，至关重要。

一定要在星点钻孔吗？回答此问题，需要理解星点与横窦乙状窦交界的位置关系。

阅读经典，体会经典，反思临床。Rhoton 解剖：*The asterion, located at the junction of the lambdoid, occipitomastoid, and parietomastoid sutures, usually overlies the lower half of the junction of the transverse and sigmoid sinuses.*

星点，通常覆盖横窦乙状窦交界的下半部分。临床实践中，在星点钻孔，有时并不能充分显露横窦乙状窦交界，仍需要向前上方磨除骨质，以达显露充分。因此，刘庆良教授在其主编的《神经外科手术入路解剖与临床》中，推荐的钻孔位置是星点稍前方钻孔。

乙状窦后入路开颅是以"星点为参考"的钻孔开颅，而非"星点钻孔"开颅。星点钻孔，其正下方通常不是满足临床需要的横窦乙状窦交界显露。

施行乙状窦后入路开颅，不同的单位、不同的手术团队彼此的"乙状窦后"实有差别。仅以横窦乙状窦显露为例，有的单位仅显露横窦缘、乙状窦缘，有的单位显露横窦及乙状窦的一部分，也有的单位将横窦及乙状窦全部显露。

切除类似的病变，不同的手术团队均采用乙状窦后入路，但开颅显露的细微差别必然造成彼此的手术图景存在审美差别。

三、求真之路

现谈一谈椎管内肿瘤。鉴别髓内肿瘤与髓外肿瘤，其中一点是看感觉受损平面的位置变化。由于髓内肿瘤纵向生长，感觉受损平面可上移；由于髓外肿瘤横向生长，感觉受损平面通常不变。

也就是说，感觉受损平面不断上移，肿瘤纵向生长，要考虑髓内肿瘤；感觉受损平面不变，肿瘤横向生长，要考虑髓外肿瘤。多数情况如此，当然不能绝对化。

仅从感觉层面着眼，抽丝剥茧，看动态变化，始有诊断印象。求证，是肯定，还是否定，需要结合其它临床表现，需要影像学及电生理学等检查，综合分析，才能水落石出。

纷繁复杂问题，先找切入点，由点到脉络，由脉络到网络，问题逐步得到解决。科学研究问题需要这样探索。临床病史分析何尝不是需要如此。

第五节
解剖过程

一、解剖过程

解剖的过程，要比解剖的结果更重要。不是说解剖的结果不重要，而是说解剖的过程更重要。

当前，国内存在的层出不穷的显微神经解剖培训，其授课课件通常是以静态图片为主，而动态的解剖操作视频则相对较少。

优秀青年神经外科医师唐寅达博士，曾翻译《Rhoton 系列解剖视频》。该翻译之"信、雅、达"，得体、恰当，实乃精品，值得我们学习与收藏。

但是，就《Rhoton 系列解剖视频》内容本身来看，Rhoton 教授总体是在讲授解剖图片，也就是宣讲解剖的结果。Rhoton 教授用话语描述解剖的过程、手术入路的推进。该系列视频中并没有 Rhoton 教授团队的解剖操作展示。

多数学员如果不认真学习解剖的过程，便做不出课件中的图片。同时，中华神州多才俊，有识之士会着手或已经正在进行显微神经解剖系列视频的制作。高清、临床实用、体系化的解剖操作视频，必将为我国神经外科人才培养做出巨大贡献。

百年大计，教育为本。世界神经外科大师，无论是 Yasargil 教授、Samii 教授，还是已经过世的 Rhoton 教授等，都是热衷于教育培训的成功典范。

二、尸头的利用

显微解剖过程中，如何充分利用尸头？以两个学员一组为例，一组一个尸头，为什么有的小组能做出丰富的内容？尸头标本的利用，反映着学员对神经外科的理解，也反映着学员的学习思路、学习能力。

仁者见仁，智者见智。笔者谈谈自己的认识。

1. 依照一定的方向次序进行手术入路解剖

比如，以额部中线开始，从额部入路，向额颞入路、颞枕入路依次旋转推进。再具体些，以额部入路为例，从额部纵裂入路开始，向额下入路、额外侧入路依次推进。

又比如，以枕部中线开始，从枕下正中入路，向枕下旁正中入路、乙状窦后入路、远外侧入路、极外侧入路依次推进。

依次推进的过程中，学员要知道实际手术时的骨窗位置及大小。为实现显露，不能过度牵拉脑组织，也不能切除正常脑组织。也就是观察入路本该显露的图景。这自然需要对手术入路理论进行复习。

为实现对一个尸头深部手术野的充分观察，可考虑采取以上学习策略。这需要学员忽略切口及骨窗的操作练习。

2. 从骨窗较小的手术入路做起

以额底入路为例。从眉弓锁孔入路开始，向眶上外侧入路（额外侧入路）、额下入路，依次扩大骨窗范围，观察深部手术野的变化。以上三个入路，在临床实践中，皆是关键孔钻孔开颅。因此解剖操作时，关键孔钻孔、逐步扩大骨窗，这既提高开颅效率，节省动力设备，满足骨窗需要，也便于观察不同入路手术野的异同。

Samii 教授之额外侧入路，是在关键孔钻孔开颅，而 Juha 教授之眶上外侧入路，则在颞线后部钻孔开颅。额外侧入路与眶上外侧入路，骨窗位置及大小，大体相同。

切口、皮瓣、骨窗，确实也是手术入路的重要组成部分。但更为重要的是深部手术野的解剖、观察、体会。例如，翼点入路的四个间隙等等。培训班通常时间较短，在极其有限的时间内，学员要学会时间利用，要知道学习重点。重点学习显微镜下的深部视野、视野融合。

如果一个学员还停留在切口、皮瓣、骨窗的理解阶段，那么该学员参加解剖培训班则是有些操之过急了。

3. 减少头位的反复调整

显微解剖时，应模拟术中头位，经头钉固定后，尽量减少头位的反复调整。同时，也要考虑解剖的效率，如以侧卧位头位固定为例，行颞下经天幕入路后，可行岩前入路，进而行经迷路入路。这三个入路头位大体相似，稍做调整即可展开下一个手术入路。这样做，节省时间。

为什么在相同时间，有的学员能做出丰富的解剖内容？时间管理的背后，其实是对神经外科手术入路的理解存在不同。

三、标本观察

（1）观察任何标本，无论是往届学员操作过的标本，还是本期其他学员操作后的标本，都应考虑在术中头位状态下观察，这样才能获得有价值的观察视野。

（2）解剖标本时，显微镜下的任何器械使用，都应考虑按照实际工作中的要求进行使用。比如，使用磨钻，不能悬空操作，应有支点，保持稳定性。

（3）任何标本的观察，学员能看出多少内容，与其理论功底、实践积累密切相关。比如，标本存在右侧小脑后下动脉开窗后合二为一的现象，这属于脑血管的常见变异。如果没有扎实的脑血管基础，如果不了解脑血管造影基础知识，则很可能对"小脑后下动脉开窗后合二为一"视而不见了。

中青年神经外科医师要重视解剖训练的过程。解剖的过程比解剖的结果更重要。

第六节
阅读

笔者曾到访波士顿。查尔斯河（Charles River）是该市的旅游名片之一。晨曦，散步查尔斯河畔，给笔者留下美好的回忆。河畔风华有麻省理工学院（MIT）等。MIT，堪称世界理工大学之最。其校训：Mind and Hand，即学会动脑，学会动手。

其实，Mind and Hand，对外科医师同样具有指导意义。做有思想、会做手术的外科医师。那么，如何做有思想的神经外科医师呢？笔者谈谈自己的认识，本篇从关键词"阅读"谈起。

有关阅读的门径，世间颇多探讨，诸如泛读与精读、"博"与"专"相结合、文理兼容、专业阅读与休闲阅读相结合、不求甚解等等。

此处，笔者想谈谈中青年神经外科医师的专业阅读。

一、精读经典

笔者曾在文章《中青年神经外科医师成长：学习与升华》。谈及什么是经典，以及专业经典的阅读，此处不再赘述。

想必多数中青年神经外科医师在自己的电脑、手机、书架，都备有一些经典图书、经典期刊。既然存有这些经典的资料，那就多读读它们，不要让它们沉睡在那里。

精读经典。反复读，一遍又一遍地读，每次总会有新的体会。

二、博采专修

中青年神经外科医师处于打基础阶段，处于学习与提高期。因此，要注意阅读面要宽广，不宜偏窄。

比如，神经血管组医师，仅仅阅读介入方面的文献，不关注开颅处理的文献，必然会造成对动脉瘤治疗选择的单向偏向性。

经常见到蛛网膜下腔出血、侧裂血肿伴中线明显移位、大脑中动脉分叉处动脉瘤的昏迷患者，行动脉瘤介入栓塞术，花钱不少，颅内高压却没有有效解除，脑干受压明显，患者昏迷依旧，家人痛苦依旧。为什么没有开颅血肿清除、动脉瘤夹闭呢？尤哈教授：It is a crime not to clip these MCA aneurysms。此话值得我们深思。

中青年神经外科医师要想飞得更高，走得更远，在打基础阶段要博采众长，阅读面要广基、宽广。夯实基础，永远在路上。

三、有准备的阅读

此处以参加学术会议说明。

中青年神经外科医师离开值班岗位，外出参加国内外大型学术会议实属不易。机会难得，当倍加珍惜。因为你去参会学习了，必然会有其他医师留下来值班奋战，帮你处理患者。

参会前，看看会议议程，针对自己不熟悉的讲者（特别是外籍讲者），争取在参会前检索他们的主要文献，看一看、读一读、想一想、记一记。

有准备的阅读，提升参会学习的效果。经常发现，讲者的发言内容，其实就是其先前著作的内容。同时，讲者提到的主要文献，自己尚不熟悉的，争取会后再找找原文及相关文献，读一读。

机会偏爱有准备的人。预习，预习，再预习。同龄人之间为什么慢慢拉开了差距？学习能力不同。

四、阅读笔记

学而不思则罔，思而不学则殆。

阅读的过程也是思考的过程。练习并养成"有所思，必有所记"。记，文字笔记。

碎片化的阅读笔记，经过反复思考沉淀，便是自我体系化的智识。

近两三年来，笔者的神经外科学习随笔接连不断，喷薄而来。这些随笔，其实是笔者先前的一些碎片化的学习笔记经过整理的结果。当然，学习随笔亦是结合了自己的工作体会。从碎片化到相对体系化，厚积薄发也。

另外，笔者推荐在阅读专业文献时，要养成制作文献 PPT 的习惯。边阅读，边制作 PPT，这其实是筛选文章关键信息的过程。

制成文献 PPT，为自己建立讲学课件库，是非常有意义的工作。想想领导临时指示讲课任务，为什么有的员工从容镇定，而有的员工却是压力重重？

建立文献课件库，组建新的讲学课件，便很容易，小菜一碟。

说到底，功夫在于平常的日积月累。那就让我们戒除浮躁，修心而安静地阅读吧！

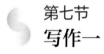

第七节
写作一

一、符合唯物辩证法的一般原则

文章的观点应符合唯物辩证法，那就是客观、全面、发展的看待问题，而不是主观、片面、静止地看待问题。

毛主席："不做调查没有发言权，不做正确的调查同样没有发言权。"不调查，则不真实；不做正确的调查，则不准确。运用正确的方法，收集整理材料，确保材料的真实性、准确性，这有助于我们唯物辩证地看待问题，分析问题，解决问题。身体力行，实践出真知。

"这类手术我没做过（或做得很少），没有经验（或经验很少），所以不便点评您的手术，也不便评阅您的文章"。这样的专家，是真正的专家，是真正的学术大家。

二、符合逻辑学基本规律

逻辑合理，遵守"三律"规定。"三律"，即同一律、矛盾律和排中律。这三条基本规律，使我们的思维具有确定性、无矛盾性和明确性。

执笔写作，时刻思考，有没有主语飘移、偷换概念。"王顾左右而言他"，这就违反同一律，犯了"偷换论题"的错误。文章开头点明要探讨"发病率"，但在讨论部分大谈"患病率"，这也是违反同一律。

时刻思考，有没有前后行文自相矛盾？"我国常有世界上没有的复杂疑难病例"，这就违反了矛盾律，出现"自相矛盾"的逻辑错误。

时刻思考，有没有含糊其词、观点不明。"病原体既不是细胞生物，也不是非细胞生物"，这就违反了排中律，犯了"两不可"的错误。

三、数理统计方法合理使用，所言所写要具有"循证"特点

明晰概念的内涵及外延，确保讨论内容的确定性。求真贵确，如数理统计中区分率、比、比例，区分标准差与标准误等等。文有出处，言之有据。

时刻思考样本含量、分组对照、偏倚控制、资料完整性、统计方法使用等诸多方面，不断完善，尽量完善，近乎完美，而又不失客观真实。

科研工作者常常期望"证实"，即结果与预期是一致的，结果阳性。其实，"证伪"也是科研的应有之义。科学地研究，得出阴性结果，同样具有价值，鼓舞人心。

这里讲数理统计方法合理使用，其实也是讲数理逻辑合理运用。

四、公正的立场，远离偏见

偏见比无知更远离真理。远离公正的立场，何谈唯物辩证法。

学术争鸣中，带着偏见、成见去评价别人的工作，那已经不是学术讨论了。刚正奋发，公正求实，是知识分子的风骨。

做到以上四点，文章"言之有理"跃然纸上。当然，文章言之有理需要与言之有物（内容）、言之有序（文脉）、言之有文（辞章）互动共舞，彼此加强。

文如其人，见文如见人。文以载道，文章观点彰显做人境界。学点哲学、逻辑学、文学，必将有助于写作质量的提高。努力做到学习医学专业知识与学习一般知识的统一。

第八节
写作二

一、言之有物（内容）

言之有物。本体内容重点突出，选取材料恰当准确。提倡叙述时，有话则长，无话则短。有内容，随时写；没有内容，别硬写。篇幅长，不一定言之有物；篇幅短，不一定言之无物。简洁话语，表达丰富内容，那是行文的至高境界。

文章有观点，有支撑观点的依据，这就基本做到言之有物了。选取的材料恰当充分，析出的观点才具有说服力，这样既言之有物也言之有理。做到言之有物，需要大量阅读，反思提炼；需要实践中历练，总结成败；更需要修身养性，升华人品。言之有物，是好的文品。好文品，好人品，正所谓，文如其人。

内容空洞乏力也是一种浪费。既浪费写作者的时间与精力，也浪费阅读者的时间与精力。

以神经外科临床论著性文章为例，就如何做到文章简洁却言之有物，浅谈一己之见。

结果部分，争取用图表形式陈述结果。如结果已在图表中充分说明，则不再文字赘述。鉴于临床论著性文章多数采用自身前后对照或分组对照等，因此使用图表形式陈述结果现实可行且符合逻辑要求。

讨论部分，建议删去不必要的背景介绍。当讨论部分的前一两段文字与文章开头研究背景重合时，更应考虑瘦身删减。

中青年神经外科医师在讨论部分常常使用"有的学者建议……，有的学者建议……，也有的学者建议……"等字眼提挈分段，列举很多大师教授的观点主张，以增加文章的篇幅，似乎只有这样，文章的内容才算具体丰富，其实不然。建议合并相同或类似的观点，列举具有典型性、争论性的观点，进而明确表达自己的观点。合并删减瘦身的同时，要确保列举观点的代表性。

多数作者会在讨论结尾时阐述本研究的不足及努力方向，但往往是轻描淡写、寥寥几笔。从心理学角度，针对"研究不足处"的撰写，往往是作者努力回避的内容。"研究不足"，此内容似乎写得越多，自己的文章越有瑕疵、越无价值，其实不然。

作为审稿专家，其实希望看到针对"研究不足"的详尽具体描写，越是详尽具体，文章越是客观公允。

结果与讨论，是基于材料与方法的，因此，材料与方法的撰写要翔实具体，反复校对。材料与方法是文章的基石，事实的依据。长期以来，多数作者利用长篇幅重点撰写讨论部分，而针对材料与方法的撰写却粗枝大叶、草草几笔、乏力可陈。

材料与方法的详尽准确撰写是在表达什么呢？可重复性、可复制性。科研工作的基本特征之一是结果的可重复性。所以要高度重视材料与方法的撰写。

有删减，有增益，文章简洁却言之有物，任重道远兮，上下求索。

二、言之有序（结构）

言之有序。逻辑清楚，层次分明。组织结构明晰，文脉连续流畅。文脉，提挈贯穿全文的脉络。

科技论文的文脉通常为：研究目的、背景、材料与方法、结果、讨论、结论。材料与方法是论文的主要内容和事实依据。因此，材料与方法的撰写要翔实具体，反复校对。

目前，有些科技论文材料与方法草草几笔、含糊不清，却写出丰硕结果，讨论部分更是洋洋万字余，结论一二三四五数条陈列……，此种文风日趋猖獗，整顿改进，刻不容缓。

不看过程，只看结果，这种文化心理在今日之中国根深蒂固，潜移默化中影响着社会生活的方方面面。这样想来，材料与方法轻描淡写，寥寥几笔，也就不足为奇了。

三、言之有文（文采）

孔子：言之无文，行而不远。行文写作，有文采，讲辞章，努力做到内容与形式的统一。用鲜活、生动、准确的语言，恰如其分地表达丰富的内容，这样的文章是好文章，会成为经典流传。

诸葛亮《出师表》、李密《陈情表》，这两篇文章处处流淌着真情，辞意畅达恳切，富有极强的表现力与感染力。梁启超《少年中国说》，文章处处激情澎湃，奋发进取，富有极强的鼓动性与宣讲性。朱自清《桨声灯影里的秦淮河》，文章处处诗情画意，淡雅缥缈，富有极强的审美情趣与人文气息。

有真感情，是写出好文章的基础。没有真感情，即使你的文笔再好，文章也将变得黯淡无光。有感而作，常常出美文。矫揉造作，文必拙劣。

欲有文采，也需在遣词造句、用典修辞、起承转合等诸多方面苦下功夫，着急不得。

第九节
翻译

如何做好神经外科经典图书的翻译工作？笔者谈几点的想法，供大家参考。

一、中文功底与专业功底

1. 中文功底

流行语：得语文者，得天下。笔者认为，这是继"学好数理化，走遍天下"之后，出现的新提法、新理念。语文是学习其它科目的基础。从事翻译工作需要具备很好的中文功底。鲜明、准确、生动，是中文表达的要求，也是翻译的要求。

西学东渐。近现代诸多翻译大家，如赵元任、朱光潜、季羡林、许渊冲等，皆是学贯中西的大学问家。这些大家，虽或翻译英语，或翻译德语，或翻译梵语，但有一点是共同的，即中文功底深厚，是中文大家、国语大师。

神经外科经典图书的翻译，主要是指经典英文图书的翻译。

目前硕博生、中青年神经外科医师的中文水平相对薄弱。加强中文的学习，提高中文水平，这是做好任何翻译工作的前提。

2. 神经外科专业功底

硕博生、中青年神经外科医师，对神经外科的理解还没有达到相应的宽度、深度、高度。专业功底差，则不可能翻译出优秀的作品。

不读哪家书，不识哪家字。鸿篇巨制的翻译需按专业方向，让该专业方向的专家进行翻译。也就是说颅脑外伤专家翻译颅底外科部分，是错配。脊柱脊髓专家翻译脑血管病部分，也是错配。

二、创新

新版经典英文图书的翻译工作，本身蕴含着"先进、超前、权威"等含义。

新词汇、新概念的出现不足为奇，是好事。有理由相信，各位译者在翻译过程中，将不断遭遇"新词汇、新概念"。挑战与机遇并存。翻译工作不是简单的低级复制，而是创造性的艰辛劳动。

中青年神经外科医师正处在吐故纳新、发挥创造力的良好时段。与时俱进，紧扣时代发展脉搏，东西方融合，在参与翻译工作时，要敢于创新，对出现的新词汇、新概念，要敢于中文命名。

三、从逐字翻译（word by word translation）到逐句翻译（sentence by sentence translation）

翻译过程中，如果新词汇属于"key word"，则建议不惜工本，多方考证，争取做到翻译之最佳。另外，学会巧用翻译之"增"。如使用 paraphrase，解释、释义，重在达意。简明扼要，在词汇后面紧跟的括号内释义。

如果新词汇出现频率不高，且放在上下文中通篇考量不属关键词，可以考虑做到基本忠实即可。

跨界谈翻译，笔者主张以句子为单位进行翻译，即跳出"word by word"之羁绊，走向"sentence by sentence"。因为句子是表达逻辑信息流的。

四、语风

20 世纪 90 年代，笔者曾自学杂志 *English salon*。曾记，读及"To praise in public, to criticize in private"书中翻译为"当众表扬，私下批评"。多年后，笔者读《曾国藩家训》，见"扬善于公庭，归过于私室"，便自然联想到上述英文句子的翻译。分析听众、观众、目标读者。如果下基层，给咱们老百姓座谈，笔者推荐译为"当众表扬，私下批评"。如果给干部进修班座谈，笔者推荐译为"扬善于公廷，归过于私室"。这样，便增加了翻译的国学意味。

神经外科专业经典的翻译，面向全国的神经外科医师，翻译的语言风格应是专业的词汇专业的表达，科普的语风是被拒绝的。

五、从翻译工作，谈学术交流

如果翻译过程中遇到的新的材料、器械，在国内还没有现成的翻译，在国内主流杂志中还未提及，这意味着：未来，新一轮的学术讨论，将有可能围绕这些新材料、新器械展开。

从翻译工作，思考学术话题的诞生与演化。

六、从前后一致（coherence）谈起

（1）形式、内容与观点，要求首尾呼应，前后一致。

（2）主语、主题，翻译行文之始末，也要前后一致。

遵守前后一致，其实就是遵守逻辑三大律，即同一律、矛盾律、排中律。

原创行文，要求言之有理、言之有物、言之有序、言之有文。

若是做翻译工作，观点（理）、内容（物）皆是原作者的理与物，我们照实翻译即可。那么，言之有序（词汇顺序、句子顺序）以及言之有文（文采修饰）将是我们的工作重点。

七、思维指导模式

1. 运用差异性思维

若想翻译好经典图书的新版，必须理解经典图书的旧版。比较差异，发现不同之处。不同之处，即翻译的重点、亮点。运用差异性思维，翻译出"新"来。翻译"新知"，是翻译工作的内在根本要求。

2. 溯本求源的思维

经典图书，必有经典文献支持。经典图书，其每一章节，均有几十篇、甚至上百篇参考文献。

对于那些引用频率高的文献，以及权威大师的经典文献，建议译者将这些原始文献找一找，读一读，想一想，记一记。

以动脉瘤开颅手术为例，如有 Yasargil、Drake、Barrow、Juha、Ausman、Sano 等教授的文献，争取认真读来领会。溯本求源，其义自见。

另外，运用溯本求源的思维，必然要求我们重视学科历史的学习与体味。从过去、现在，到将来，重视学科历史研究，形成相对清晰的时间一维性学科脉络。

以垂体腺瘤手术史为例，近百年来，大体经历经颅手术、经蝶手术、再次经颅手术、再次经蝶手术四个大体发展阶段。这种发展特点，体现着显微解剖学的进展、显微器械的革新、显微技术的提高等等。

溯本求源，熟知学科历史，必将在翻译中提高我们的精神气象。《论语》：慎终、追远，民德厚矣。此千古名句，可以多维度、多视角阐释。放在当下，此刻，便是溯本求源，继往圣绝学，创千古文章。

八、复合型人才

经典英文图书的翻译需要英文极佳、卓尔不群的神经外科医师。

以词汇为例，管窥一二。如单词 cranioectomy，含义为"去骨瓣"，而 craniotomy，含义为"骨瓣需还纳"。递进思考 hemicraniectomy，含义为：①大骨瓣，大到半球（hemisphere）；②去骨瓣，因为词缀 ectomy。单词 hemicraniectomy，常常出现在大面积半球梗死的文献或著作之中。

求真贵确，深刻理解词汇的内涵及外延，只有复合型人才始能胜任。于是，我们看到了我们的不足，但我们也看到了未来努力的方向。

Last but not least。翻译之"信、雅、达"，不在此处赘述。

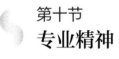

第十节
专业精神

一、实事求是

实事求是，词源于《汉书·河间献王刘德传》。该书记载：河间献王德，以孝景前二年立，修学好古，实事求是。从民得善书，必为好写与之，留其真。这里的"实事求是"是指考证古书时求真贵确，是实证的治学态度和方法，是一种求实的学风。

毛主席在《改造我们的学习》中对"实事求是"的含义作了科学的阐释。他指出："实事"就是客观存在的一切事物，"是"就是客观事物的内部联系，即规律性，"求"就是我们去研究。"由此进一步说明"实事求是"首先是指一种求实的学风。与时俱进，在新时期，"实事求是"还指一种优良的工作作风。求真务实是"实事求是"精神在工作中得到贯彻的体现。

"实事求是"是医师专业精神的应有之义。培养医师专业精神需要实事求是的治学精神，需要实事求是的工作作风。

念及病历书写的核心要求：客观、真实、准确、及时、完整、规范。其中，客观、真实、准确，则是突出强调"实事求是"的重要性。

例如，病历书写过程中出现错别字时，应当用双线划在错字上，保留原记录清楚、可辨，并注明修改时间，修改人签名。不得采用刮、粘、涂等方法掩盖或去除原来的字迹；又如，手术记录在描写切除程度时，要准确使用全部切除、次全切除、部分切除、开颅活检等用词，这些都是在工作中贯彻实事求是的具体体现。

严禁涂改、伪造病历记录。病历书写有涂改或伪造行为是硬伤，可以单项否决。当"实事求是"这一根本被动摇时，一切工作将无法谈起，一切成绩将毁于一旦。

实事求是是专业精神的根本所在。

二、诚实

通过合适的方式，在适当的时机，表达自己真实的想法，如目的、态度等。让人知道"你想做什么"，这是专业精神的体现。另外，真实表达是有效沟通的第一步，而有效沟通是消除误解的重要手段。

正确评估自己的能力，有自知之明，量力而行。让人知道"你能做什么"，这也是专业精神的体现。比如，外科医师施行超过自己能力的外科手术，那就是缺乏专业精神的表现，害人害己。

敢于承认自己的错误，并积极地改正。勇于承担相应的责任，不回避、不逃避、不推诿、不嫁祸。诚实，是专业精神的基本要求。

三、做事诚信

诚信，诚实守信。为人诚实，做事守信用。

中华古籍中有许多关于诚信的名言。比如，《孟子·离娄》："诚者，天之道也；思诚者，人之道也。"真诚是自然之理，心地真诚是为人处世之理。又如，宋代周敦颐《通书》："诚者，圣人之本，百行之源也。"真诚是杰出人物的根本，也是百业兴旺的源泉。

念及科室间会诊。在规定时间、规定地点完成会诊，用诚信的内心修为，恪守核心制度，既提升医师自身，也造福广大患者。

又念及网上预约看病。网上约定也是一种承诺。信守承诺，诚信行为。当医师因手术、会诊、开会等原因，不能履行原有约定时，要及时通知患者，酌情说明事由，并推荐处理办法，以免患者千里奔波，兴冲冲而来却见不到仰慕已久的专家。

其实，越是真正的大专家，越是有着服务患者、关怀患者的意识。

没有诚信，就没有专业精神；没有诚信，就没有事业成功。

四、专业精神之美

救死扶伤、向善求真——专业精神蕴含的"内在美"，此处不多讨论。这里只谈中青年神经外科医师应具有的"外在美"。

1. 识其貌、形象美

穿着得体，装扮有度。这里不是鼓励大家去美容整形，而是提倡在原有相貌基础上做适宜的修饰和补充。干净利落，自然大方，能给人留下好印象，会在短时间内营造一种亲和力，赢得让别人进一步了解你的机会。

中国俗语有"人不可貌相"，英语中有"Don't judge a person by his looks"，都是在讲不能以貌取人，要看其心灵和行动。真正了解一个人是需要时间的。可是，在当今社会的现实交往中，对一个人的判断，往往在一刹那间就已形成，并且根深蒂固，很难改变。因此，注重细节，适度装饰，显得十分必要，目的就是为了赢得相互了解的时间，赢得相互接触的机会。

2. 闻其声、言语美

说话要讲时机，看场合，措辞准确，腔调恰当。

《曾国藩》一书有"扬善于公庭，归过于私室"，意思是说话要分时机，看场合。当众表扬，能产生正性激励作用；私下批评，会使人在心理上最大限度地接受。

咬文嚼字非为吹毛求疵，意在措辞准确。因此，要在遣词造句上多下功夫，多思量。一字之差，谬以千里，这样的例子还少吗？

同时，我们也要学会把书面语中标点符号所表达的感情信息准确地传递到口语中。字词相同，因标点不同，含义也不同。腔调与标点有天然的联系，腔调不同，表达的情感不同。因腔调失当产生的误解还少见吗？

有必要指出，学会正确使用肢体语言也是很重要的。用手指点人和平伸手掌请人，其沟通效果是不同的，这反映了一个人的涵养，也反映了一个人对细节的关注。有声语言和无声语言要和谐使用，只有这样才能产生良好的表达效果。

3. 观其行、操作美

这里指专业技能娴熟、流畅、臻善。

娴熟的专业技能来源于对基本技能的反复琢磨和练习。越是基本的、看似简单的技能，就越是重要的。缝合、打结是基本技能，看似简单，实则不然。如胰十二指肠全切术中，在处理胰尾时，如果缝合打结不过关，就会发生胰瘘，继而产生腹膜炎等并发症，危及患者生命，这样的教训是惨痛的。又比如，后颅窝手术术后出现硬膜缝合不严、脑脊液切口渗漏、颅内感染，这样的教训也是惨痛的。

流畅，指操作有序，衔接紧凑，配合有方。操作有序，即按照操作规范和技术指南分层次、按步骤、有重点地进行工作。衔接紧凑，即时间充分利用，减少无效操作。配合有方，既指医师自身之心想、口说、手做，三者要协调一致，也指团队各成员之间要协作一致。

消毒、铺单、切开、暴露、切除、吻合……这些工作需要有序进行，需要紧密衔接，需要手术者、助手、器械护士、巡回护士以及麻醉师的协作一致。在外科专家看来，这些步骤就像一个个跳动的音符，演奏好每一个音符，方能创造美丽的乐章。

臻善，追求卓越。行进在臻善之路，没有最好，只有更好。

4. 审其作、艺术美

现实生活中并不缺乏美的本身，而是缺乏美的发现。

有鉴于此，培养医师专业精神的一个重要内容就是加强美学教育，提高美的鉴赏能力。同时，努力创造美的手术作品，也是神经外科专业精神的内在要求。

神经外科手术，其弧形切口走行自然，颇具抛物线之美；其硬膜剪开考究，颇具几何学之美；其动脉瘤夹闭方式，颇具物理力学之美……，这些美的发现，无比激动着我们的内心，激励着我们前进！

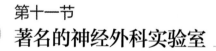

第十一节
著名的神经外科实验室

一、Hunterian 神经外科实验室

巴尔的摩约翰霍普金斯大学，有一所历史悠久的神经外科实验室，英文名为"The Hunterian Neurosurgical Laboratory"。为纪念英国著名外科医师 John Hunter（1728—1793），实验室冠名为"Hunterian Lab"。最初，该实验室在 William Halsted 领导下从事实验外科、外科病理等工作。后来，于 1904 年，William Halsted 指派 Harvey Cushing 负责该实验室，迎来实验室的 Cushing 时代。于 1912 年，Walter

Dandy 接替 Harvey Cushing，迎来实验室的 Dandy 时代。

Cushing 教授的垂体解剖研究、垂体病理生理研究，以及 Dandy 教授的脑积水研究、脑室充气造影研究等，均是在 Hunterian 实验室完成。详见文章 The Hunterian Neurosurgical Laboratory: The First 100 Years of Neurosurgical Research, *Neurosurgery*, 2000, 46(1): 184-195。

提到 Hunterian 实验室，应想到什么呢？

（1）约翰霍普金斯医院是现代外科学的圣殿之一。其实验外科培训、外科病理研究，走在世界前列。

（2）仅在神经外科领域，Hunterian 实验室曾培养出两位神经外科大师：Cushing 与 Dandy。尽管 Cushing 与 Dandy 围绕脑室充气造影产生分歧隔阂，但是在 CT 应用之前，脑室充气造影、气脑造影，确实曾广泛应用临床。

（3）Hunterian 实验室是很好的例证，即优秀的神经外科医师，其成长之路应有一段实验室训练历程。

二、Donaghy 实验室（显微外科技术实验室）

Donaghy 教授简历如下。

1910 年，出生于加拿大魁北克省。

1922 年，自加拿大魁北克省迁往美国佛蒙特州。

1929 年，考入佛蒙特大学，开始学习医学。

1941 年，珍珠港事件后，从事战伤外科。第二次世界大战结束后，供职于佛蒙特大学附属医院。

1958 年，Donaghy 与 Jacobson 共同组建世界第一个显微外科研究室。

1960 年，Donaghy 与 Jacobson，施行首次显微神经血管手术——大脑中动脉栓子切除术。

1962 年，Donaghy 与 Jacobson，报告显微镜下大脑中动脉栓子切除术的经验。

1967 年 10 月，Donaghy 教授施行颞浅动脉 - 大脑中动脉搭桥手术。

1977 年，Donaghy 教授从佛蒙特大学附属医院神经外科退休。

Donaghy 早年曾跟加拿大蒙特利尔 Wilder Penfield 教授学习。Donaghy 教授在佛蒙特大学医学院神经外科工作期间主要致力于脑血管外科。从显微镜下大脑中动脉栓子切除，到颞浅动脉 - 大脑中动脉搭桥，处处表明 Donaghy 教授是显微神经外科的先驱人物。

提到 Donaghy 实验室，应想到些什么呢？笔者认为有以下几点。

（1）Donaghy 教授是 Yasargil 教授的老师。Yasargil 教授是神经外科世纪人物之一，早年亦是站在巨人的肩膀上成长发展的。

（2）Donaghy 教授是显微神经外科的先驱之一。这恰如一篇文章的标题——Raymond M. P. Donaghy: a pioneer in microneurosurgery。

（3）1967 年前后至 1985 年前后，近二十年的时间，欧美至少有两处闻名的显微神经外科培训基地，分别是瑞士苏黎世大学神经外科 Yasargil 实验室和美国佛蒙特大学 Donaghy 实验室。

（4）显微血管吻合是显微神经外科技术的基础性内容之一。Yasargil 教授是从显微镜使用、显微血管吻合学起的。

（5）回顾显微神经外科的历史，以及回答什么是显微神经外科，不得不提 Donaghy 教授。不提 Donaghy 教授便是选择性遗忘。

三、Rhoton 显微神经解剖实验室

有关 Rhoton 显微神经解剖实验室，大家相对熟悉，并不陌生。笔者曾有文章《缅怀 Rhoton 教授》。其中，笔者曾对中国学员数量与日本学员数量进行过横向比较，之后曾表达"雄关漫道真如铁，而今迈步从头越"的赤子情怀。

Rhoton 教授与 Donaghy 教授在为患者手术时都曾使用词汇"gentle"和"respect"，表达着类似的含义：尊重患者、患者至上。此刻，让我们重温 Donaghy 教授的名言：*Handle tissue as you would people, gently and with respect.*

Hunterian、Donaghy、Rhoton 实验室皆在美国东部。

参考文献

[1] Ugo Fisch. Microsurgery of the Skull Base. Thieme Medical Publishers, 1988.

[2] M.G. Yasargil. Microneurosurgery In 4 Volumes Ⅰ Microsurgical Anatomy of the Basal Cisterns and Vessels of the Brain, Diagnostic Studies, General Operative Techniques and Pathological Considerations of the Intracranial Aneurysms. Thieme Medical Publishers, 1984.

[3] Axel Perneczky. Keyhole Concept in Neurosurgery with Endoscope-Assisted Microsurgery and Case Studies. Thieme Medical Publishers, 1999.

[4] Vinko V. Dolenc. Microsurgical Anatomy and Surgery of the Central Skull Base. Springer-Verlag/Wien, 2003.

[5] Vinko V. Dolenc. Cavernous Sinus Developments and Future Perspectives. Springer-Verlag/Wien, 2009.

[6] Mario Sanna. Microsurgery of Skull Base Paragangliomas. Thieme Medical Publishers, 2013.

[7] C. G. Drake. Surgery of vertebrobasilar aneurysms: London, Ontario, experience on 1767 patients. Springer-Verlag/Wien, 1996.

[8] Laligam N. Sekhar. Cranial Microsurgery Approaches and Techniques. Thieme Medical Publishers, 1999.

[9] Edward R. Laws. Transsphenoidal Surgery. Saunders Elsevier, 2010.

[10] Paolo Cappabianca. Cranial. Craniofacial and Skull Base Surgery. Springer-Verlag Italia, 2010.

[11] Masahiko Wanibuchi. Photo Atlas of Skull Base Dissection. Thieme Medical Publishers, 2009.

[12] Toshio Matsushima. Microsurgical Anatomy and Surgery of the Posterior Cranial Fossa. Springer Japan, 2015.

[13] Franco DeMonte, Michael W. McDermott, Ossama Al-Mefty. Al-Mefty's Meningiomas Second Edition. Thieme Medical Publishers, 2011.

[14] Madjid Samii. Surgery of Cerebellopontine Lesions. Springer, 2013.

[15] Nicholas C. Bambakidis. Surgery of Cerebellopontine Angle. BC Decker Inc, 2009.

[16] Anil Nanda. Principles of Posterior Fossa Surgery. Thieme Medical Publishers, 2012.

[17] Alfredo Quinones-Hinojosa. Schmidek & Sweet Operative Neurosurgical Techniques: indications, methods, and results. Sixth edition. Elsevier, 2012.

[18] H. Richard Winn. Youmans and Winn neurological surgery. Elsevier, 2017.

[19] W. T. Koos, R. F. Spetzler. Color atlas of microneurosurgery: microanatomy, approaches, techniques. Thieme Medical Publishers, 1993.

[20] Albert L. Rhoton. The Posterior Cranial Fossa: Microsurgical Anatomy and Surgical Approaches. Neurosurgery, 2000, 47 (3 Supplement): S5-7.

[21] Albert L. Rhoton. Anatomyand Surgical Approaches of The Temporal Bone and Adjacent Areas, Neurosurgery, 2007, 61 (4 Supplement): S1-2.

[22] Frank H. Netter, Atlas of Human Anatomy Sixth Edition. Elsevier, 2014.

[23] Michael T. Lawton, Seven aneurysms: tenets and techniques for clipping. Thieme Medical Publishers, 2011.

[24] Michael T. Lawton, Seven AVMs: tenets and techniques for resection. Thieme Medical Publishers, 2014.

[25] Ricardo Ramina. Samii's Essentials in Neurosurgery. Springer, 2008.

[26] J. Kanzaki. Acoustic Neuroma Consensus on Systems for Reporting Results. Springer Japan, 2003.

[27] Andre Leblanc. Anatomy and Imaging of the Cranial Nerves. Springer, 1992.

[28] Ulrich Schiefer. Clinical Neuro-Ophthalmology A Practical Guide. Springer, 2007.

[29] Devin K. Binder. Cranial nerves: anatomy, pathology, imaging. Thieme Medical Publishers, 2010.

[30] Raymond D. Adams. Principles of Neurology. Sixth Edition. McGraw-Hill, 1998.

[31] Aldo Cassol Stamm. Endoscopic skull base and brain surgery: tips and pearls. Thieme Medical Publishers, 2011.

[32] Mathias Baehr. Duus' Topical Diagnosis in Neurology. Thieme Medical Publishers, 2005.

[33] Hrayr K. Shahinian. Endoscopic Skull Base Surgery. Humana Press, 2008.

[34] Marc Sindou. Practical Handbook of Neurosurgery. Springer, 2009.

[35] Peter P. Urban. Brainstem Disorders.Springer, 2011.

[36] Brooke Swearingen. Diagnosis and Management of Pituitary Disorders. Humana Press, 2008.

[37] Stephen Davis. Magnetic Resonance Imaging in Stroke.Cambridge University Press, 2003.

[38] Paolo Castelnuovo. Surgical Anatomy of the Internal Carotid Artery. Springer-Verlag Berlin Heidelberg, 2013.

[39] Hans O Lüders. Textbook of Epilepsy Surgery. Informa Healthcare, 2008.

[40] A. Joseph Layon. Textbook of Neurointensive Care. Springer-Verlag London, 2013.

[41] Sekhar LN, Schessel DA, Bucur SD, et al. Partial labyrinthectomy petrous apicectomy approach to neoplastic and vascular lesions of the petroclival area. Neurosurgery, 1999, 44: 537-550.

[42] Ossama Al-Mefty. Surgical management of petroclival meningiomas: factors determining the choice of approach. Neurosurg Focus, 2005, 19 (2): E7.

[43] J. Diaz Day. The middle fossa approach and extended middle fossa approach: technique and operative nuances. Neurosurgery, 2012, 70: 192-201.

[44] Mahdi Malekpour. Making the "inoperable" tumors "operable": Harvey Cushing's contributions to the surgery of posterior fossa tumors. Neurosurg Focus, 2014, 36: 1-6.

[45] Aaron A. Cohen-Gadol, Inauguration of pediatric neurosurgery by Harvey W. Cushing: his contributions to the surgery of posterior fossa tumors in children. J Neurosurg: Pediatrics, 2004, 100: 225-231.

[46] Devi Prasad Patra, Amey Rajan Savardekar. Meningioma: the tumor that taught us neurosurgery. World Neurosurg, 2018, 118: 342-347.

[47] Francesco Tomasello, Antonino Germano. Francesco Durante: The history of intracranial meningiomas and beyond. Neurosurgery, 2006, 59: 389-396.

[48] RajK. Shrivastava, Salomao Segal. Harvey Cushing's Meningiomas Text and the historical origin of resectability criteria for the anterior one third of the superior sagittal sinus. J Neurosurg, 2003, 99: 787-791.

[49] J. Voorhees, et al. Battling blood loss in neurosurgery: Harvey Cushing's embrace of electrosurgery. J Neurosurg, 2005, 102: 745-752.

[50] Horwitz Norman. Harvey Cushing (1869-1939). Neurosurgery, 1996, 39(1): 205-209.

[51] Davey Lycurgus. Harvey Cushing: The New Haven Years. Neurosurgery, 1999, 45(5): 1002.

[52] Long Donlin. Harvey Cushing at Johns Hopkins. Neurosurgery, 1999, 45(5): 983.

[53] Black Peter. Harvey Cushing at the Peter Bent Brigham Hospital. Neurosurgery, 1999, 45(5): 990.

[54] Edward R. Laws. Neurosurgery's man of the century: Harvey Cushing-the man and his legacy.

Neurosurgery, 1999, 45(5): 977.

[55] Sampath Prakash. The Hunterian Neurosurgical Laboratory: the first 100 years of neurosurgical research. Neurosurgery, 2000, 46(1): 184-195.

[56] Tew John. M. Gazi Yasargil: Neurosurgery's man of the century. Neurosurgery, 1999, 45(5): 1010.

[57] Yasargil M. A legacy of microneurosurgery: memoirs, lessons, and axioms. Neurosurgery, 1999, 45(5): 1025.

[58] Altay Tamer. The frontotemporal (pterional) approach: an historical perspective. Neurosurgery, 2012, 71(2): 481-492.

[59] Horwitz Norman.Walter Edward Dandy (1886-1946). Neurosurgery, 1997, 40(1): 211-215.

[60] Naderi Sait. Mustafa Sakarya (1901-1988): Turkish fellow of Walter E. Dandy. Neurosurgery, 2004, 55(5): 1205-1209.

[61] Lindholm Jorgen. A century of pituitary surgery: Schloffer's legacy. Neurosurgery, 2007, 61(4): 865-868.

[62] Louw Deon. From microscopic to astronomic, the legacy of Carl Zeiss. Neurosurgery, 2003, 52(3): 668-674.

[63] Apuzzo Michael. The legacy of Galen of Pergamon. Neurosurgery, 2000, 47(3): 545.

[64] Deon F. Louw. Aneurysm clips, J Neurosurg, 2003, 98: 638-641.

[65] Rachid Assina. The history of brain retractors throughout the development of neurological surgery, Neurosurg Focus, 2014, 36: 1-12.

[66] Huan Wang. Provocative test occlusion or the Matas test: who was Rudolph Matas? J Neurosurg, 2003, 98: 926-928.

[67] Timothy E. Link, Raymond M. P. Donaghy: a pioneer in microneurosurgery, J Neurosurg, 2010, 112: 1176-1181.

[68] Juan C. Fernandez-Miranda, Prof. Albert L. Rhoton, Jr.: his life and legacy. World Neurosurg, 2016, 92: 590-596.

[69] Margaret E. "Robin" Barry, Art and the role of the Rhoton medical illustrators in his legacy.World Neurosurg, 2016, 92: 637-648.

[70] Satoshi Matsuo. Midline and off-midline infratentorial supracerebellar approaches to the pineal gland. J Neurosurg, 2017, 126: 1984-1994.

[71] Kaan Yagmurlu. Quantitative anatomical analysis and clinical experience with mini-pterional and mini-orbitozygomatic approaches for intracranial aneurysm surgery. J Neurosurg, 2017, 127: 646-659.

[72] Noritaka Komune.The endoscopic anatomy of the middle ear approach to the fundus of the internal acoustic canal. J Neurosurg, 2017, 126: 1974-1983.

[73] Eduardo Carvalhal Ribas. Microsurgical anatomy of the central core of the brain. J Neurosurg, 2018, 129: 752-769.

[74] Satoshi Matsuo. Prevention of postoperative visual field defect after the occipital transtentorial approach: anatomical study. J Neurosurg, 2018, 129: 188-197.

[75] Tanya E. Sassun. True petroclival meningiomas: proposal of classification and role of the combined supra-infratentorial presigmoid retrolabyrinthine approach. World Neurosurg, 2016, 96: 111-123.

[76] Alexander Spiessberger. Microsurgical clipping of basilar apex aneurysms: a systematic historical review of approaches and their results. World Neurosurg, 2018, 114: 305-316.

[77] Hitoshi Fukuda. Partial anterior petrosectomies for upper basilar artery trunk aneurysms: a cadaveric and clinical study. World Neurosurg, 2014, 82, 6: 1113-1119.

[78] Pablo Seoane. Far-lateral approach without drilling the occipital condyle for vertebral artery-posterior inferior cerebellar artery aneurysms. Neurosurgery, 2017, 81: 268-274.

[79] Vittorio M. Russo, High anterior cervical approach to the clivus and foramen magnum: a microsurgical anatomy study, Neurosurgery, 2011, 69[ONS Suppl 1]: ons103-ons116.

[80] Eduardo Martinez-del-Campo. Occipitocervical fixation: a single surgeon's experience with 120 patients. Neurosurgery, 2016, 79: 549-560.

[81] Mitchell T. Foster. Posterior inferior cerebellar artery/vertebral artery subarachnoid hemorrhage: a comparison of saccular versus dissecting aneurysms. Neurosurgery, 2018, 82: 93-98.

[82] Kumar Abhinav. Endoscopic endonasal approach to the optic canal: anatomic considerations and surgical relevance. Operative Neurosurgery, 2015, 11: 431-446.

[83] Mardjono Tjahjadi. Factors determining surgical approaches to basilar bifurcation aneurysms and its surgical outcomes. Neurosurgery, 2016, 78: 181-191.

[84] Erez Nossek. Internal maxillary artery-middle cerebral artery bypass: infratemporal approach for subcranial-intracranial (SC-IC) bypass.Neurosurgery, 2014, 75: 87-95.

[85] Noritaka Komune. Microsurgical anatomy of subtotal temporal bone resection en bloc with the parotid gland and temporomandibular joint. Operative Neurosurgery, 2014, 10: 334-356.

[86] Baris Kucukyuruk. Microsurgical anatomy of the white matter tracts in hemispherotomy. Operative Neurosurgery, 2014, 10: 305-324.

[87] Akin Akakin. The dentate nucleus and its projection system in the human cerebellum: the dentate nucleus microsurgical anatomical study. Neurosurgery, 2014, 74: 401-425.

[88] Kaan Yagmurlu. Three-Dimensional Topographic Fiber Tract Anatomy of the Cerebrum. Operative Neurosurgery, 2015, 11: 274-305.

[89] Andrew Orton. Anaplastic meningioma: an analysis of the National Cancer Database from 2004 to 2012. J Neurosurg, 2018, 128: 1684-1689.

[90] Kaan Yağmurlu. Anterior interhemispheric transsplenial approach to pineal region tumors: anatomical study and illustrative case. J Neurosurg, 2018, 128: 182-192.

[91] Evan D. Bander. Endoscopic endonasal versus transcranial approach to tuberculum sellae and planum sphenoidale meningiomas in a similar cohort of patients. J Neurosurg, 2018, 128: 40-48.

[92] Fuminari Komatsu. Endoscopic extradural supraorbital approach to the temporal pole and adjacent area: technical note. J Neurosurg, 2018, 128: 1873-1879.

[93] Georgios Tsermoulas. Management of multiple meningiomas. J Neurosurg, 2018, 128: 1403-1409.

[94] Sascha Marx. The value of endoscope assistance during transcranial surgery for tuberculum sellae meningiomas. J Neurosurg, 2018, 128: 32-39.

[95] João Paulo Almeida. Transorbital endoscopic eyelid approach for resection of sphenoorbital meningiomas with predominant hyperostosis: report of 2 cases. J Neurosurg, 2018, 128: 1885-1895.